praxis für klassische homöopathie
justine stäheli, dipl. hom. shi hfnh
monbijoustr. 20, 3011 bern
031 882 01 69 / www.infopraxis.ch

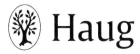

Die homöopathische Behandlung von Kindern mit ADS/ADHS

Ein systematisches Therapiekonzept

Heiner Frei

3., aktualisierte Auflage

41 Abbildungen
29 Tabellen

Karl F. Haug Verlag · Stuttgart

Bibliografische Information
der Deutschen Bibliothek

Die Deutsche Bibliothek verzeichnet diese Publikation in der Deutschen Nationalbibliografie; detaillierte bibliografische Daten sind im Internet über http://dnb.ddb.de abrufbar.

Anschrift des Autors:

Dr. med. Heiner Frei
Kreuzplatz 6
3177 Laupen
Schweiz

Wichtiger Hinweis: Wie jede Wissenschaft ist die Medizin ständigen Entwicklungen unterworfen. Forschung und klinische Erfahrung erweitern unsere Erkenntnisse, insbesondere was Behandlung und medikamentöse Therapie anbelangt. Soweit in diesem Werk eine Dosierung oder eine Applikation erwähnt wird, darf der Leser zwar darauf vertrauen, dass Autoren, Herausgeber und Verlag große Sorgfalt darauf verwandt haben, dass diese Angabe **dem Wissensstand bei Fertigstellung des Werkes** entspricht.

Für Angaben über Dosierungsanweisungen und Applikationsformen kann vom Verlag jedoch keine Gewähr übernommen werden. **Jeder Benutzer ist angehalten**, durch sorgfältige Prüfung der Beipackzettel der verwendeten Präparate und gegebenenfalls nach Konsultation eines Spezialisten festzustellen, ob die dort gegebene Empfehlung für Dosierungen oder die Beachtung von Kontraindikationen gegenüber der Angabe in diesem Buch abweicht. Eine solche Prüfung ist besonders wichtig bei selten verwendeten Präparaten oder solchen, die neu auf den Markt gebracht worden sind. **Jede Dosierung oder Applikation erfolgt auf eigene Gefahr des Benutzers.** Autoren und Verlag appellieren an jeden Benutzer, ihm etwa auffallende Ungenauigkeiten dem Verlag mitzuteilen.

1. Auflage 2005
2. Auflage 2007

© 2009 Karl F. Haug Verlag in
MVS Medizinverlage Stuttgart GmbH & Co. KG
Oswald-Hesse-Str. 50, 70469 Stuttgart

Unsere Homepage: www.haug-verlag.de

Printed in Germany

Zeichnungen: Christoph Frei, Bern
Umschlaggestaltung: Thieme Verlagsgruppe
Umschlaggrafik: www.imagesource.com; Christoph Frei, Bern
Satz: Satzpunkt Ursula Ewert GmbH, Bayreuth
Satzsystem: FrameMaker 7.0
Druck: Grafisches Centrum Cuno, Calbe

ISBN 978-3-8304-7311-4   1 2 3 4 5 6

Geschützte Warennamen (Warenzeichen) werden **nicht** besonders kenntlich gemacht. Aus dem Fehlen eines solchen Hinweises kann also nicht geschlossen werden, dass es sich um einen freien Warennamen handelt.

Das Werk, einschließlich aller seiner Teile, ist urheberrechtlich geschützt. Jede Verwertung außerhalb der engen Grenzen des Urheberrechtsgesetzes ist ohne Zustimmung des Verlages unzulässig und strafbar. Das gilt insbesondere für Vervielfältigungen, Übersetzungen, Mikroverfilmungen und die Einspeicherung und Verarbeitung in elektronischen Systemen.

*Für meine Frau Lotti,
in Dankbarkeit und Liebe*

Inhalt

Geleitwort X
Vorwort XII

1 Medizinische Grundlagen des ADS 1

1.1 Das hyperaktive Kind – vom Zappelphilipp zum Syndrom 2
1.2 Aktuelle therapeutische und gesellschaftliche Probleme 2
1.3 Definition des Aufmerksamkeits-Defizit-Syndroms 3
1.4 Symptomatik 3
    1.4.1 Das subjektive Erleben der Betroffenen 3
    1.4.2 Frühsymptome 4
    1.4.3 ADS-Vollbild 5
    1.4.4 Ätiologie 6
1.5 Pathophysiologie des ADS 6
    1.5.1 Neuroanatomische, physiologische und biochemische Grundlagen 6
    1.5.2 Wahrnehmungsstörungen 7
    1.5.3 Psychische Sekundärsymptome 10
1.6 Häufigkeit der Erkrankung 10
1.7 Diagnose 11
    1.7.1 Hyperkinetische Störungen nach ICD-10 11
    1.7.2 Hyperkinetische Störungen nach DSM-IV 12
    1.7.3 Differenzialdiagnose 13
1.8 Behandlungsmöglichkeiten 13
    1.8.1 Pädagogisch-therapeutische Maßnahmen 13
    1.8.2 Medikamentöse Behandlung 15
    1.8.3 Andere Therapien 17
1.9 Prognose 18

2 Die homöopathische Behandlung des ADS 19

2.1 Probleme der konventionellen homöopathischen Behandlung von ADS Kindern 20
    2.1.1 Erfolgsquote bei der konventionellen homöopathischen Therapie mit Einzeldosen 20
    2.1.2 Probleme bei der Mittelfindung 22
2.2 Ein neues systematisches Therapiekonzept zur ADS-Behandlung 24
    2.2.1 Standardisierung der Fallaufnahme mit repertoriumsspezifischen Fragebogen .. 24
    2.2.2 Identifikation unzuverlässiger Symptome 26
    2.2.3 Die Bedeutung pathognomonischer Symptome 26
    2.2.4 Gewichtung der Symptome nach Bönninghausen 28
    2.2.5 Polaritätsanalyse als Materia-medica-Vergleich 29
    2.2.6 Fragebogen zur homöopathischen Fallaufnahme bei ADS und Wahrnehmungsstörungen 30
    2.2.7 Fallbeispiel: Technik der Fallaufnahme 32

	2.2.8	Evaluation der Optimierungsmaßnahmen	34
	2.2.9	Optimierung der Dosierung mit Q-Potenzen	34
	2.2.10	Verlaufsbeurteilung	36
	2.2.11	Fallbeispiele zum Verlauf	38
	2.2.12	Umgang mit interkurrenten Erkankungen	40
	2.2.13	Stimulantien und Homöopathie	40
		Die Methodik im Überblick	41
2.3	Fragebogen und Material für die Praxis		42
	2.3.1	Conners Global Index	42
	2.3.2	Fragebogen ADS und Wahrnehmungsstörungen	43
	2.3.3	Fragebogen zur homöopathischen Fallaufnahme – Allgemeiner Teil	45
	2.3.4	Tabelle zur Bestimmung der Polaritätsdifferenzen	47
	2.3.5	Verabreichung von Q-Potenzen	48
	2.3.6	ADS-Beurteilungsblatt	49
	2.3.7	Zusätzliche pädagogische Maßnahmen, Ernährung und Sport bei ADS-Kindern	50

3 Zehn Übungsfälle für die Praxis ... 51

3.1	Der „klare Fall" – Fallbeispiel 1	52
3.2	Kontraindikationen vor Polaritätsdifferenz – Fallbeispiel 2	54
3.3	Zwischentöne bei der Beurteilung der Mittelwirkung – Fallbeispiel 3	56
3.4	Totalität der Symptome oder Key-note? – Fallbeispiel 4	58
3.5	Stellenwert der Nebensymptome – Fallbeispiel 5	61
3.6	Auswirkungen falsch beobachteter Symptome – Fallbeispiel 6	63
3.7	Umgang mit einem Ritalin-Patienten – Fallbeispiel 7	65
3.8	CGI-Verlauf und äußere Umstände – Fallbeispiel 8	67
3.9	Ein schwieriger Fall – Fallbeispiel 9	69
3.10	Symptomprojektion – Fallbeispiel 10	72

4 Vergleichende Materia medica der häufigsten Arzneimittel bei ADS ... 75

4.1	Die häufigsten Arzneimittel bei ADS-Patienten	76
4.2	Der Genius der Arzneien und der Genius des Leidens des Patienten	77
4.3	ADS-Arzneimittelprofile	77
4.4	Kleines Repertorium der ADS-Geniussymptome	152

5 Wissenschaftliche Evidenz für die Wirkung homöopathischer Arzneimittel bei ADS-Patienten ... 155

5.1	Erste Evidenz für eine Wirkung der homöopathischen ADHS-Behandlung		156
	5.1.1	Einführung	156
	5.1.2	Methoden	156
	5.1.3	Resultate	156
	5.1.4	Diskussion	157

5.2	Vergleich von Homöopathie und Methylphenidat in der Behandlung von ADHS-Kindern	157
	5.2.1 Einführung	157
	5.2.2 Studienziele	157
	5.2.3 Methoden	158
	5.2.4 Therapeutische Eingriffe	158
	5.2.5 Resultate	158
	5.2.6 Diskussion	159
5.3	Doppelblindstudie zur Wirksamkeit der Homöopathie bei ADS	161
	5.3.1 Einführung	161
	5.3.2 Studienziele	161
	5.3.3 Methoden	162
	5.3.4 Resultate	165
	5.3.5 Diskussion	173
	5.3.6 Schlussfolgerungen	174

6 Schlusswort 175

Anmerkungen 176

Anhang 177

Literatur 177
Abbildungsverzeichnis 180
Tabellenverzeichnis 181
Sachverzeichnis 182

Geleitwort

Das vorliegende Werk, im Jahr des 250. Geburtstags des Begründers der Homöopathie veröffentlicht, ist kein alltägliches. Es wartet mit Besonderheiten auf, die im rechten Licht gesehen werden wollen. Thematisiert wird die homöopathische Behandlung hyperaktiver Kinder. Schon damit könnte der Verdacht entstehen, es sei eine unhomöopathische Ausblendung auf eine zeitgenössische Diagnose erfolgt. Lehrte denn nicht bereits Hahnemann, dass es keine feststehenden Krankheiten an sich gebe und Kranksein, mit Ausnahme von epidemischem, bei genauem Hinsehen immer aus nie ganz gleichen Symptomenkombinationen bestehe? Hat der Verfasser sich nicht damit und besonders mit seiner umfangreichen klinischen Studie von vornherein außerhalb des Bereichs der genuinen Homöopathie gestellt?

Von dem bedeutenden Praktiker und bevorzugten Schüler Hahnemanns, Clemens von Bönninghausen (1785–1863), lässt sich die Vereinfachung der Mittelwahl durch Zusammenfassung von Symptomen, die in bestimmter Kombination auftreten, zu so genannten Hauptsymptomengruppen lernen. Diese Vorgehensweise ermöglicht die Aufstellung einer Mittelliste für eine bestimmte Symptomenkombination, z. B. auch für das Aufmerksamkeitsdefizit-Syndrom, so dass aus dieser dann für den jeweiligen Patienten nur noch nach dessen besonderer Restsymptomatik, den „Nebensymptomen", auf das passende Mittel geschlossen werden muss. Diesen Grundansatz hat sich der Verfasser erfolgreich zu Nutze gemacht, um der Leserschaft eine Abhandlung zu bieten, mit der sie effizient zum hilfreichen Mittel gelangen kann.

Aber nicht nur für die tägliche Praxis, zu der ADS-Patienten mittlerweile fast gehören, hat der Verfasser durch Ausrichtung der Symptomerhebung und Fallanalyse auf das Relevante, durch Abschaffung des Dogmas hinsichtlich der Handhabung pathognomonischer Symptome sowie durch die systematische Anwendung der Polaritätsanalyse Erhebliches geleistet, sondern auch für die Entschärfung der bislang nicht abreißenden Erörterungen über die Wirksamkeit einer homöopathischen Behandlung, die von der naturwissenschaftlich-technischen Medizin, solange diese sich nicht grundsätzlich auf das Wesen und die daraus resultierenden Prinzipien der Homöopathie einlässt, immer wieder in Abrede gestellt wird. So hat der Verfasser unter großen Mühen, für die ihm die homöopathische Ärzteschaft erheblichen Dank schuldet, und unter Mithilfe von verschiedenen kompetenten Seiten der Hochschulmedizin eine Doppelblindstudie durchgeführt, die das namengebende Prinzip der Homöopathie, nämlich Herstellung einer Ähnlichkeitsbeziehung zwischen Patienten- und Arzneisymptomatik, nicht verletzt: Das heißt, es wurde nicht wie in anderen Studien eine einzige Arznei zur Therapie einer feststehenden Diagnose verwandt, sondern eine Arznei aus dem Kreis vieler – für die unterschiedlichen Symptomenlagen ADS-Kranker möglicher – der jeweiligen Krankensymptomatik gegenübergestellt. Das Ergebnis konnte dann auch für die mit der Homöopathie Vertrauten kein anderes sein als das eingetretene, nämlich signifikante Besserung der Symptomatik unter homöopathischer Behandlung gegenüber Placebo.

Damit steht die naturwissenschaftlich-technische Medizin vor dem Problem, an der Homöopathie nicht länger vorbeikommen zu können. Hiermit sind auch die für das Gesundheitswesen Verantwortlichen, wenn sie weiterhin ernst genommen werden wollen, unausweichlich in der Pflicht, der Homöopathie innerhalb ihres Indikationsbereichs den ihr gebührenden Platz in der medizinischen Versorgung der Bevölkerung einzuräumen. Ihnen winkt bei angemessenem Einsatz neben der Wegebnung für eine wahrhaft humane und effiziente Therapieform auch der Lohn, eine Möglichkeit aufgegriffen zu haben, der stetig rascher rotierenden Kostenspirale – eine Entwicklung, die der naturwissenschaftlich-technischen Medizin prinzipiell innewohnt – zu entrinnen.

Dem Werk sei für seinen Weg gewünscht, dass sich viele homöopathische Ärzte seiner zum Nutzen ihrer Patienten bedienen und es den Offenen unter den an einer naturwissenschaftlich-technischen Therapie orientierten Kollegen Anstoß sein möge, sich vorurteilslos mit der Homöopathie auseinander zu setzen.

Dr. med. Klaus-Henning Gypser

Vorwort

Inspiration wirkt überall, wo der Mensch nach Erkenntnis und Wahrheit ringt.

Das Aufmerksamkeits-Defizit-Syndrom (ADS) ist für alle, die sich damit befassen, eine Herausforderung. Die heute weit verbreitete und stark zunehmende Behandlung mit Stimulantien stößt auf Unbehagen, weil diese mit einem Missbrauchspotenzial behaftet ist und deswegen unter das Betäubungsmittelgesetz fällt.

In diesem Buch werden die Erfahrungen geschildert, die durch eine intensive und jahrelange Beschäftigung während der homöopathischen Behandlung von Kindern mit ADS gesammelt wurden. Sie ist schwirig, führt aber, wie hier gezeigt wird, bei der Mehrzahl der behandelten Kinder zu eindrücklichen Besserungen. Voraussetzung ist allerdings, dass der Arzt und die betroffene Familie genügend Geduld und Beobachtungsgabe aufbringen.

Das Anliegen dieses Werkes ist es, den homöopathisch tätigen Kollegen die Arbeit mit ADS-Kindern zu erleichtern, ihnen den Weg zur Vermeidung der möglichen Fallgruben zu weisen und damit einer größeren Anzahl von betroffenen Kindern und Familien den Segen einer subtilen Behandlung zukommen zu lassen.

Es versteht sich dabei als Arbeitsbuch für die Praxis auf wissenschaftlich fundierter Grundlage. Das Buch gibt dem homöopathisch Ausgebildeten klare Richtlinien für eine effiziente Fallaufnahme, Hinweise über die Zuverlässigkeit und die Gewichtung der Symptome und enthält eine Einführung in den Materia medica-Vergleich mit Hilfe von Polaritätssymptomen. Es zeigt zudem, welche Dosierung zu stabilen Besserungen führt und wie der Verlauf auf präzise Art kontrolliert werden kann. Ein eigenes Kapitel mit nachzuvollziehenden Fallbeispielen, die als Übungsfälle konzipiert sind, ergänzt den praktischen Teil des Buches. Allerdings stellt es keine Anleitung zur Selbstbehandlung dar; dazu ist die Homöopathie zu anspruchsvoll und das ADS innerhalb der Homöopathie zu schwierig. Neben der erforderlichen Geduld bedarf es auch der therapeutischen Erfahrung, damit die hier präsentierten Ergebnisse erreicht werden können.

Dass beeindruckende Behandlungserfolge mit der Homöopathie im Falle von ADS grundsätzlich möglich und auch nachweisbar sind, wird nicht nur anhand der Fallbeispiele aus dem praktischen Teil des Buches ersichtlich, sondern insbesondere anhand zusätzlich durchgeführter Studien, die erstmals die Wirkung der Homöopathie bei ADS belegen. Noch nicht sicher geklärt ist die Frage, ob eine homöopathische Langzeitbehandlung auch zu einer teilweisen Heilung des ADS führt. Unter der Therapie können die Kinder normale Wahrnehmungserfahrungen machen. Werden diese lange und häufig genug wiederholt, so kann theoretisch davon ausgegangen werden, dass ein Lerneffekt stattfindet, was mindestens einer teilweisen Heilung entspräche. Oft ist es für alle Beteiligten beglückend zu sehen, wie mit Hilfe der Homöopathie ein Kind seine Schwierigkeiten meistern und ein ganz normales Leben führen kann.

So ist zu hoffen, dass dieses Buch nicht nur als Werkzeug in der Hand des homöopathischen Praktikers Wirkung entfaltet, sondern darüber hinaus einen wichtigen Beitrag dazu leistet, die Homöopathie als Behandlungsmethode in der Therapie des ADS zu etablieren. Besonders wünschenswert ist hierbei eine verstärkte Zusammenarbeit der Homöopathen mit nicht homöopathisch tätigen Kinderärzten, Kinderpsychiatern und Allgemeinmedizinern, welche eine Alternative zur Stimulantienbehandlung suchen, die ihnen mit der Homöopathie nunmehr auch wissenschaftlich erwiesen angeboten werden kann.

Auch Eltern von betroffenen Kindern, die sich für eine homöopathische Behandlung interessieren, können von diesem Buch profitieren, indem sie von ihrem homöopathischen Arzt mit Informationen über diese Behandlungsmethode versorgt werden können. Für sie ist es wichtig zu wissen, welche Art von Beobachtungen der homöopathische Arzt von ihnen benötigt, um eine Behandlung erfolgreich durchzuführen, wie eine Fallaufnahme abläuft und mit welchen Hindernissen sie im Verlauf der Therapie konfrontiert werden können. Gleichzeitig kann es für sie ein Ansporn sein, diese subtil wirkende Disziplin auch zu beanspruchen, nicht vor den vorhersehbaren Schwierigkeiten zurückzuschrecken und zu sehen, dass das erreichbare Resultat die Anstrengung lohnt.

Das Buch ist in Kapitel mit verschiedenen Schwerpunkten gegliedert: Die Einleitung einer homöopathischen Behandlung erfordert zunächst präzise medizinische Kenntnisse, die dem Leser im **ersten Kapitel** vermittelt werden. Der homöopathische Arzt sollte in der Lage sein, das ADS von anderen psychischen Erkrankungen abzugrenzen und zu erkennen, wann ein Kinderpsychiater hinzugezogen werden muss. Von großer Bedeutung ist zudem insbesondere das Verständnis der dem Syndrom zugrunde liegenden Wahrnehmungsstörungen, welche im Abschnitt über die Pathophysiologie detailliert behandelt werden. Diese lassen sich oft leichter als eindeutige Symptome erkennen und sind deshalb, auch weil sie die Ursache der vielfältigen und verwirrenden Folgesymptome sind, etwas vom Zuverlässigeren für eine präzise Mittelbestimmung.

Im **zweiten Kapitel** wird ein neuer systematisierter Therapieansatz dargestellt, der aus über 12-jährigen Forschungserfahrungen entwickelt wurde. Dabei wird gezeigt, wie die homöopathische ADS-Behandlung schrittweise immer mehr präzisiert werden konnte. Mit der hier beschriebenen Methodik kann bei drei von vier Kindern mit einem durchschnittlichen Zeitaufwand von ca. 5 Monaten ein gutes Behandlungsresultat erreicht werden. Interessant am Optimierungsprozess war unter anderem, dass die Meinung verschiedener Homöopathielehrer, pathognomonische Symptome dürften nicht für die Arzneimittelbestimmung herangezogen werden, sich durch die minutiöse Erfassung der erzielten Resultate als falsch herausstellte: Erst mit einer konsequenten Verwendung der pathognomonischen *Wahrnehmungssymptome* konnte eine deutliche Verbesserung der Behandlungsresultate erzielt werden.

Das Kapitel wird ergänzt durch einen eigenen **Anhang**, der die zur Anwendung in der Praxis notwendigen **Fragebogen als Vordrucke** enthält.

Zur Einarbeitung in die neuartige Methodik werden im **dritten Kapitel** 10 Übungsfälle angeboten. Die Fälle sind so konzipiert, dass sie selbst erarbeitet werden können und auch den korrekten Lösungsweg aufzeigen.

In **Kapitel vier** werden die bei der Anwendung der dargestellten Methodik häufigsten Arzneimittel beschrieben und differenzialdiagnostisch verglichen.

Im **fünften Kapitel** werden schließlich drei wissenschaftliche Arbeiten vorgestellt, welche die Wirksamkeit der Homöopathie bei ADS-Kindern dokumentieren. Insbesondere die rigorose Berner Doppelblindstudie genügt auch höchsten wissenschaftlichen Ansprüchen. Es ist zu hoffen, dass aufgrund der heute vorliegenden Resultate die Einseitigkeit der Stimulantien-Verschreibung abgelöst wird durch eine differenzierte therapeutische Indikationsstellung. Auf jeden Fall ist dank dieser Studien jeder homöopathische Arzt klar gefordert, seinen Beitrag zur Linderung dieses bereits großen und anscheinend zunehmenden gesellschaftlichen Problems zu leisten, auch wenn ihm dies einige Anstrengung und Geduld abfordert.

Allen, die mitgeholfen haben dieses Buch zu gestalten, möchte ich meinen herzlichsten Dank aussprechen. Zu ihnen gehört mein Freund Klaus-Henning Gypser, der mich in die Kunst des Buchschreibens einweihte und mir dabei mit Rat und Tat zur Seite stand, das Resultat schließlich kritisch durchsah und korrigierte, wo zu korrigieren war. Zu ihnen gehören auch Gabriele Müller, welche das Werk vom Beginn seines Entstehens an mitdenkend begleitete, und Angelika Hein und Dr. Sverre Klemp vom Haug Verlag, die bei der Bearbeitung des Manuskripts mit vielen guten Ideen zur Seite standen. Auch dem Neuropsychologen Franz Kaufmann, der das erste und das letzte Kapitel des Buches auf seine fachliche Kompetenz hin überprüfte, und ebenso Shu-Fang Hsu Schmitz, die die Doppelblindstudie statistisch begleitete sowie schließlich auch die deutsche Übersetzung auf ihre Korrektheit hin prüfte, ganz herzlichen Dank.

Danken möchte ich auch von ganzem Herzen meiner Frau und meinen Kindern, welche den langen Entwicklungsweg der homöopathischen Behandlung der ADS-Patienten mit all seinen Höhe- und Tiefpunkten aus der Nähe miterlebten und wohl manchmal unter meinem Engagement litten. Ihre Geduld und Empathie haben mich bei der anstrengenden Arbeit immer wieder gestützt und sie überhaupt erst möglich gemacht.

Laupen, im Dezember 2004

Dr. med. Heiner Frei

1
Medizinische Grundlagen des ADS

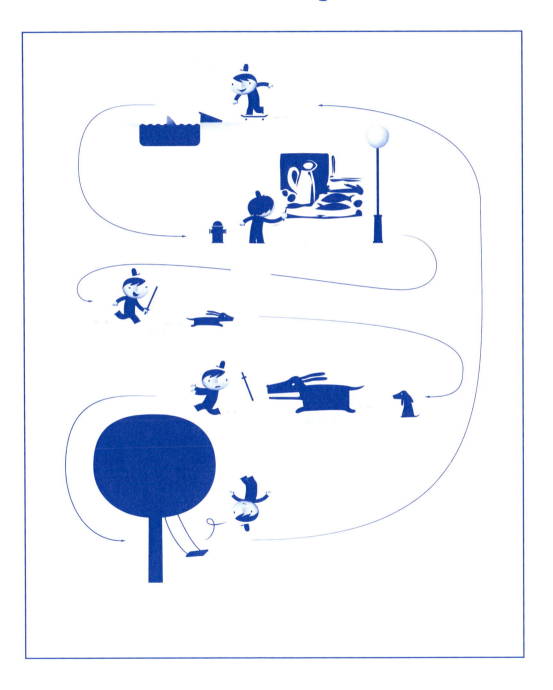

1.1 Das hyperaktive Kind – vom Zappelphilipp zum Syndrom

Dem Frankfurter Nervenarzt Dr. Heinrich Hoffmann verdanken wir in dem 1855 erschienenen Buch „Struwelpeter"[1] eine humoristische erste Beschreibung verschiedener kinderpsychiatrischer Krankheitsbilder. Mit dem Zappelphilipp, dem Hans Guck in die Luft und Friederich dem Wüterich enthält es eine erste Annäherung an die durch Wahrnehmungsstörungen bedingten Syndrome. Weitere z. T. sehr genaue Beschreibungen des Aufmerksamkeits-Defizit-Syndroms folgten durch Laehr (1875)[2] Ireland (1877)[3], Scholz (1911)[4] und andere. Die damaligen Behandlungsansätze waren pädagogischer und psychotherapeutischer Natur. Insbesondere wurde ein gut strukturierter Umgang mit diesen Kindern gefordert, mit dem Ziel, dass auch sie sich an die im Zusammenleben üblichen Regeln halten sollten. Als medikamentöse Therapie setzte Sargant[5] ab 1936 als erster Stimulantien (Benzedrine) zur Behandlung ein. 1942 beschrieb Bender[6] die Wirkung von Amphetaminen bei hyperaktiven Kindern und 1944 synthetisierte Panizzon[7] das Methylphenidat, ebenfalls ein Amphetaminderivat, welches noch heute als Ritalin®[8] das meistgebrauchte Medikament bei diesen Patienten ist.

Mit der Entwicklung der modernen Kinderpsychiatrie im 20. Jahrhundert wurden durch mehrere Ärzte erste diagnostische Begriffe für das Phänomen des unruhigen und unkonzentrierten Kindes geprägt, so u. a. „Minimal Brain Damage" (Gesell und Amatruda, 1949)[9], „Minimal Brain Dysfunction" (Bax und McKeith, 1963)[10], „Frühkindlich exogenes Psychosyndrom" (Lempp, 1964)[11], „Frühkindliches psychoorganisches Syndrom" (Corboz, 1966)[12] und schließlich das „Hyperkinetische Syndrom des Kindesalters" (Stewart, 1966[13] und Cantwell, 1977)[14].

Im heutigen Sprachgebrauch hat sich der Begriff Aufmerksamkeits-Defizit-Syndrom mit oder ohne Hyperaktivität, englisch ADHD (attention deficit hyperactivity disorder) und ADD (attention deficit disorder) durchgesetzt. In diesem Buch verwenden wir deren deutsche Übersetzung Aufmerksamkeits-Defizit-Syndrom, abgekürzt ADS, als Oberbegriff für beide Formen.

1.2 Aktuelle therapeutische und gesellschaftliche Probleme

In der kinderärztlichen Praxis ist das Aufmerksamkeits-Defizit-Syndrom (ADS), welches im Wesentlichen aus den Komponenten Aufmerksamkeitsstörung und Hyperaktivität/Impulsivität besteht, das häufigste schwerwiegende psychosoziale Problem, für das die Eltern betroffener Kinder Hilfe suchen. Da die Fähigkeit zu Aufmerksamkeit und Konzentration zu den grundlegendsten Voraussetzungen kindlicher Entwicklung gehören, auf denen alle Lernprozesse des Denkens, des emotionalen und sozialen Bereichs aufbauen, ist der Leidensdruck der betroffenen Kinder, aber auch von Geschwistern, Eltern, Lehrern und Mitschülern, oft eindrücklich. Je nach Persönlichkeit, Wesensart, Begabungen und Fähigkeiten des Patienten variiert die Ausprägung des ADS von einer leichten Störung bis hin zur schweren Behinderung.

Auch heute besteht der konventionelle Therapieansatz aus pädagogischen und psychotherapeutischen Maßnahmen sowie immer häufiger aus der Verschreibung von Stimulantien. Diese können in Notfällen unter Umständen das einzige Mittel sein, das relativ schnell eine kritische Situation entschärft. Weil sie als Amphetaminderivate unter das Betäubungsmittelgesetz fallen, hat der starke Anstieg der Verordnungen in den letzen Jahren in weiten Kreisen Unbehagen ausgelöst. Es stellen sich Fragen wie: Ist es richtig, die Kinder mit so massiven Mitteln zu behandeln? Welche Ziele sollen mit einer Behandlung erreicht werden? Wo liegen die gesellschaftlichen Probleme, die solches nötig machen? Können diese nicht auch mit anderen, subtileren Mitteln angegangen werden?

Oft wenden sich heute Eltern in ihrer Verunsicherung der Komplementärmedizin zu, welche behauptet, zu diesem Problem Wesentliches beitragen zu können. Leider gibt es nur wenige Untersuchungen, die komplementärmedizinische Wirkungen beim ADS wissenschaftlich belegen (⇨ s. Kap. 5).

1.3 Definition des Aufmerksamkeits-Defizit-Syndroms

Das ADS besteht aus einer Kombination von *Aufmerksamkeitsstörungen* und *Hyperaktivitäts-/Impulsivitätssymptomen*. Funktionell liegen ihm Störungen verschiedener Wahrnehmungsmodalitäten (nämlich Sehen, Hören, Tastsinn, Gleichgewicht, Tiefensensibilität sowie Geruchssinn und Geschmack) in unterschiedlicher Ausprägung zugrunde. Es handelt sich nicht um eine Störung der peripheren Sinnesorgane, also der primären Reizaufnahme, sondern um eine pathologische Verarbeitung der Sinnesreize im Gehirn. So kann die Reizselektion vermindert sein oder fehlen, was zu einer Reizüberflutung des Patienten führt, oder es kann die Verarbeitung der eintreffenden Reize mangelhaft erfolgen, z. B. im Sinne einer ungenügenden Koordination beider Hirnhälften. Damit wird eine angepasste Reaktion auf die betreffenden Sinnesreize schwierig oder unmöglich und es entstehen daraus Folgeprobleme, wie die für die Diagnose zusätzlich geforderte Hyperaktivitäts- und Impulsivitätssymptomatik. Um die Diagnose stellen zu können, wird von der WHO ein Beginn der Problematik vor dem sechsten Lebensjahr und eine Dauer derselben von mindestens 6 Monaten gefordert.

Die Diagnosestellung ist grundsätzlich schwierig, da immer zunächst andere Störungen wie z. B. eine schulische Überforderung, Sozialisationsstörungen, Deprivationssyndrome, affektive Erkrankungen, spezifische Lernstörungen und Entwicklungsrückstände usw. ausgeschlossen werden müssen. Bevor besorgten Eltern eine ungenügend abgestützte Diagnose mitgeteilt wird, sollte zumindest eine eingehende neurologische und neuropsychologische Abklärung mit entsprechenden Testuntersuchungen erfolgen. Die Konsequenzen für die Behandlungsstrategie sind je nach Diagnose unterschiedlich.

1.4 Symptomatik

1.4.1 Das subjektive Erleben der Betroffenen

Die Patienten selbst, deren Geschwister, Eltern und Lehrpersonen wie auch Schulkameraden stehen sehr oft unter einem großen Leidensdruck. Die nachfolgenden Beschreibungen geben einen Einblick in die täglichen, zermürbenden Probleme, mit denen sie konfrontiert sind.

Die Mutter des 11-jährigen Reto[*] schreibt:

„Wir empfinden das Zusammenleben mit Reto als sehr anstrengend. Verlässt er am Morgen das Haus, so haben wir häufig schon 1–2 Auseinandersetzungen hinter uns. Sein pausenloses Geplapper und seine Stimmungsschwankungen ertragen wir manchmal kaum mehr. Auch einfache Aufträge werden meist unzuverlässig ausgeführt. Die anschließenden Auseinandersetzungen brauchen viel Energie und fruchten nichts; das Endresultat ist dann meist ein weinender Reto. Bei uns bleibt ein Gefühl der Hilflosigkeit zurück, weil wir nicht wissen, ob er durch sein ADS überfordert ist, oder ob er einfach nicht will, vielleicht weil er zu faul ist. Durch seine ganze Art stoßen wir psychisch an Grenzen. Manchmal ist der einzige Ausweg, ihn in sein Zimmer zu schicken, weil wir sonst unsere Nerven verlieren würden ..."

---

[*]alle Patientennamen geändert

Reto selbst klagt:

> „Ich finde es nicht toll, weil ich die anderen immer nerve. Dann muss ich ins Zimmer. Das will ich nicht mehr. In der Schule kann ich mich nicht konzentrieren und stillsitzen; das macht mir auch zu schaffen …"

Die Eltern des 7-jährigen Lars beschreiben die Probleme ihres Sohnes, welche für viele andere Kinder ebenfalls typisch sind, treffend:

> „Lars sitzt sehr unruhig am Tisch, manchmal so unruhig, dass er vom Stuhl fällt. Er isst auch so unordentlich, dass das T-Shirt danach jedes Mal verschmutzt ist. Das Essen behält Lars sehr lange im Mund und kaut es kaum. Er ist ziemlich unsicher und nicht selbstbewusst, versucht das aber zu überspielen, indem er z. B. im Kindergarten den Clown spielt und nicht zuhört, was die Kindergärtnerinnen sagen. Wenn er dann bestraft wird, fühlt er sich ungerecht behandelt, steigert sich in eine große Wut und ist völlig unansprechbar, jähzornig, und schlägt gegen Mauern oder Ähnliches. Mit anderen Kindern streitet er ganz selten, wenn aber, so ‚drescht' er richtig auf sie ein. Ich glaube, dass Lars sich oft nicht ausdrücken und seine Gefühle zeigen kann. Auch seinen Körper spürt er nicht gut, und so entwickelt sich seine Wut. Lars spielt gerne mit Kleineren, fühlt sich dort sicher und muss sich nicht behaupten. Mit gleichaltrigen, wilden Kindern macht er sofort den Clown, wird unansprechbar und aggressiv. Sein Gesichtsausdruck ist dann hart und nicht sehr glücklich."

Beobachtungen der Kindergärtnerin über den 7-jährigen Damian:

> „Damian ist ein unruhiges Kind; er hat Mühe still zu sitzen. Seine große Kraft und Energie äußert sich manchmal unkontrolliert und heftig. In der Strichführung und Handhabung des Farbstiftes ist er unsicher, zittrig und verkrampft. Seine Hand ist beim Zeichnen ungenügend abgestützt. Die Zeichnungsentwicklung ist entsprechend verzögert und er zeichnet deshalb nur ungern. Auch in der Handhabung von Schere, Pinsel und Leim ist er unsicher. Wenn Damian keine Lust hat etwas zu tun, arbeitet er unkonzentriert, unsorgfältig und mit wenig Ausdauer. Schnell wird er müde und verliert das Interesse an der Fertigstellung. Er ist leicht ablenkbar und mit seinen Ergebnissen schnell zufrieden. Wenn er an einer Aufgabe jedoch Interesse hat, kann er konzentriert daran arbeiten. Damian hat viele originelle und phantasievolle Ideen. Oft macht es ihm Mühe, seine Bedürfnisse zurückzustellen oder sich anzupassen, und manchmal versucht er Gruppenregeln zu umgehen. Sein Verhalten ist unausgeglichen und nicht selten ichbezogen. Damian kann nicht gut teilen, und bei Konflikten reagiert er heftig und impulsiv."

Eine Lehrerin schreibt über den 7-jährigen Marco:

> „Er stört durch sein Verhalten den Unterricht oft so, dass ein Weiterarbeiten mit ihm in der Klasse unmöglich ist. Marco wirkt provokativ, respektlos gegenüber Erwachsenen, dominiert gerne andere Kinder und verletzt sie massiv und schnell. Dabei ist er selbst sehr empfindlich und seine Frustrationsgrenze liegt tief."

1.4.2 Frühsymptome

Pränatal

- Kindsbewegungen in der Schwangerschaft vermehrt (nicht obligatorisch)

Säugling

- Unruhe oder Passivität
- Unstillbares Schreien (3-Monats-Koliken)
- Schreckhaftigkeit, Irritierbarkeit
- Abneigung gegen Berührung, Abwehr von Körperkontakt
- Schlafstörungen (verspätete Entwicklung des Zirkadianrhythmus)
- Ernährungsschwierigkeiten (schlechtes Trinken, Verweigerung fester Nahrung)

- Überspringen von Entwicklungsschritten, z. B. Auslassen des Krabbelns, direkter Übergang vom Sitzen zum Stehen
- Verzögerte psycho-motorische Entwicklung, verzögerte Sprachentwicklung
- Auffälliger Muskeltonus (Hypotonie oder Hypertonie)

Kleinkind

- Unruhe oder Passivität
- Eigensinn, Schwierigkeiten mit neuen Situationen
- Frustrationsintoleranz, Wutausbrüche
- Beansprucht die Mutter dauernd, kann sich nicht von ihr lösen
- Keine Ausdauer, wechselt schnell von einer (Spiel-) Tätigkeit zur anderen
- Ungeduld, wirft Dinge von sich, wenn etwas nicht sofort gelingt
- Grober Umgang mit Spielsachen; nimmt alles auseinander
- Motorische Ungeschicklichkeit auch in gewohnten Alltagssituationen (z. B. Kleider anziehen)
- Sieht Gefahren nicht, erhöhte Unfallgefährdung
- Schlägt andere Kinder
- Sehr sauberes Kind (hat z. B. nicht gerne klebrige oder schmutzige Hände)
- Einseitige Ernährung, isst lieber feste Nahrung, aber nicht zu hart, keine Saucen
- Psycho-motorische Entwicklung lange im Risikobereich
- Schlafstörungen

Intelligente Kinder sind mühsam, weil sie das Ziel erkennen, die Handlungsschritte dazu aber nicht erfassen können, retardierte Kinder hingegen oft ruhig, passiv und fallen deswegen wenig auf.

1.4.3 ADS-Vollbild

Die **Hauptkrisenzeiten** dieser Kinder fallen in das Kleinkindalter, wenn die Eltern erstmals realisieren, dass mit ihrem Kind etwas nicht stimmt, in die Zeit der Einschulung, wenn das Kind sich in einen fest strukturierten Rahmen einfügen sollte und in die Zeit der Adoleszenz, in der auch beim Gesunden besonders viele Konflikte entstehen und beim ADS-Patienten die Situation nicht selten sehr schwierig wird.

Die hier dargestellte Symptomatik muss nicht in dieser Vollständigkeit vorliegen. Für die Diagnose obligatorisch ist die Kombination von verschiedenen Aufmerksamkeitsstörungen mit Impulsivität/Hyperaktivität oder Impulsivität/Passivität (⇨ s. Abschnitt Diagnose, Kap. 1.7).

Kindergarten und Schulalter

- *Das Kind ist immer in Bewegung (ADHD),* wie angetrieben, „innerer Motor", aber nicht angstvolle Unruhe,
  oder *verträumt, zu passiv, in seine Gedanken versunken (ADD).*
  In vielen Fällen ist der Bewegungsdrang auch nur phasenweise vorhanden.
- *Unaufmerksamkeit*
  Leicht Ablenkbarkeit, kurze Aufmerksamkeitsspanne.
  Gedächtnisleistungen oft vermindert, manchmal in Spezialgebieten sehr hoch.
- *Impulsivität*
  „acting before thinking"
  a) Die Kinder springen von einer Tätigkeit zur anderen, ohne jemals eine richtig zu beenden, hastig.
     Schreibschwierigkeiten durch die Impulsivität der Motorik
  b) Jegliches Einfühlungsvermögen fehlt; die Patienten machen impulsiv die Dinge falsch, sind taktlos, verletzen andere, werden zu Außenseitern.
  c) Oberflächliche Emotionalität; sehr neugierig, suchen immer Neues, neigen zu Clownerien, nervenkitzelnden Situationen, sehen Gefahren nicht.
     Unersättlichkeit,
     Stimmungsschwankungen,
     Wutausbrüche,
     Sturheit.

d) Mangelhafte Strukturierung des Arbeitsfeldes (Organisationsprobleme).

Adoleszenz

Die motorische Unruhe lässt i.d.R. nach, aber Impulsivität und die Aufmerksamkeitsstörung bleiben erhalten, evtl. in abgeschwächter Form, weil das Kind gelernt hat, mit seinen Problemen umzugehen. Auch die Aggressivität und die emotionale Unreife können persistieren.

Erwachsene

Man geht heute davon aus, dass das Syndrom bei 70–75 % der ADS-Patienten im Erwachsenenalter noch vorhanden ist. Die Häufigkeit des ADS bei Erwachsenen wird auf 2–6 % der Bevölkerung geschätzt. Auch bei diesen widerspiegelt die Symptomatik das Bild der Kinder und ist mit deutlichen Ausbildungs- und Berufsproblemen sowie Schwierigkeiten im zwischenmenschlichen Zusammenleben charakterisiert.[15]

1.4.4 Ätiologie

Für die Entstehung von ADS gibt es zahlreiche Erklärungsansätze.
Als gesichert gelten:
- *Genetische Faktoren*:
  Häufig leidet ein Elternteil oder andere Mitglieder der nahen Verwandtschaft ebenfalls an einem ADS.
- *Prä- und perinatale Probleme, Sauerstoffmangel, etc.*
- *Status nach Schädel-Hirntrauma,*
- *Status nach Entzündungen des Zentralnervensystems,*
- *Unterernährung bei Säuglingen* (Entwicklungsländer).

Nicht gesichert sind:
- *Nikotin- und Alkoholabusus der Mutter in der Schwangerschaft,*
- *Chronische Schwermetallvergiftungen (Blei, Quecksilber, etc.),*
- *Allergische Faktoren* (Phosphate, Zucker, Konservierungsmittel, etc.).

1.5 Pathophysiologie des ADS

Über die Pathophysiologie des ADS gibt es bis heute praktisch nur Hypothesen, die sich auf einige neuroanatomische, neurophysiologische und neurochemische Befunde stützen.

1.5.1 Neuroanatomische, physiologische und biochemische Grundlagen[16]

Neuroanatomische Veränderungen

Die Arbeitsgruppe von Hyund[17] fand in kernspintomographischen Untersuchungen Veränderungen in der Weite des rechten Lobus frontalis gegenüber Kontrollpersonen sowie ein verkleinertes Corpus Callosum in einer weiteren Studie[18].

Neurophysiologische Veränderungen

RCBF-(regional cerebral blood flow) und SPECT-(Single Photon Emission Tomography) Messungen zeigen in den Untersuchungen von Lou[19] eine Hypoperfusion des Lobus frontalis (insbesondere des Nucleus caudatus) und eine überdurchschnittliche Blutversorgung der okzipitalen Hirnregionen.

In PET-(Positron Emission Tomography)Untersuchungen konnte von Zametkin[20] ein verminderter Glucose-Gesamtumsatz im prämotorischen und oberen präfrontalen Cortex nachgewiesen werden.

Neurochemische Befunde und Hypothesen

Young, Brown und Shekim[21] stellten bei hyperaktiven Kindern fest, dass der physiologische Abfall der Monoaminoxidase-(MAO)-Aktivität zwischen Kindheit und Adoleszenz ausbleibt. Stoff[22] fand zudem, dass die MAO-Aktivität in den Thrombozyten von ADS-Kindern erhöht ist. Dieser Befund ist auch bei Erwachsenen mit bestimmten Persönlichkeitsstörungen bekannt. Aufgrund dieser Feststellungen sowie der Tatsache, dass Methylphenidat u. a. die Monoaminoxidase hemmt, wurde die Hypothese formuliert, dass eine erhöhte MAO-Aktivität die pathophysiologische Ursache des ADS sein könnte. Diese scheint von allen heute diskutierten somatischen Möglichkeiten die höchste Wahrscheinlichkeit zu haben.

Die ältere Hypothese eines intrasynaptischen Dopamin-Mangels hat sich nicht etablieren können, da Dopamin-Antagonisten (Haloperidol, Chlorpromazin, Thioridazin) in niedrigen Konzentrationen günstige Wirkungen beim ADS zeigen.

1.5.2 Wahrnehmungsstörungen[23]

Funktionell äußert sich das ADS in Störungen der Wahrnehmung, wobei die Reizselektion und die Verarbeitung von sensorischen Reizen und damit auch die Reaktion auf dieselben betroffen sein können. Das Kind nimmt alle Reize aus der Umgebung auf, die an das Gehirn weitergeleitet werden. Unwichtige Stimuli kann es nicht ausblenden, was eine Reizüberflutung mit entsprechender Verwirrung, Konzentrationsstörungen, Unruhe und schneller Ermüdung zur Folge hat. Wahrnehmungsstörungen können sämtliche Sinnesmodalitäten in variablen Kombinationen betreffen, also visuelle (Formerfassung und Wiedergabe), taktile (Tastreize), auditive (Gehör), propriozeptorische (Tiefensensibilität), vestibuläre (Gleichgewicht), olfaktorische (Geruchssinn) und gustatorische (Geschmackssinn) Störungen verursachen. Wahrnehmungsstörungen sind auch die primären Phänomene, die klinisch und in neuropsychologischen sowie neurologischen Tests bei ADS-Kindern zum Vorschein kommen. Sie sind verantwortlich für alle sekundären Probleme wie Unruhe, Konzentrationsmangel, Lern-, Verhaltens- und Sozialisationsstörungen, welche vom Umfeld dieser Kinder als erstes und auch wichtigstes – also als Hauptleiden – wahrgenommen werden.

Nachfolgend werden die einzelnen Wahrnehmungsmodalitäten besprochen und ihre Auswirkung auf die Symptomatik der Kinder ausgeleuchtet. Zudem soll bereits hier gezeigt werden, welche Symptome aus diesen Bereichen für die homöopathische Fallaufnahme Bedeutung haben.

Wahrnehmungsstörungen sind für eine homöopathische Fallaufnahme von außerordentlich großer Bedeutung, weil sie klarer erfassbar sind als die fast immer in den Bereich des Unzuverlässigen abgleitenden psychischen Sekundärsymptome.

Visuelles System

Eine visuelle Dysfunktion äußert sich in Problemen der Formerfassung und der Formwiedergabe. Beim Kleinkind kommt es zu einer Retardierung des Zeichnungsalters und bei Schulkindern sind Legasthenien (Lese- und Rechtschreibschwächen bei normaler Intelligenz) häufig, wobei z. B. Buchstaben seitenverkehrt geschrieben werden können (⇨ s. Abb. 1). Nicht selten findet sich auch eine gestörte räumliche Orientierung. Betroffene Kinder bekunden Mühe, sich an unbekannten Orten zurechtzufinden und zeigen deshalb Angst vor neuen Situationen.

Als für die homöopathische Fallaufnahme relevante Symptome können wir verwenden: *Schreiben verschlimmert* (d. h. ist schwierig,

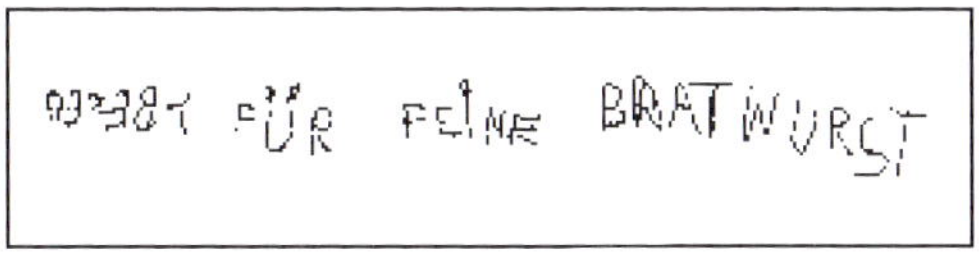

Abb. 1 Legasthenie, 9-jähriger Knabe
„REZEBT FÜR FEINE BRATWURST" – Jeder Buchstabe des ersten Wortes ist seitenverkehrt geschrieben.

schreibt verkrampft, ermüdet schnell), *Sehen angestrengt verschlimmert* (z. B. Verschlimmerung der Unruhe und Reizbarkeit nach TV-Konsum oder Computerspielen) und *Überempfindlichkeit gegen Licht*. Das Symptom *Schreiben verschlimmert* kann auch durch taktile und propriozeptorische Wahrnehmungsstörungen verursacht sein. Die Rubrik *Lesen verschlimmert* sollte hingegen nicht verwendet werden, da sie auf die Augen bezogen ist und nicht auf die Wahrnehmung

Taktiles System (Tastsinn)

Wahrnehmungsstörungen taktiler Genese führen entweder zu einer Über- oder zu einer Unterempfindlichkeit für Tastreize. Ein Kind kann z. B. besonders kitzelig sein oder aber taktile Reize bewusst, dauernd und übermäßig suchen, indem es beim Sitzen dauernd auf dem Stuhl herumrutscht oder allen Menschen „zu nahe tritt". Oft wird auch eine verkrampfte Feinmotorik mit Schwierigkeiten bei der Kraftdosierung und beim Schreiben beobachtet. Enge Kleider können als unangenehm empfunden werden. Beim Säugling, der auf die Zärtlichkeiten seiner Eltern mit einer Tastabwehr reagiert, d. h. sich nicht halten und kosen lassen will, kann dies sehr schwerwiegende Folgen für die Mutter-Kind-Beziehung und damit für seine ganze weitere Entwicklung haben. Wichtig ist zu wissen, dass feine Tastreize viel intensiver sind als kräftige. Ein Kind kann sich z. B. sehr gerne drücken lassen, während es zärtliches Streicheln als unerträglich empfindet.

Als homöopathisch relevante Symptomformulierung können wir nur das Symptom *Berührung verschlimmert* verwenden. *Berührung bessert* hingegen ist als ein normales Phänomen zu betrachten.

Propriozeptorisches System (Tiefensensibilität)

Die Rezeptoren der Tiefensensibilität übermitteln dem Gehirn Informationen über die Stellung des Körpers im Raum. Klinisch lassen sich diese Störungen erfassen, indem man den Patienten auffordert, sich mit geschlossenen Augen gerade auf eine Untersuchungsliege hinzulegen. Besteht eine Störung, so wird ihm dies nicht gelingen, weil die visuelle Kontrolle entfällt. Korrigiert man nun – bei weiter geschlossenen Augen – die Stellung des Patienten, so dass er jetzt gerade liegt, und fordert ihn auf zu sagen, wie er jetzt daliegt, so wird er die korrigierte Lage als schräg empfinden. Störungen der Tiefensensibilität führen i. d. R. zu einer Apraxie, d. h. einer manuellen und grobmotorischen Ungeschicklichkeit, welche sich darin äußert, dass der Patient den Eindruck erweckt, er müsse auch einfache, praktische, tägliche Handlungen wie z. B. das Anziehen von Kleidern jedes Mal von neuem lernen.

Für die homöopathische Fallaufnahme kommt lediglich das Symptom *Schreiben erschwert (d. h. Schreiben „verschlimmert")* in Frage. Formulierungen wie *Schwerfälligkeit körperlich* oder *Fallen leicht/oft* haben sich als unzuverlässig und damit als mögliche Fehlerquelle in der Mittelbestimmung erwiesen.

Auditives System

Störungen des auditiven Systems äußern sich in Form von Spracherwerbsstörungen. Der Patient hat Mühe, das Gehörte zu synthetisieren und adäquat darauf zu reagieren. Diese Kinder haben auch nicht selten ein überempfindliches Gehör und reagieren negativ auf den Lärm von anderen (nicht aber auf den eigenen Lärm; sie können selbst durchaus sehr „lärmig" sein). Eine verminderte Hörfähigkeit (d. h. eine einfache Schwerhörigkeit) muss abgegrenzt werden von einer Störung des Perzeptionsorganes und von einer reinen Aufmerksamkeitsstörung („nicht hinhören").

Für die homöopathische Fallaufnahme können wir die Symptome *Gehör überempfindlich* und *Lärm verschlimmert* verwenden. Das

Symptom *Sprechen verschlimmert* hingegen ist nicht gleichzusetzen mit einer Sprachentwicklungsstörung und darf deshalb nicht verwendet werden.

Vestibulär-System (Gleichgewicht)

Vestibuläre Wahrnehmungsstörungen führen zu Gleichgewichtsproblemen. Säuglinge beginnen beim Prüfen der Landau-Reaktion (das Kind wird in Bauchlage horizontal, also in ventraler Suspension gehalten) in panischer Angst zu schreien. Größere Kinder neigen zu Übelkeit beim Auto fahren oder Schaukeln. Der Strichgang oder das Gehen auf einem Balken sind Leistungen, die große Mühe bereiten. Gelegentlich wird auch ein starkes Bedürfnis nach vestibulärer Stimulation beobachtet (z. B. Kinder, die immer Schaukeln wollen).

Leider haben wir keine guten Rubriken in den homöopathischen Repertorien, die zur Erfassung einer vestibulären Störung dienlich sind.

Geruchssinn

Ein Teil der ADS-Kinder reagiert überempfindlich auf Gerüche und ist durch solche auch schnell irritiert. Manchmal kann auch die Gewohnheit beobachtet werden, dass das betroffene Kind an allem riecht, also vieles zuerst über den Geruchssinn wahrnehmen will. Auch das Gegenteil eines verminderten Geruchssinnes kann vorkommen.

Homöopathisch relevant ist die Symptomformulierung *Geruchssinn überempfindlich*.

Geschmackssinn

Eine Überempfindlichkeit des Geschmackssinnes äußert sich darin, dass der Patient Speisen als zu stark gewürzt/gesalzen empfindet, welche von den meisten als ganz normal geschmeckt werden. Demgegenüber führt der verminderte Geschmackssinn zu einem übermäßigen Würzen und Salzen von Speisen.

Homöopathisch relevant ist nur die Symptomformulierung *Geschmackssinn vermindert*.

Verarbeitungsstörungen

Verarbeitungsstörungen können die Selektion von Sinneseindrücken betreffen, indem zum Beispiel zu viel Information aufgenommen oder auch abgeblockt wird – oder Sie betreffen die Strukturierung der Sinneseindrücke, wobei die angebotene Information nicht geordnet und den richtigen Informationsträgern zugewiesen werden kann. Sie äußern sich in einem verlangsamten Denken und auch in schlechten Gedächtnisleistungen. Die Zerstreutheit ist ebenfalls eine Folge der gestörten Verarbeitung von Sinnesreizen.

Eine oft angetroffene vermehrte Ermüdbarkeit bei geistigen Anstrengungen ist als unzuverlässiges Symptom nicht zu verwenden.

Motorik

Aufgrund der gestörten taktilen, propriozeptorischen und vestibulären Wahrnehmung und der Tonus-Anomalien (zu niedrige oder zu hohe Muskelspannung) sind Feinmotorik (Kraftdosierung, Fingergeschicklichkeit, Schreiben), Grobmotorik (Ungeschicklichkeit, häufige Stürze) und Gleichgewicht (Stürze, übertriebene Angst vor Niveaudifferenzen, welche das Kind an sich mühelos bewältigen könnte) oft beeinträchtigt.

Homöopathisch verwendbare Symptomformulierung ist nur *Schreiben verschlimmert/erschwert*. Fallen *leicht oft* und *Schwerfälligkeit motorisch* sind mögliche Fehlerquellen und sollten – wie oben genannt – nicht verwendet werden.

Der Muskeltonus ist oft schwierig einzuschätzen, da nicht selten eine tiefe Muskelgrundspannung von hypertonen Mustern bei Stress überlagert wird. Befunde sind dabei durch den

Arzt selbst zu erheben, da den Eltern eine korrekte Beurteilung oft schwerfällt.

> *Muskulatur schlaff* und Muskulatur *straff* können deshalb nur mit Vorbehalt verwendet werden.

Störungen des Zirkadianrhythmus

Störungen der inneren Uhr äußern sich v. a. in Schlafproblemen, also z. B. *Mühe einzuschlafen* und *häufiges Erwachen nachts*.

> Diese Formulierungen entsprechen auch denjenigen der homöopathischen Repertorien.

1.5.3 Psychische Sekundärsymptome

Dauernde Kritik der Umwelt, schlechte Schulnoten sowie Strafen in der Schule und zu Hause führen nicht selten zu einem beeinträchtigten Selbstwertgefühl, was zu Schulüberdruss, depressiven Störungen bis hin zu Suizidgedanken oder anderen psychischen Reaktionen führen kann. Diese Symptome sind bei größeren Kindern sehr oft im Vordergrund und der eigentliche Anlass für die Suche nach Hilfe. Es ist sehr wichtig, dass trotz dieses „Hauptleidens" die zugrunde liegenden Wahrnehmungsstörungen nicht übersehen werden. Eine erfolgreiche Behandlung der Primärsymptome führt in der Regel zu einer deutlichen Besserung der Sekundärsymptomatik.

1.6 Häufigkeit der Erkrankung

Die neuesten Prävalenzstudien (⇨ s. Tab. 1) – wie auch frühere Arbeiten – zeigen weit divergierende Häufigkeitszahlen von Land zu Land, aber auch z. B. innerhalb der USA. Diese Differenzen sind teilweise bedingt durch unterschiedliche Beurteilungskriterien, z. T. durch echte ethnische Unterschiede. Bei den hohen Prävalenzzahlen (16–18 %) sind auch Grenz-

Tab. 1 ADHD Prävalenz, eine Literaturübersicht

Land	Autor		Prävalenz
Brasilien	Vasconcelos et al.	2003	17,1 %
Kolumbien	Pineda et al.	2003	16,4 %
Thailand	Benjasuwantep et al.	2002	6,6 %
Venezuela	Montiel-Nava et al.	2002	7,2 %
USA	Barbaresi et al.	2002	7,4–16,0 %
USA	Rowland	2002	2,0–18,0 %
USA	Rowland	2001	12,0 %
Kanada	Brownell	2001	1,5 %
USA	Brown	2001	4,0–12,0 %
USA	Scahill	2000	2,0–17,0 %
Brasilien	Guardiola	2000	18,0 %

fälle eingerechnet worden. Diese Zahlen sind nach Erfahrung des Autors durchaus realistisch. In der Schweiz rechnen wir bei strenger Anwendung der DSM-IV-Kriterien mit ca. 5–6 % (therapiebedürftigen) ADS-Kindern. Werden die Grenzfälle hinzugezählt, so ergeben sich auch in unserem Land Prävalenzzahlen über 10 %. Knaben sind in den meisten Studien deutlich häufiger betroffen als Mädchen. (In der Berner ADS-Studie ist das Verhältnis 4 : 1.) Ob die seit den 90er-Jahren beobachtete starke Zunahme der ADS-Fälle real ist oder ob die Bevölkerungen einfach stärker auf das Problem sensibilisiert sind, lässt sich nicht schlüssig beantworten. Teilweise geht die Zunahme auch auf therapiebedürftige erwachsene Patienten zurück. Tatsache ist, dass die westlichen Gesellschaften insgesamt immer unruhiger werden, was eventuell die Toleranz für Kinder, die den Rahmen sprengen, erniedrigt.

1.7 Diagnose

Grundsätzlich soll vor jeder Behandlung eine umfassende Abklärung durchgeführt werden, mit dem Ziel eine exakte Diagnose zu stellen und andere Leiden auszuschließen. Die Verdachtsdiagnose eines ADS ergibt sich i. d. R. bereits aufgrund einer ausführlichen psychosozialen und medizinischen Anamnese und aus der Beobachtung des Kindes in der Sprechstunde.

Als Screeningtest eignet sich der *Conners Global Index*[24], der gleichzeitig auch für die Evaluation der Behandlung herangezogen werden kann (⇨ s. Formular Kap. 2.3.1). Dieser Fragebogen lässt sich auch sehr gut zur Verlaufsbeurteilung einer homöopathischen Behandlung verwenden. Ausführlichere Fragebogen wie die SNAP-R/DMS Rating Scale und der Kinsbourne Aufmerksamkeitsbogen sind zeitaufwändig und deshalb für die pädiatrische Praxis nur bedingt geeignet.

Die körperliche Untersuchung umfasst einen ausführlichen klinischen und neurologischen Status, einschließlich Visus- und Gehörprüfung.

Da ADHD und ADD Ausschlussdiagnosen sind, müssen im Rahmen einer sorgfältigen Diagnostik auch neuropsychologische Testuntersuchungen durchgeführt werden, insbesondere eine IQ-Bestimmung, z. B. mit dem K-ABC[25] oder dem HAWIK-III Test[26], die auch Informationen über Wahrnehmungsstörungen liefern. Ebenfalls erwünscht ist die Anwendung der Testbatterie zur Aufmerksamkeitsprüfung (TAP)[27], welche zusätzliche Möglichkeiten zu Verlaufskontrollen bieten.

Besteht der Verdacht auf epilepsieartige Anfälle, z. B. Absenzen, so kommt die Durchführung eines Elektro-Enzephalogrammes als Zusatzuntersuchung in Frage. Bei Herdbefunden im EEG muss zudem eine Computertomographie oder Magnetresonanz-Untersuchung des Gehirnes durchgeführt werden.

Als Laboruntersuchungen können allenfalls ein Screening auf Stoffwechselkrankheiten und toxikologische Tests weiterführen. Pathologische Befunde sind hier allerdings selten zu erwarten. In speziellen Fällen wird die Prüfung visuell und akustisch evozierter Potenziale zusätzliche Informationen liefern, die zur ADS-Diagnose beitragen.

Die diagnostischen Kriterien für das ADS sind in der International Classification of Diseases der WHO 1990 (ICD–10)[28] sowie im Diagnostic and Statistical Manual of Mental Disorders (DSM-IV)[29] der American Psychiatric Association 1994 festgelegt worden.

1.7.1 Hyperkinetische Störungen nach ICD-10

Die Formulierungen der ICD-10 erlauben eine präzise Differenzierung der Aufmerksamkeits-Defizit-Syndrome. Sie sind klinikrelevant und weisen eine hohe diagnostische Spezifität auf. Die Leitsymptome *Aufmerksamkeitsdefizit* und *Hyperaktivität* werden beide gefordert und müssen in mehr als nur einer Situation auftreten. Nicht obligatorisch sind Begleitstörungen wie Distanzlosigkeit, Unbekümmertheit in gefährlichen Situationen und dissoziales Verhalten. Lernstörungen und motorische Auffälligkeiten werden gesondert klassifiziert. Die Verhaltensprobleme müssen vor dem 6. Lebensjahr aufgetreten und von längerer Dauer sein.

A) *In Bezug auf Alter und Entwicklungsstand nachweisbare Abnormität von Aufmerksamkeit und Aktivität zuhause*, die durch mindestens drei der nachstehenden Aufmerksamkeitsschwierigkeiten gekennzeichnet sind:
- Kurze Dauer der spontanen Aktivitäten.
- Mangelnde Ausdauer beim Spielen.
- Überhäufiges Wechseln zwischen verschiedenen Aktivitäten.
- Stark beeinträchtigte Ausdauer bei der Bewältigung von Aufgaben, die von Erwachsenen gestellt werden.
- Ungewöhnlich hohe Ablenkbarkeit bei schulischen Arbeiten wie Hausaufgaben oder Lesen.

- Ständige motorische Unruhe (Rennen, Hüpfen).
- Ausgeprägte Zappeligkeit und Bewegungsunruhe während spontaner Beschäftigungen.
- Ausgeprägte Aktivität in Situationen, die eine relative Ruhe verlangen (Mahlzeiten, Reisen, Besuche, etc.).
- Schwierigkeiten sitzen zu bleiben, wenn es verlangt wird.

B) *In Bezug auf Alter und Entwicklungsstand nachweisbare Abnormität von Aufmerksamkeit und Aktivität in der Schule oder im Kindergarten,* die durch mindestens drei der nachstehenden Aufmerksamkeitsschwierigkeiten gekennzeichnet sind:
- Außergewöhnlich geringe Ausdauer bei der Bewältigung von Aufgaben.
- Außergewöhnlich hohe Ablenkbarkeit, d. h. häufiges Zuwenden zu externen Stimuli.
- Überhäufiger Wechsel zwischen verschiedenen Aktivitäten, wenn mehrere zur Auswahl stehen.
- Extrem kurze Dauer von spielerischen Beschäftigungen.
- Beständige und übermäßige motorische Unruhe in Situationen, in denen freie Aktivität erlaubt ist.
- Bemerkenswert ausgeprägte Zappeligkeit und motorische Unruhe in strukturierten Situationen.
- Extrem viel Nebenaktivitäten bei der Erledigung von Aufgaben.
- Fehlende Fähigkeit, auf dem Stuhl sitzen zu bleiben, wenn es verlangt wird.

C) *Direkt beobachtete Abnormität von Aufmerksamkeit oder Aktivität.* Diese muss in Anbetracht des Alters und des Entwicklungsstandes sehr ausgeprägt sein. Anzeichen dafür können sein:
- Direkte Beobachtung der Kriterien wie in A oder B geschildert, nicht nur berichtet durch Eltern oder Lehrer.
- Beobachtung abnormer motorischer Aktivität, unstrukturiertes Arbeitsverhalten oder mangelnder Ausdauer bei Beschäftigung in einer Situation außerhalb vom Zuhause oder der Schule (z. B. in einer Klinik).
- Signifikante Beeinträchtigung in psychomotorischen Tests, die die Aufmerksamkeit prüfen.

D) *Kriterien für eine tiefgreifende Entwicklungsstörung, Manie, Depression oder Angststörung werden nicht erfüllt.*

E) *Beginn der Symptomatik vor dem sechsten Lebensjahr.*

F) *Dauer der Symptomatik mindestens sechs Monate.*

G) *IQ über 50.*

Störung von Aktivität und Aufmerksamkeit

Die Kriterien für die hyperkinetische Störung müssen erfüllt sein, aber nicht die Störungen des Sozialverhaltens.

Hyperkinetische Störung mit Störung des Sozialverhaltens

Sowohl die Kriterien für die hyperkinetische Störung als auch für die Sozialisationsstörung werden erfüllt.

1.7.2 Hyperkinetische Störungen nach DSM-IV

Das DSM-IV formuliert folgende diagnostische Voraussetzungen für das ADHD bzw. das ADD:
- Vorhandensein von entweder sechs Unaufmerksamkeits-Symptomen oder sechs Hyperaktivitäts-Impulsivitäts-Symptomen, welche mindestens sechs Monate bestanden haben und so ausgeprägt sind, dass sie die normale Entwicklung des Kindes und seine soziale Anpassung gefährden.
- Vorhandensein von einigen Symptomen vor dem Alter von sieben Jahren.
- Funktionelle Beeinträchtigung des Patienten durch die Symptomatik in zwei oder mehr Bereichen (z. B. Familie, Schule, Arbeitsplatz).

- Klare Beeinträchtigung der sozialen, akademischen oder beruflichen Funktionen.
- Die Symptomatik darf nicht ausschließlich im Rahmen einer tiefgreifenden Entwicklungsstörung, Schizophrenie oder anderen psychotischen Erkrankung auftreten, welche durch weitere diagnostische Begriffe genauer umschrieben wird (z. B. Stimmungs-, Angst-, Bewusstseins- oder Persönlichkeits-Störung).

Die DSM-IV-Kriterien sind im Vergleich zur ICD-10-Klassifikation einfacher und etwas weniger präzise, können aber in der praktischen Arbeit ebenfalls gut verwendet werden.

1.7.3 Differenzialdiagnose

- Altersentsprechendes Aktivitätsniveau
- Schlecht organisiertes, inadäquates oder emotional belastendes häusliches Umfeld, Deprivationssyndrome
- Gilles de la Tourette-Syndrom
- Teilleistungsschwächen, Lernstörungen, spezifische Entwicklungsrückstände
- Epileptische Psychosyndrome
- Chorea minor Sydenham
- Sozialisationsstörungen
- Schulische Überforderung
- Erschöpfungszustände im Rahmen somatischer Erkrankungen
- Thyreotoxikose
- Affektive Erkrankungen
- Psychosen des Kindesalters
- Zerebrale Bewegungsstörungen

1.8 Behandlungsmöglichkeiten

Die Behandlung der Hyperaktivität muss mehrdimensional sein und möglichst früh erfolgen. Ohne Intervention in Bezug auf die Primärsymptomatik kommt es nicht selten zu einer pathologischen emotionalen und sozialen Entwicklung und in der Folge zu Entwicklungs-, Lern- und Leistungsstörungen.

1.8.1 Pädagogisch-therapeutische Maßnahmen

Besonders hyperaktive Kinder stellen äußerst hohe erzieherische Ansprüche an Eltern und Lehrer und schaffen nicht selten Überforderungssituationen. Die Zunahme des Problems in den letzten zwei Jahrzehnten birgt zudem eine gesellschaftliche Dimension, aufgrund derer wir uns fragen müssen, inwieweit wir unser Erziehungsverhalten und unsere Schulsysteme umgestalten sollten, damit wir die emotionale und geistige Entwicklung sowohl der ADS-Patienten, als auch der wahrnehmungsgesunden Kinder optimaler fördern können.

Die moderne Kinderpsychologie hat mit der Erkenntnis, dass emotionale Intelligenz ein entscheidender Faktor für den Lebenserfolg eines Menschen ist, hier neue Grundlagen geschaffen, deren pädagogische Umsetzung eine hohe gesellschaftliche Priorität haben sollte. Die Kernaussage der Kinderpsychologen lautet: „Je enger ein Kind mit seinen Gefühlen verbunden ist und je besser es andere verstehen und mit ihnen auskommen kann, desto erfolgreicher sieht seine Zukunft aus."[30] Zur Verdeutlichung: Die Aussage lautet nicht: „Je besser die akademischen Leistungen eines Kindes sind, umso erfolgreicher sieht seine Zukunft aus." Wir denken hierbei zurück an den berühmten Schweizer Pädagogen Johann Heinrich Pestalozzi, der bereits vor 200 Jahren forderte, dass die Bildung des Menschen „Kopf, **Herz** und Hand" umfassen müsse, um zu einem gedeihlichen individuellen und sozialen Leben zu führen.[31]

Da viele der typischen ADS-Symptome dem Gegenteil von emotionaler Intelligenz entsprechen, handelt es sich um das entscheidende therapeutische Ziel, das wir bei unseren Patienten anstreben. Deshalb sei an dieser Stelle etwas ausführlicher darauf eingegangen.

Emotionale Intelligenz[32] – das Therapieziel

Im Hinblick auf eine therapeutische Persönlichkeitsarbeit wurde die emotionale Intelligenz von dem amerikanischen Psychologen Daniel Goleman und der englischen Psychotherapeutin Frances Wilks als aus sechs persönlichen und sozialen emotionalen Fähigkeiten bestehend definiert, die sich aufgrund von Erfahrung zu Kompetenzen (Wissen und Können) ausbilden lassen. Es sind dies Selbstwahrnehmung, Selbstregulierung, Selbstmotivation, Empathie, Umgang mit Beziehungen und das Verwandeln von Emotionen:

Selbstwahrnehmung: Dank dieser für die Selbsterkenntnis bedeutsamen persönlichen Fähigkeit können wir unsere Gefühle gleich bei ihrem Auftreten erkennen, sie richtig benennen, und wir schieben sie, falls sie unangenehm sind, nicht beiseite. Ohne diesen ersten Schritt lassen sich zerstörerische Gefühle nicht überwinden.

Selbstregulierung: Damit bezeichnen die Psychologen die Fähigkeit, die eigene emotionale Befindlichkeit selbst zu steuern. Dies bedeutet zum Beispiel, mit unangenehmen Gefühlen wie etwa Ärger, Wut oder Eifersucht so umgehen zu können, dass sie uns in unseren Tätigkeiten nicht stören. Die Fähigkeit zur Selbstregulierung bedeutet auch, sich in schwierigen Situationen gezielt aufmuntern und beruhigen zu können und sich so von belastenden Ereignissen gut zu erholen.

Selbstmotivation: Mit Selbstmotivation ist ein Umsetzen der Emotionen in die Tat gemeint. Wer die Fähigkeit des sich selbst Motivierens beherrscht, versteht es, die in den Emotionen innewohnenden Kräfte positiv zu nutzen und seinen Leistungsdrang zu fördern, indem er seine Vorlieben dazu benutzt, sich auf dem Weg zum Ziel zu verbessern.

Empathie: Das Einfühlungsvermögen ist eine wichtige Voraussetzung für jede Form zwischenmenschlicher Beziehung. Wer empathisch ist, vermag sich in die Lage anderer zu versetzen, zu spüren, was sie empfinden, ihre Gedanken, Motive und Gefühle zu verstehen.

Umgang mit Beziehungen: Das Verständnis für die eigenen Emotionen und diejenigen anderer sowie eine gewisse Kompromissbereitschaft befähigen, konstruktiver mit den eigenen Gefühlen und denjenigen anderer umzugehen und somit tragfähigere Beziehungen aufzubauen.

Emotionen verwandeln: Negative Gefühle sollen nicht einfach ausgelebt werden, sondern zu bedeutsamen Veränderungen bei uns selbst, aber auch bei anderen führen; denn jedes negative Gefühl hat seine Gegenseite, die uns zu Ausgleich und Wandel anspornt.

Das anspruchsvolle Ziel emotional intelligenten Verhaltens kann in erster Linie durch das Vorbild von Eltern und Lehrern erreicht werden. Da dies ein neuer Erziehungsansatz ist, sollten sie in dieser Hinsicht geschult werden. Zusätzlich kann eine homöopathische Behandlung dem hyperaktiven Kind helfen, seine Gefühle besser zu kontrollieren und mit ihnen konstruktiver umzugehen.

Strukturen und Regeln[33]

Neben den allgemeinen Erziehungsregeln, welche auch für gesunde Kinder Gültigkeit haben, gibt es einige Punkte, die bei Patienten mit Wahrnehmungsstörungen zusätzlich zu beachten sind:

Durch die Schwierigkeit, äußere Reize zu selektionieren, sind diese Kinder oft völlig überfordert in unstrukturierten Situationen, in denen viele Stimuli auf sie einwirken. Es ist deshalb nötig, ihre Umgebung so zu gestalten, dass sie nicht von belanglosen Dingen abgelenkt werden. Ordnung, Vorankündigungen und Regeln, die von allen eingehalten werden, sind unabdingbar. Bei Überforderung soll sich das Kind in einen ruhigen und reizarmen, nicht zu warmen Raum zurückziehen können, um wieder Tritt zu fassen („Time-out").

Zudem ist besonders darauf achten, dass nicht ungewollt negative Verhaltensweisen belohnt

Tab. 2 Wichtige Punkte im Umgang mit ADS-Kindern

Neben Ruhe, Geduld, Gleichmut und Stetigkeit gilt es, die folgenden Punkte besonders zu beachten:
- Vorwurfsvollen Umgangston vermeiden; mit Entschiedenheit und Humor wird mehr erreicht.
- Weniger Leistungsdruck führt zu besseren Leistungen.
- Arbeiten und Aufgaben mit Unterbrechungen auflockern.
- Mit klaren Anordnungen und Grenzensetzen Streit vorbeugen.
- Gemeinsame Abmachungen beidseitig ernst nehmen.
- Fremdbestimmung erzeugt viel Widerstand, deshalb Eigenverantwortung und verantwortungsbewussten Umgang mit Freiheit fördern.
- Dauerhafte Besserung wird durch gegenseitiges Respektieren erzielt.
- Viel Anerkennung und Lob aussprechen.
- Positives Verhalten hat eine positive Signalwirkung.

werden, nur weil man damit das unerwünschte Verhalten beenden kann. Wenn z. B. ein Kind durch sein Quengeln mehr Aufmerksamkeit erhält, wie wenn es ruhig spielt, so fördert man damit das Quengeln.

Berechtigtes Lob ist einer der wirksamsten Anreize für ein erwünschtes Verhalten. Deshalb, und weil hyperaktive Kinder besonders häufig Anlass zu Kritik geben, ist es äußerst wichtig, keine Gelegenheit zu versäumen, in der man das Kind für gute oder auch nur gut gemeinte Leistungen loben kann. Es ist dies auch einer der einfachen Wege, mit denen wir das zerbrechliche Selbstvertrauen dieser Kinder stützen und entwickeln können. (⇨ s. Tab. 2 sowie Merkblatt ⇨ Kap. 2.3.7).

Professionelle Hilfe

Oft können diese Ziele nicht ohne professionelle Hilfe erreicht werden. Als erster therapeutischer Schritt ist deswegen im Kleinkindesalter eine Beratung der Eltern in Erziehungsfragen von großer Bedeutung. Diese kann durch Kinderpsychologen, Kinderpsychiater oder Kinderärzte mit entsprechender Ausbildung erfolgen. Auch eine heilpädagogische Früherziehung und Förderung kann eine wichtige Unterstützung für Kind und Eltern sein.

Ratgeber

Als weiterführende Literatur seien hier noch einige wichtige Bücher aufgeführt, die viele praktische Hinweise enthalten:
Gottman J: Kinder brauchen emotionale Intelligenz. München: Heyne Verlag; 2000.
Kast-Zahn A: Jedes Kind kann Regeln lernen. Ratingen: Oberstebrink Verlag; 1997.
Aust-Claus E: Das ADS Buch. Ratingen: Oberstebrink Verlag; 1999.

1.8.2 Medikamentöse Behandlung

Methylphenidat (Ritalin)

Seit der Entdeckung des Methylphenidats (Ritalin) durch Panizzon im Jahre 1944 ist dieses in der konventionellen Medizin der medikamentöse Therapiestandard. Ritalin verbessert die Konzentrationsfähigkeit und Unruhe der hyperaktiven Kinder erheblich. Es handelt sich um ein Amphetaminderivat, welches unter das Betäubungsmittelgesetz fällt. Langzeitstudien, die das Suchtpotenzial bei hyperaktiven Kindern mit oder ohne Ritalintherapie untersuchten, kamen zum Schluss, dass eine Therapie mit Ritalin die Gefahr späteren Suchtverhaltens eher vermindert als steigert, wahrscheinlich bedingt dadurch, dass die behandelten Kinder besser mit ihren Problemen zurechtkommen. Trotz der langen Bekanntheit des Ritalins sind aber immer noch Fragen offen, welche die Langzeitwirkungen des Medikaments (z. B. auf die Hirnentwicklung) betreffen. Namhafte Kinderpsychiater sind deshalb der Meinung, dass Ritalin nur in Notfällen eingesetzt werden soll, wenn alle anderen Therapiemöglichkeiten ausgeschöpft sind, die Familie das hyperaktive Kind nicht mehr tragen kann, oder in der Schule eine Katastrophe droht.

Die Responderrate auf Ritalin beträgt ca. 80–85 %. 10–15 % der Kinder sind Non-Responder und ca. 5 % reagieren mit einer Verschlechterung. Das schwierigste Problem im Zusammenhang mit der Behandlung ist die Einstellung einer mehr oder weniger konstanten Mittelwirkung: Eine Gabe von Methylphenidat wirkt ca. 4 Stunden. In herkömmlicher Dosierung mit je einer Dosis am Morgen und am Nachmittag fällt die erzielte Besserung v. a. in die Schulzeit der Kinder. Die dadurch bedingte Instabilität kann z. T. mit Slow-Release und Longacting Präparaten aufgefangen werden. Bei gewissen Patienten erschweren Rebound-Effekte mit Verschlimmerungen beim Abfall des Plasmaspiegels die Behandlung. Kopfschmerzen, Appetitlosigkeit und Einschlafstörungen sind die häufigsten Nebenwirkungen von Ritalin. Leider berichten Eltern auch nicht selten, dass ihre Kinder unter der Medikation „nicht mehr sie selbst seien" und ein marionettenhaftes Verhalten entwickeln.

Die Verschreibung des Medikamentes hat in den letzten Jahren in der Schweiz wie in den meisten anderen westlichen Ländern einen enormen Boom erlebt: Nach einer Studie des Schweizer Bundesamtes für Gesundheit (BAG) hat sich der Ritalinverbrauch im Kanton Neuenburg von 1996 bis 2000 versiebenfacht. Eine analoge Zunahme wird für den Rest des Landes angenommen.

Die im Zuge der Knappheit an staatlichen Geldern seit den 90er-Jahren erfolgte Senkung der Ausgaben für die öffentlichen Schulen in der Schweiz und anderen Ländern führte zu einer Vergrößerung der Schulklassen und einer Reduktion des heilpädagogischen Angebots. Solche Maßnahmen wirken sich deletär auf das Ausbildungsklima aus. Es ist deshalb verständlich, dass der Druck Ritalin zu verschreiben, oft von den Schulen ausgeht. Viele Eltern haben große Mühe, eine solche Therapie zu akzeptieren, sogar wenn diese zu einer Entlastung der schwierigen Situation führt.

Homöopathie[34]

In langjähriger Erfahrung hat sich die Homöopathie als eine im Endeffekt optimale medikamentöse Therapie für ADS-Kinder erwiesen. Sie werden ruhiger, konzentrierter, authentischer und leiden nicht unter Nebenwirkungen. Da es sich um eine individuelle Behandlung handelt, bei der für jedes Kind ein seinen spezifischen Symptomen entsprechendes Medikament gefunden werden muss, ist der durchschnittliche Zeitbedarf bis zum Erreichen einer optimalen Therapiewirkung mit ca. 5–6 Monaten relativ hoch. Die Homöopathie eignet sich deshalb nicht als Therapie in Krisensituationen, in denen sofort Abhilfe geschaffen werden muss. Um stabile Besserungen zu erzielen, muss sie analog der Methylphenidatbehandlung als Dauertherapie durchgeführt werden. Auch ist sie an gewisse Vorbedingungen gebunden wie eine optimale Beobachtung der Patientensymptome durch die Eltern, d. h., Homöopathie kann nicht einfach konsumiert werden wie ein konventionelles Medikament. Die Therapiemodalitäten werden im nächsten Kapitel im Detail besprochen.

Phytotherapie[35]

Die Therapie mit pflanzlichen Mitteln hat im Vergleich zur homöopathischen Behandlung von ADS-Kindern eher einen adjuvantiven Charakter. Leicht ausgeprägte ADS-Symptome lassen sich nicht selten mit Phytotherapeutika so weit abmildern, dass es Patient und Familie leidlich gut geht. Drei Mittel kommen hierbei am ehesten in Frage:

Ginkgo biloba

Extrakte aus Ginkgo haben antioxidierende, membran-stabilisierende und nootrope Effekte. Eine offene klinische Outcome-Studie[36] mit 50 hyperaktiven Kindern zeigte, dass dieses Mittel eine ritalinähnliche Wirkung entfaltet, leider aber nur bei 56 % der Patienten. Dabei wird die Symptomintensität um ca. einen Drittel ihres Ausgangswertes gesenkt.

1.8 Behandlungsmöglichkeiten

Omega-3- und Omega-6 Fettsäuren

Nachdem bei hyperaktiven Kindern signifikant tiefere Plasmawerte an essenziellen Fettsäuren festgestellt wurden (Stevens, Zentall und Deck[37]), ist in den letzten Jahren in mehreren Studien der Einfluss einer Substitution von Omega-3- und Omega-6-Fettsäuren auf die ADS/ADHS-Symptomatik untersucht worden. Die Oxford-Durham-Studie zeigte, dass diese das Verhalten und die Lese- und Rechtschreibe-Leistungen signifikant verbesserten, die motorischen Fähigkeiten hingegen nicht beeinflussen konnten (Richardson und Montgomery). Eine weitere Arbeit fand ebenfalls signifikante Besserungen des Verhaltens und der kognitiven Fähigkeiten, wobei sich insbesondere Unaufmerksamkeit, Hyperaktivität und Impulsivität besserten (Sinn und Bryan). Eine Substitution von Omega-3- und Omega-6-Fettsäuren ist demnach eine einfache Nahrungsergänzung, die nach den heutigen Erkenntnissen durchaus sinnvoll erscheint.

Eisen

Neueste Arbeiten zeigen, dass tiefe Ferritin-Werte mit erhöhten Hyperaktivitäts-Scores im Elternrating verbunden sein können (Oner, Alkar und Oner). In einer französischen Studie wurden ADS/ADHS-Kinder mit Ferritin-Werten unter 30 ng/mL während 12 Wochen entweder mit einer oralen Eisentherapie oder Placebo behandelt. Dabei zeigte sich eine signifikante Verminderung des Schweregrades der Hyperaktivität unter Eisentherapie (Konofal, Lecendreux, Deron et al.). Weitere Arbeiten sind nötig, um den Stellenwert dieser Beobachtungen zu klären.

Hypericum perforatum

ADS-Kinder neigen zu gewissen Zeiten stärker als andere zu depressiven Verstimmungen mit Verhaltensauffälligkeiten (z. B. Antriebslosigkeit, Lustlosigkeit), Leistungsabfall in der Schule und sozialem Rückzug. Besonders häufig sind solche Tiefs im Dezember, in dem die vorweihnachtliche Betriebsamkeit und Erwartungsspannung die Kinder überfordern und am Ende des Schuljahres, in einer Zeit des dringenden Ferienbedarfs. Hübner und Kirste[38] fanden unter 101 Patienten mit milden bis mittelschweren depressiven Symptomen bei einer Behandlung mit Johanniskrautextrakt nach zwei Wochen bei 72 % der Patienten ein Erfolgsrating von „gut" oder „ausgezeichnet", nach vier Wochen bei 97 % und nach 6 Wochen bei 100 %. Als Nebenwirkung wurden lediglich bei einem Kind eine Verschlechterung der Unruhe und Nervosität beobachtet.

1.8.3 Andere Therapien

Die hier vorgestellten Verfahren kommen i. d. R. nur als zusätzliche Behandlung neben pädagogischen Maßnahmen und allenfalls einer medikamentösen Therapie in Frage. Ohne diese reichen sie oft nicht aus, um die ADS-bedingten Probleme genügend zu bessern.

Wahrnehmungstraining, Ergotherapie, Bewegungstherapie[39]

Auf dem Gebiet des Wahrnehmungstrainings wurden verschiedene Therapie-Methoden entwickelt, unter anderem von Affolter (Wahrnehmungstherapie), Ayres (sensorische Integration), Frostig (visuelle Perzeption) und Naville (Psychomotorik). Alle diese Therapien sind wertvolle Ergänzungen zu den bisher erwähnten Möglichkeiten. Leider besteht ein erheblicher Mangel an qualifizierten Therapeutinnen, so dass das Wahrnehmungstraining nur ausgesuchten Patienten vorbehalten bleibt.

Eliminationsdiät[40]

Viele Eltern beobachten, dass ihre Kinder auf gewisse Nahrungsmittel – besonders häufig Zucker und Süßigkeiten – mit einer vermehrten Unruhe und Reizbarkeit reagieren. Sehr oft haben die Kinder auch ein starkes Verlangen gerade nach diesen unverträglichen Nahrungsmitteln. Das Meiden derselben ist bei solch konkreten Beobachtungen sinnvoll. Eine gute Ernährungsanleitung für hyperaktive Kinder bietet das Buch von Brigitte Speck, „Zappelphilipp, hyperaktive Kinder richtig ernähren".[41] Wenig sinnvoll, äußerst kompliziert und belastend für die ganze Familie sind jedoch ganze Eliminationsdiäten. Deren Nutzen konnte bisher wissenschaftlich nicht nachgewiesen werden (⇨ s. auch Hinweise Kap. 2.3.7).

EEG-Biofeedback[42], Kinesiologie[43]

Weitere alternative Therapiemethoden wie EEG-Biofeedback oder Kinesiologie können zusätzlich zu den beschriebenen Verfahren angewendet werden und scheinen auch Besserungen zu bewirken. Leider gibt es noch zu wenig Studien, die die Wirksamkeit dieser Behandlungen beim ADS schlüssig belegen.

1.9 Prognose

Nach neueren Untersuchungen persistiert das ADS bei der Mehrzahl der betroffenen Kinder bis ins Erwachsenenalter. Die Zielsymptome ändern sich, aber Impulsivität und Konzentrationsmangel bleiben bestehen. Wichtig ist, dass die Patienten lernen, mit ihren Problemen umzugehen, ihren Bewegungsdrang z. B. mit Sport ausleben und Berufe wählen, bei denen sie nicht einem übermäßigen Wahrnehmungsstress ausgesetzt sind (z. B. Berufe, die z. T. auch im Freien ausgeübt werden können). Dieses Ziel lässt sich unter einer mehrdimensionalen Therapie bei den meisten Patienten erreichen. Bei schwirigen Fällen ist ein Übergang in andere psychiatrische Leiden möglich.

2
Die homöopathische Behandlung des ADS

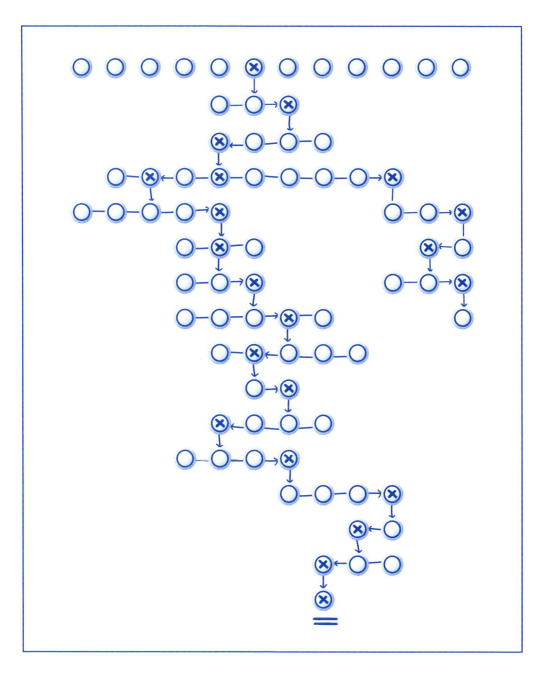

2.1 Probleme der konventionellen homöopathischen Behandlung von ADS-Kindern

Für den homöopathischen Arzt, der sich an das Problem ADS heranwagt, wird es einerseits schnell offensichtlich, dass es schwierig ist, mit dem herkömmlichen Vorgehen bei hyperaktiven Kindern stabile Besserungen zu erzielen. Andererseits wird er Patienten erleben, bei denen seine Bemühungen von Erfolg gekrönt sind und zu einer großen Hilfe für Kind, Eltern und Schule werden. Da Homöopathie nicht einfach Symptome verschiebt, sondern diese ohne Nebenwirkungen zum Verschwinden bringt, erlaubt sie dem Kind eine authentische Entwicklung, also es selbst zu sein, ohne ständig durch die quälenden Wahrnehmungsstörungen an einer normalen Entfaltung gehindert zu werden. Während der Dauer der Behandlung können so normale Wahrnehmungserfahrungen angebahnt und gespeichert werden, so dass es auch nach Absetzen der Therapie von diesem Erfahrungsschatz profitieren kann. Allerdings wird sich das ADS eine gewisse Zeit nach Aussetzen der Behandlung wieder zurückmelden, meistens in etwas abgeschwächter Form.

2.1.1 Erfolgsquote bei der konventionellen homöopathischen Therapie mit Einzeldosen

Die Trefferquote konventioneller homöopathischer Verordnungen beim ADS liegt tiefer als diejenige anderer kindlicher Krankheiten und Störungen. Zur Illustration dieser Problematik sind in Abb. 2 die Trefferquoten der Mittelverordnungen bei 86 hyperaktiven Kindern aufgeführt, welche in unserer Praxis in den 90er-Jahren mit einer freien Fallaufnahme (Organon VI, §§ 83 bis 95)[44] und einer herkömmlichen Repertorisation erreicht wurden.

Als Vergleich zu dieser schlechten Erst-Trefferquote von 21 % können die Resultate einer Studie des Autors dienen, in der die Trefferquoten für die Symptomgewichtungen nach Hahnemann, Bönninghausen, Hering und Kent an 175 Patienten analysiert wurde.[45] Die Arbeit umfasste ein gemischtes Kollektiv (Kinder und Erwachsene) mit verschiedenen Krankheiten (Asthma, Neurodermitis, rez. Atemwegsinfekte, psychische Erkrankungen, Migräne, Schlafstörungen etc.). Als Treffer galt eine subjektive Besserung von 50 % oder mehr, zwei Monate nach der Gabe eines Arzneimittels in der Potenzhöhe C 200. Dabei zeigte sich für die Gewichtung nach Hahnemann eine Trefferquote von 68 %, für diejenige nach Bönninghausen und Hering je 76 % und für diejenige nach Kent 56 % (⇨ s. Abb. 3). Daneben nimmt sich die Trefferquote für ADS-Patienten sehr enttäuschend aus.

Ist das richtige Mittel trotz Schwierigkeiten einmal gefunden, so entfaltet eine Einzeldosis (C 200) in der Regel eine gute Wirkung (⇨ s. Abb. 4). Beurteilt wurde diese mit Hilfe des im ersten Kapitel bereits genannten Conners Global Index (⇨ s. CGI, Kap. 2.3.1), in dem die Eltern 10 ADS-Schlüsselsymptome mit einem Score von 0 = gar nicht vorhanden, 1 = ein wenig vorhanden, 2 = ziemlich stark vorhanden, 3 = sehr stark vorhanden, bewerten mussten. In der untersuchten Gruppe von 25 Patienten betrug der CGI-Wert vor der Therapie durchschnittlich 21 Punkte. Unter wiederholten Gaben von homöopathischen Einzeldosen (C 200, C 1000, XM, LM, CM) fiel er auf 10 Punkte, manchmal bereits nach der ersten Dosis. Leider war die Dauer dieser Wirkung nicht unbegrenzt: Eine Dosis der Potenz C 200 besserte die ursprünglichen Beschwerden für eine gewisse Zeit, dann kamen sie wieder zum Vorschein. Die meisten Kinder zeigten nach knapp zwei Monaten einen Wirkungsabfall. Allerdings gab es Patienten, bei denen die Besserung fünf Monate und länger anhielt (⇨ s. Abb. 5). Mit weiteren Gaben in höheren Potenzen wiederholte sich dieser Ablauf, so dass diese Instabilität nicht selten zu einem Problem wurde. Dauernde Wirkungsschwankungen sind für die Kinder und deren Umgebung

2.1 Probleme der konventionellen homöopathischen Behandlung von ADS-Kindern

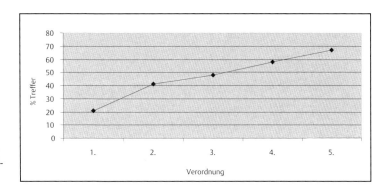

Abb. 2 Homöopathische Behandlung des ADS, Trefferquote bei konventioneller Fallaufnahme (n = 86)

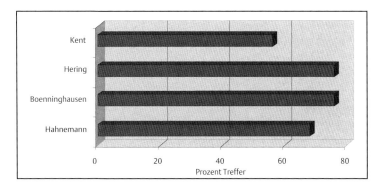

Abb. 3 Vergleich der Trefferquoten bei Verwendung unterschiedlicher Symptomengewichtungen (n = 175)

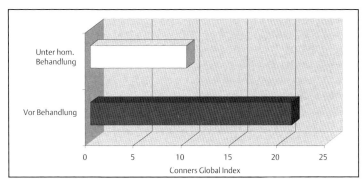

Abb. 4 Homöopathische Behandlung des ADS, Veränderung des Conners Global Index unter Einzeldosen (n = 25)

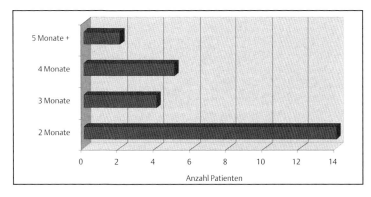

Abb. 5 Homöopathische Behandlung des ADS, Wirkungsdauer einer Einzeldosis C 200 (n = 25)

belastend und vermindern die Motivation für eine nötige Langzeitbehandlung.

2.1.2 Probleme bei der Mittelfindung

Die Zuverlässigkeit der Symptome

Für die Bestimmung des im Einzelfall bestpassenden Arzneimittels brauchen wir **zuverlässige** Symptome. In diesem Zusammenhang müssen wir uns zunächst nochmals den Symptomenbegriff Hahnemanns ins Gedächtnis rufen: Für ihn sind Symptome **Veränderungen bei Krankheit,** wie wir sie aus unserer medizinischen Ausbildung kennen (Organon VI § 6)[44]. Die üblichen Persönlichkeitsmerkmale und Charaktereigenschaften eines Patienten stellen keine Symptome dar: Sie haben aber allenfalls eine Bedeutung für die Führung des Patienten, wenn durch sie eine Heilung behindert werden kann (Organon VI § 208). Von höchster Wichtigkeit für die Arzneimittelfindung sind (nach Hering) die **jüngsten charakteristischen Symptome.**[46]

Die Hauptschwierigkeit bei den ADS-Patienten liegt nun in der Variabilität ihrer Symptome, die es für die Eltern oft äußerst schwierig macht, präzise Angaben zu liefern. Nicht selten ändern sie ihre Angaben von einer Konsultation zur nächsten. Das zeigt, wie verwirrend diese Kinder sein können, aber auch wie schwierig es unter Umständen ist, gut zu beobachten. Im Rahmen der langjährigen Beschäftigung mit der Behandlung von ADS-Kindern hat sich gezeigt, dass gewisse Symptome, welche bei anderen Leiden durchaus für die Repertorisation verwendet werden können, bei ADS-Kindern nicht geeignet sind, d. h. zu Fehlverordnungen führen. Diese werden im zweiten Teil dieses Kapitels vorgestellt. Es ist von großer Bedeutung, dass sich der homöopathische Arzt bewusst ist, dass nicht alles, was „individuell, charakteristisch" erscheint, auch tatsächlich so ist. So sind die viel gepriesenen Gemütssymptome einem großen Interpretationsspielraum unterworfen und damit nicht

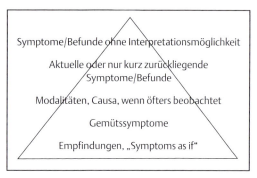

Abb. 6 Gewichtung des Zuverlässigkeitsgrades der Symptome

selten wenig zuverlässig. Dasselbe gilt für Empfindungen und „Symptoms as if", welche ebenfalls einen hohen Subjektivitätsgrad aufweisen. Befunde sind in der Regel dann zuverlässig, wenn sie aktuell vorhanden sind oder nur kurz zurückliegen. Die Beschaffenheit von Sekreten kann z. B. aus zeitlicher Distanz oft nicht mehr sicher angegeben werden. Für Causa und Modalitäten ist zu fordern, dass es sich nicht nur um einmalige Beobachtungen handelt. Sind sie öfters verifiziert worden, so sind es i. d. R. zuverlässige Symptome. Die besten Symptome sind solche, die nicht interpretiert werden müssen. Somit kann eine Gewichtung des Zuverlässigkeitsgrades der Symptome erstellt werden (⇨ s. Abb. 6).

Schwierigkeiten der Verlaufsbeurteilung

Bei Einzeldosen in der Potenzhöhe C 200 oder höher erfolgt eine Verlaufsbeurteilung 6–8 Wochen nach Mittelgabe. Die Mittelwirkung wird v. a. mit dem Conners Global Index (CGI) evaluiert. Nun besteht das Problem, dass die Besserung unter homöopathischer Behandlung meist nur langsam fortschreitet und dass viele Kinder auf eine nicht absolut präzise Mittelgabe bereits mit einer gewissen Besserung reagieren. Weitere Gaben des richtigen Mittels führen zu einer kontinuierlichen, zunehmenden Besserung (welche sich in der Abnahme des CGI zeigt), während nicht ganz exakt gewählte Mittel bei längerer Verabreichung

2.1 Probleme der konventionellen homöopathischen Behandlung von ADS-Kindern

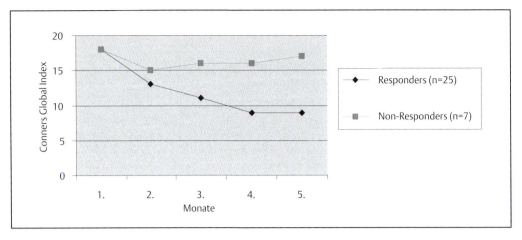

Abb. 7 Homöopathische Behandlung des ADS mit Einzeldosen, CGI-Verlauf bei Respondern und Nonrespondern

eher wieder zu einer Zunahme des CGI führen, sich die Probleme des Kindes also wieder verstärken. Aus Abb. 7 ist ersichtlich, dass die CGI Werte sowohl von Respondern als auch von Non-Respondern einen Monat nach Behandlungsbeginn besser sind und nahe beieinander liegen. Dies macht eine Unterscheidung zwischen richtiger und falscher Verordnung schwierig. Erst nach der zweiten Therapiephase mit dem primär verabreichten Mittel ist klar ersichtlich, ob dieses wirklich die korrekte Verordnung ist oder nicht. Wenn nicht, so muss das nächst-ähnliche Mittel versucht werden. Auch hier wiederholt sich die Notwendigkeit einer zweiphasigen Beobachtung, um wirklich zu einer sicheren Beurteilung zu gelangen. Da dieses langwierige Ermitteln der korrekten Verordnung zeitraubend ist, wird allen eine erhebliche Geduld abgefordert.

Äußere Einflüsse

Nicht selten überlagern äußere Einflüsse wie familiäre und soziale Probleme, Schulmüdigkeit, Schulferien und Ähnliches die Mittelwirkung und erschweren so besonders in der Anfangsphase eine korrekte Beurteilung. Ferien führen bei einem Teil der Kinder zu Besserungen, weil der Schuldruck wegfällt, bei anderen zu Verschlechterungen, weil der Tagesablauf weniger strukturiert ist. Übliche Verschlimmerungszeiten sind auch der Dezember, in dem zu viel Aufregendes passiert und der Juni, in dem die meisten Kinder vom anstrengenden Schulbetrieb übermüdet sind. Eheprobleme der Eltern, die aufgrund einer starken Belastung der Beziehung durch das hyperaktive Kind häufig sind, haben praktisch immer negative Auswirkungen auf unsere Patienten, die mit ihrer übergroßen Sensibilität auch schon kleine Unstimmigkeiten aufspüren und darauf reagieren.

Zeitbedarf für die homöopathische Behandlung und Leidensdruck in Familie und Schule

Der Leidensdruck von Familien mit ADS-Kindern kann sehr groß sein. Dieser wird nicht nur durch das Kind selbst verursacht, sondern oft durch mehrere sich addierende Problemkreise: Da das ADS meist genetisch bedingt ist, finden wir nicht selten Geschwister oder Elternteile, die in variabler Ausprägung ebenfalls unter dem Syndrom leiden. Die Folge davon sind eine enorme Unruhe und „Unverträglichkeiten" zwischen den vom ADS betroffenen Familienmitgliedern. Durch diese sind nicht selten auch die Compliance-Schwierigkeiten der Betroffenen zu erklären.

Zu all dem kommt der gesellschaftliche Druck, häufig primär ausgeübt von den oft überforderten öffentlichen Schulen. Bei wahrnehmungsgestörten Kindern wirkt sich die Reizüberflutung in großen Klassen ungünstig auf Konzentration und Unruhe aus. Auch sind die Lehrpersonen heute nicht selten mit mehreren ADS-Kindern in einer Klasse konfrontiert und entsprechend gefordert.

Diese Probleme schlagen sich in einem verständlichen, starken Wunsch nach schnellen Therapieerfolgen nieder, was der Homöopathie mit ihrem hohen Zeitbedarf zur Ermittlung des besten Medikamentes nicht besonders entgegenkommt.

2.2 Ein neues systematisches Therapiekonzept zur ADS-Behandlung

Die bisher genannten Probleme der homöopathischen Therapie des ADS machten Schritte zur Effizienzsteigerung der Behandlung erforderlich. Ziel und Zweck des neuen Ansatzes, der in diesem Kapitel nachvollziehbar und anwendbar vorgestellt wird, ist dabei, durch die Systematisierung von Einzelschritten zu

Tab. 3 Schritte zur Effizienzsteigerung in der homöopathischen Behandlung von ADS Kindern

Problem	Lösungsansatz
Niedere Trefferquote	Identifikation unzuverlässiger Symptome mittels *repertoriumsspezifischer Fragebogen*
	Testung *pathognomonischer Wahrnehmungssymptome* für die Repertorisation
	Polaritätsanalyse als Materia Medica Vergleich
Instabilität der Mittelwirkung	Einsatz von Q-Potenzen

zuverlässigeren Symptomen und stabileren Verläufen zu gelangen. Die daraus entstandene neue Methodik soll hier anhand derjenigen Ergebnisse präsentiert werden, die jeweils zu einer Veränderung in der praktischen Vorgehensweise geführt haben, insbesondere bei der Fallaufnahme anhand standardisierter Fragebogen, Einschluss (pathognomonischer) Wahrnehmungssymptome und der Polaritätsanalyse als Materia-medica-Vergleich. Einen zusammenfassenden Überblick über diese Methodik finden Sie auf Seite 41.

2.2.1 Standardisierung der Fallaufnahme mit repertoriumsspezifischen Fragebogen

In einem ersten Lösungsschritt wurde ein **ADS-Fragebogen** entworfen, auf dem die bekannten Symptome des Leidens möglichst umfassend und in der Sprache der Repertorien aufgeführt sind (⇨ s. Kap. 2.3.2). Die Verwendung der repertoriumsspezifischen Formulierung entspricht zwar nicht dem Wunsch Hahnemanns, die Schilderung des Patienten in seiner eigenen Sprache abzufassen (Organon § 84: „Der Arzt schreibt alles genau auf mit den gleichen Ausdrücken, deren sich der Kranke und seine Angehörigen bedienen"), hat aber die großen Vorteile, dass dem Patienten einerseits sichtbar vor Augen geführt wird, was für den homöopathischen Arzt ein brauchbares Symptom ist. Andererseits muss jener das Symptom nicht zusätzlich in die Sprache eines Repertoriums übersetzen, ein Vorgang, der eine Quelle der Verfälschung sein kann. Seitens der Patienten bzw. deren Eltern wurde der Wechsel von einer freien zu einer geführten Fallaufnahme durchaus begrüßt und als Erleichterung empfunden. Ergänzt wird dieser ADS-Fragebogen durch einen **allgemeinen Fragebogen**, auf dem nach dem Kopf-zu-Fuß-Schema die häufigsten relevanten Symptome von Kindern – ebenfalls in Repertoriums-Sprache – aufgeführt sind. Dieser soll dazu dienen, die Nebensymptome zu erfassen, also alles, was zusätzlich neben dem ADS aktuell vorhanden ist und mit diesem nichts zu tun hat (⇨ s. Kap. 2.3.3).

Integration der Fragebogen in die Fallaufnahme

In einer ersten Konsultation schildern die Eltern oder Patienten ihr Leiden frei. Danach folgt eine somatische Untersuchung, anschließend eine Instruktion über die Vorbereitung der in der nächsten Sitzung stattfindenden Fallaufnahme. Dabei werden die Fragebogen und ein Conners Global Index-Blatt (das als Ausgangsbefund vor der Therapie dient) erklärt. Zudem wird auch das therapeutische Vorgehen, seine Erfolgsaussichten, wie auch der nötige Zeitbedarf besprochen. Es ist von größter Wichtigkeit, darauf hinzuweisen, dass der Prozess der Mittelfindung Zeit braucht, und dass in vielen Fällen zunächst eine Geduldsprobe auf Eltern, Kind und Arzt zukommt. Diese müssen unbedingt bereit sein, wenigstens sechs Monate in den mühsamen Prozess der Mittelfindung zu investieren. Sind sie das nicht, so werden mögliche Enttäuschungen den an sich schon mühseligen Weg zusätzlich belasten. Homöopathische Kriseninterventionen, bei denen sofort eine Wendung zum Guten geschieht, sind selten und dürfen nicht als Selbstverständlichkeit betrachtet werden.

Nach einer Vorbereitungszeit, in der die Eltern oder Patienten die Fragebogen sorgfältigst bearbeiten sollen, erfolgt die Fallaufnahme, in der alle Symptome besprochen und nach Möglichkeit verifiziert werden. In der gleichen Sitzung muss auch die Gewichtung der Symptome, die Repertorisation und der Materia-medica-Vergleich stattfinden, in Anwesenheit der Eltern, bei größeren Kindern auch des Patienten, damit ungenaue Formulierungen identifiziert und eliminiert werden können.

Evaluation

Dieses Vorgehen bewirkte lediglich eine minimale Verbesserung der Erfolgsquote von 21 % auf 28 % Ersttreffer (⇨ s. Abb. 8).

> Das wichtigere Resultat der veränderten Vorgehensweise war, dass sie die Ermittlung unzuverlässiger Symptome ermöglichte.

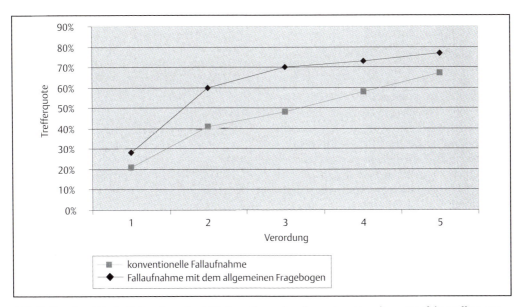

Abb. 8 Homöopathische Behandlung des ADS; Auswirkung des allgemeinen Fragebogens auf die Trefferquote

2.2.2 Identifikation unzuverlässiger Symptome

Um unzuverlässige Symptome zu identifizieren, wurde bei 100 erfolgreich behandelten Kindern eine Analyse der vorausgegangenen Fehlverordnungen durchgeführt und eruiert, welche Angaben eine falsche Mittelwahl verursacht hatten (⇨ s. Tab. 4).

Analysiert man diese Liste, so zeigt sich, dass fast alles, was die Eltern von ADS-Patienten üblicherweise übermitteln, eine Fehlerquelle sein kann. Dies betrifft ganz besonders die Gemütssymptome, bei denen sehr häufig das Problem der Abgrenzung vom „Normalen" besteht und es betrifft Bedürfnisse, Abneigungen und Unverträglichkeiten, die ebenfalls diese Problematik aufweisen. Tückischerweise sind aber auch sonst zuverlässige Modalitäten, Wahrnehmungssymptome, motorische Phänomene wie Tics, Zähneknirschen und Stottern sowie Symptome des Bewegungsapparates darunter. Ebenso schwierig ist die Tatsache, dass diese Symptome bei den einen durchaus zum richtigen Mittel führen, bei anderen wiederum nicht.

2.2.3 Die Bedeutung pathognomonischer Symptome

Der nächste Versuch die Trefferquote zu erhöhen bestand darin, die Auswahl der Symptome für die Repertorisation zu testen. Die nachfolgend beschriebenen Gewichtungsverfahren wurden an 50 Kindern mit **schwerem** ADS verglichen: Bei allen Patienten war die Diagnose an einer Universitätsklinik nach strengen wissenschaftlichen Kriterien gestellt worden. Viele hatten bereits mehrere Therapien hinter sich, und bei 18 % der Kinder musste zuerst das Ritalin ausgeschlichen werden.

Gruppen 1 und 2

Die erste Gruppe umfasste 20 Patienten, bei welchen alle eruierbaren charakteristischen

Tab. 4 Symptome die bei ADS-Kindern zu Fehlverordnungen führen können
< = verschlimmert durch, > = gebessert durch

Gemütssymptome
- Schüchtern
- Angst vor Ereignissen
- Ängstlichkeit
- Angst vor Gewittern, Gewitter verschlimmert
- Ernsthaft, pingelig
- Mitgefühl
- Tagträume
- Illusionen
- Geschwätzigkeit
- Eigensinn, Sturheit
- Diktatorisch
- Hochmütig, stolz
- Streitsucht
- Fluchen
- Eifersucht
- Habsucht/Geiz
- Dreist/frech/unhöflich
- Gewaltbereitschaft
- Unentschlossen
- Unglücklich
- Unzufrieden
- Introvertiert
- Abneigung sich zu waschen

Modalitäten des Gemüts
- < Alleinsein
- < Gesellschaft
- < Menschenmengen
- < Fremde Menschen
- < bei Dunkelheit
- < Kummer
- < durch Trost
- < durch Tadel
- < Ärger
- < Zorn
- < Denken an sein Leiden
- < durch Musik
- > durch Musik

Gemütsabhängige motorische Phänomene
- Tics
- Zähneknirschen
- Stottern
- Nägelkauen

Verstandessymptome
- Gedächtnis schwach
- < Anstrengung geistig

Wahrnehmungssymptome
- > Berührung
- > leise Berührung
- < Berühren Haare
- < Kleiderdruck
- Reisekrankheit
- Ekel

Bewegungsapparat
- Bedürfnis zu Bewegen (!)
- Muskelverspannungen
- Bewegungen stereotyp
- Schwerfällige Motorik
- Fallen leicht, oft
- < durch Schreiben

Allgemeine Modalitäten und Bedürfnisse
- < Zeit mittags
- > frische Luft
- > Gehen im Freien
- > nach Schlafen
- < Schlafmangel
- < Vollmond
- > Massieren
- > Anstrengung körperlich
- Bedürfnis frische Luft
- Bedürfnis, sich einzuhüllen
- Bedürfnis, sich zu entblößen

Ernährung
- < durch verschiedene Nahrungsmittel
- Bedürfnis nach verschiedenen Nahrungsmitteln

Tab. 4 Fortsetzung

• Abneigungen gegen verschiedene Nahrungsmittel	Wetter und Klimaeinflüsse
• < Hunger	• < nass-kaltes Wetter
• > Essen	• < Herbst
• > Trinken	• < Winter
	• < windiges Wetter/Brise
	• < Wetterwechsel
	• < heißes Wetter

Haupt- und Nebensymptome zur Mittelbestimmung verwendet wurden, und bei denen nach mehreren Verordnungen schließlich diejenige homöopathische Arznei gefunden wurde, die zu einer substantiellen Besserung führte (gefordert wurde eine eindrückliche

Tab. 5 Für das ADS charakteristische und für die Arzneimittelbestimmung verwendbare Symptome:

- Bedürfnis zu bewegen (dieses Symptom muss von einer einfachen körperlichen Unruhe/Zappeligkeit unterschieden werden)
- Bewegung bessert
- Abneigung gegen Bewegung
- Unruhe körperlich, Zappeligkeit
- Abneigung gegen Berührung
- Gehör überempfindlich, Lärm *von andern* verschlimmert
- Überempfindlichkeit auf helles Licht
- Angestrengtes Sehen verschlimmert (z.B. Unruhe *nach* Fernsehen oder Computerspielen)
- Überempfindlichkeit auf Gerüche
- Geschmackssinn vermindert
- Denken verlangsamt
- Zerstreutheit, Konzentrationsmangel
- Gedächtnis schwach
- Schreiben erschwert, verschlimmert (dieses Symptom darf nur mit Vorsicht verwendet werden)
- Hat schnell zu heiß, Bedürfnis zu entblößen
- Wärme verschlimmert (warmes Wetter, überheizte Räume machen unruhig/nervös)
- Kälte bessert
- Hat schnell zu kalt, Bedürfnis einzuhüllen
- Kälte verschlimmert
- Einschlafen spät
- Erwachen öfters nachts
- Verschlimmerung nach dem Erwachen
- Gereiztheit, aggressiv, Zornausbrüche
- Traurigkeit

Besserung in der Gesamtbeurteilung von Eltern und Lehrer sowie eine Besserung des Conners Global Index um mindestens 50 % des Ausgangswertes oder um 9 Punkte).

Dasselbe Verfahren wurde anschließend bei 11 weiteren Patienten durchgeführt, hier unter *Weglassung der für das ADS pathognomonischen Symptome*. Dieses Vorgehen geht auf eine Anregung Dunham's zurück, der unter pathognomonischen Symptomen „Gewebeveränderungen und fortgeschrittene strukturelle Modifikationen wichtiger Organe" verstand. Später wurde dieser Begriff in der Homöopathie im schulmedizinischen Sinne interpretiert, was bedeutet, dass alles, was gemeinsam bei den meisten ADS-Kindern vorkommt, keinen „individuellen Charakter" haben soll, und deshalb von der Repertorisation ausgeschlossen werden „muss"[47]. Als individuelle Symptome wurden in dieser Versuchsphase lediglich die Nebensymptome des Patienten sowie allenfalls einige absonderliche ADS-Symptome verwendet. Dabei entstand die Schwierigkeit, dass manche Kinder kaum Nebensymptome aufwiesen (also keine Anfälligkeit für andere Krankheiten).

Evaluation Gruppen 1 und 2

Das Resultat war für beide Gruppen gleich: Die Anzahl der Verordnungen bis zum Erreichen einer CGI-Besserung von 50 % war durchschnittlich 5 (⇨ s. Abb. 9).

> Das Weglassen wie auch der Einschluss pathognomonischer Symptome hatte also nicht den geringsten Einfluss auf die Erfolgsquote, die bei diesem Vorgehen insgesamt immer noch auf einem unüblich tiefen Niveau lag.

Gruppe 3

An dieser Stelle muss nun eine grundsätzliche Erwägung zum „Dogma der pathognomonischen Symptome" eingefügt werden: Wenn das Ähnlichkeitsgesetz vom homöopathischen Arzt fordert, dass das zu heilende Arzneimittel die charakteristischen Symptome des Patienten abdeckt, so können nicht einfach genau diese einem missverstandenen Lehrsatz geopfert werden, mit der Begründung, sie seien nicht individuell, da sie das schulmedizinisch Gemeinsame eines Syndroms ausmachten. Im Gegenteil: diese müssen unbedingt vom Arzneimittel abgedeckt werden, wenn dieses heilen soll. Jede andere Vorgehensweise bedeutet eine Missachtung des Ähnlichkeitsgesetzes.

Unter den Begriff *pathognomonisch im ursprünglichen Sinne von Dunham* fallen z. B. alle Laborbefunde, welche (bis heute) keinen Symptomwert im homöopathischen Sinne aufweisen. Sie *können* deshalb nicht berücksichtigt werden.

Aufgrund dieser Überlegung wurden bei der dritten Gruppe von 19 Patienten im Sinne von Hering[48] nur *aktuelle pathognomonische ADS-Symptome* zur Mittelbestimmung verwendet, v. a. solche, welche eine Polarität aufweisen, damit bei einer stark reduzierten Anzahl an Symptomen immer noch eine Mittelbestimmung aufgrund der Polaritätsanalyse möglich war (⇨ s. Tab. 5).

Evaluation Gruppe 3

Mittels der Polaritätsanalyse, die im nächsten Abschnitt im Zusammenhang mit der Mittelfindung nach Bönninghausen erklärt werden wird, konnte so mit relativ wenigen Symptomen das richtige Mittel schneller bestimmt werden als bisher. Die Häufigkeit der notwendigen Verordnungen fiel damit von fünf auf drei (⇨ s. Abb. 9). Auch diese Trefferquote sollte noch verbessert werden können, liegt sie doch immer noch unter den bei anderen Leiden üblichen Erfolgsraten.

> Aus den bisherigen Untersuchungen hat sich die Gewichtung der Symptome nach Bönninghausen und Hering als bei ADS-Kindern zu bevorzugendes Vorgehen herauskristallisiert.

2.2.4 Gewichtung der Symptome nach Bönninghausen

Die Mittelfindung nach Bönninghausen[49] erfreut sich in den letzten Jahren wachsender Beliebtheit, ist aber trotz alledem noch lange nicht allen Homöopathen im Detail vertraut. Im Zusammenhang mit der Behandlung von ADS können innerhalb dieses Abschnittes nicht alle Grundlagen vermittelt werden, das würde den Rahmen dieses Buches sprengen. Wohl ist es aber möglich, die Unterschiede der Methodik in Bezug auf die Verwertbarkeit und

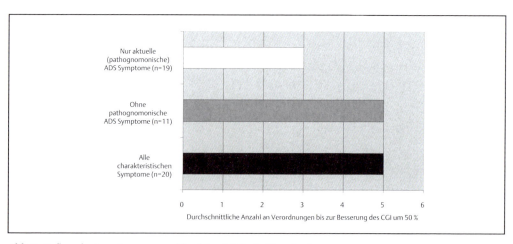

Abb. 9 Einfluss der Symptomenauswahl auf den Erfolg der Verschreibung

Gewichtung von Symptomen darzustellen, so dass auch Hömöopathen danach vorgehen können, die bisher hauptsächlich nach Kent gearbeitet haben. Die in Kap. 3 folgenden Fallbeispiele erleichtern dabei nicht nur das Verständnis, sondern demonstrieren nachvollziehbar die ganze Methodik.

Das zu Heilende bei Bönninghausen ist, wie bei Hahnemann, die Gesamtheit aller *gegenwärtig* vorhandenen *Symptome*. Für die Bestimmung des homöopathischen Arzneimittels sind nach § 153 des Organon v. a. das Charakteristische, Auffallende des Leidens sowie ungewöhnliche, absonderliche Zeichen von größter Bedeutung. In der Gewichtung der Symptome nimmt bei Bönninghausen die *Causa des Hauptsymptoms* – falls eruierbar – den ersten Platz ein. Danach folgen die charakteristischen Merkmale des Hauptleidens, welche sich v. a. in seinen *Modalitäten* zeigen. Auf Platz drei rangieren die *Nebensymptome* mit ihren Eigenheiten. Und an letzter Stelle stehen die Gemütssymptome, falls sie nicht selbst das Hauptleiden bilden. Es ist nochmals zu betonen, dass unter den Gemütssymptomen v. a. *Veränderungen* bei Krankheit verstanden werden, nicht aber die allgemein übliche Wesensart des Patienten zu gesunden Zeiten, es sei denn, diese selbst sei absonderlich, auffallend. Die Gemütssymptome können nach Würdigung des Vorausgegangenen aber manchmal das wahlentscheidende Kriterium bilden (⇨ s. Abb. 10).

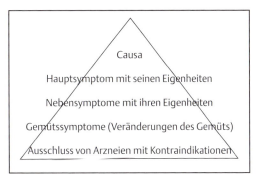

Abb. 10 Die Gewichtung der Symptome nach Bönninghausen

Als Besonderheit beim ADS repertorisieren wir nun aufgrund der oben aufgeführten Analyse der Fehlverordnungen v. a. das *Hauptsymptom* mit seinen Eigenheiten, das heißt insbesondere die in Tab. 5 aufgeführten Symptome und nur diejenigen Nebensymptome, die als zuverlässig erachtet werden können. Die Causa entfällt, da es sich fast immer um ein angeborenes, vermutlich genetisch bedingtes Leiden handelt.
Auch die Gemütssymptome spielen aufgrund der Analyse der Fehlverordnungen eine völlig untergeordnete Rolle.

Abschließend überprüfte Bönninghausen seine Mittelwahl, indem er Arzneien mit Kontraindikationen ausschloss. Was dies genau bedeutet, wird im Abschnitt 2.2.5 über die **Polaritätsanalyse** erläutert werden.

2.2.5 Polaritätsanalyse als Materia-medica-Vergleich

Praktisch jedes homöopathische Arzneimittel weist eine gewisse Anzahl polarer Symptome auf. Das sind Symptome, die bei demselben Mittel auch ihr jeweiliges Gegenteil aufweisen können, z. B. sowohl das *Bedürfnis, sich zu bewegen,* als auch die *Abneigung gegen Bewegung,* oder: *Durst/Durstlosigkeit, Wärme bessert/ Wärme verschlimmert* usw. Ein Arzneimittel kann also beide Pole aufweisen, meistens aber in unterschiedlichen Wertigkeiten. Nach Bönninghausen entsprechen hochwertige Symptome (Grad drei und vier) dem *Genius* des Arzneimittels, also dem, was für dieses individuell und *charakteristisch* ist. Alle charakteristischen Patientensymptome sollten vom richtig gewählten Arzneimittel *möglichst hochwertig* abgedeckt werden.

Ist nun ein polares Symptom, das *beim Patienten* erscheint, in seinem *Gegenteil für das Arzneimittel* charakteristisch (= Gegenpol), so stellt dies eine **Kontraindikation** für dieses Mittel dar, welches – nach Bönninghausen – den

Patienten deshalb nicht heilen kann. Bei **Nux vomica** z. B. ist die *Abneigung gegen Bewegung* dreiwertig, also charakteristisch, das *Bedürfnis zu bewegen* nur einwertig. **Nux vomica** wird deshalb einen Patienten, der ein Bedürfnis zu bewegen aufweist, nicht heilen, obschon es dieses Symptom abdeckt.

Im Rahmen unserer Arbeit mit hyperaktiven Kindern wurde die Polaritätsanalyse als eine besondere Form des Materia-medica-Vergleichs eingeführt und getestet. Sie erlaubt eine Eingrenzung der Mittelwahl, wenn aufgrund der Repertorisation mehrere Mittel in Frage kommen, indem sie dasjenige Medikament identifizieren hilft, welches das charakteristische Symptomspektrum des Patienten in seinem Genius am besten abdeckt. Sie setzt sich einerseits aus den *Kontraindikationen* Bönninghausens zusammen und andererseits aus dem neuen Element der **Polaritätsdifferenz**.

Die Ermittlung der Polaritätsdifferenz bedeutet eine Erweiterung der Erkenntnisse Bönninghausens über Geniussymptome und Kontraindikationen: Addiert man bei jedem in Frage kommenden Arzneimittel die Wertigkeiten der polaren Patientensymptome und subtrahiert davon die Wertigkeiten der entsprechenden Gegenpolsymptome, so erhält man für jedes eine Polaritätsdifferenz. Je höher diese ist, umso eher entspricht ein Arzneimittel dem Genius der Patientensymptomatik, vorausgesetzt, dass keine Kontraindikationen vorliegen.

Der große **Vorteil der Polaritätsanalyse** liegt also darin, dass bereits mit relativ wenigen Symptomen die Bestimmung des zur Patientensymptomatik bestpassenden Mittels gelingt. Erst sie erlaubte eine Beschränkung der zur Repertorisation verwendeten Symptome auf das, was bisher als zuverlässig identifiziert werden konnte.

Anwendung der Polaritätsanalyse in der Praxis

- Polaritätsdifferenz:
  In **Kap. 2.3.5** findet sich eine Tabelle, mit der die Polaritätsdifferenz „manuell" bestimmt werden kann.
- Computerprogramme:
  Die Polaritätsanalyse ist heute in zwei Repertorisationsprogrammen integriert, nämlich im Programm der Bönninghausen Arbeitsgemeinschaft, basierend auf dem revidierten Bönninghausen Taschenbuch 2000[49], und im Amokoor-Programm[50], welches das Taschenbuch 1897 enthält und mit Erweiterungen aus anderen Quellen versehen ist.

2.2.6 Fragebogen zur homöopathischen Fallaufnahme bei ADS und Wahrnehmungsstörungen

Das Bönninghausen Taschenbuch 2000 ist bisher das einzige quellenbereinigte Repertorium. Es hat deshalb eine von keinem anderen Repertorium erreichte Zuverlässigkeit. Aus diesem Grund wurden zum Erstellen eines ADS-Fragebogens dessen Symptome herangezogen, vorzugsweise solche mit einem Gegenpol (also polare Symptome). Das daraus resultierende Arbeitsinstrument wird hier vorgestellt, besprochen und anhand eines Fallbeispieles erläutert (⇨ s. Praxisversion im Kap. 2.3.3).

ADS-Grundsymptome
- Unruhe körperlich (zappelig)
- Zerstreutheit (Konzentrationsschwäche)
- Gereiztheit (ärgerlich, Zornausbrüche)

Wahrnehmung
- *Berührung verschlimmert* (ist unangenehm)
- *Licht (helles) verschlimmert*
- *Sehen angestrengt verschlimmert* (z. B. Unruhe *nach* Fernsehen oder Computer-Spielen)

- *Gehör überempfindlich* (Lärm *von anderen* verschlimmert)
- *Geruchssinn überempfindlich*
- *Geschmackssinn schwach, vermindert* (würzt alles nach)
- *Entblößen bessert, starkes Bedürfnis sich zu Entblößen**
- *Wärme verschlimmert* (heißes Wetter, überheizte Räume machen unruhig/nervös)*
- *Kälte bessert*
- *Einhüllen bessert, starkes Bedürfnis sich einzuhüllen**
- *Kälte verschlimmert*

Verarbeitung
- *Begreifen, Verstehen langsam*
- *Gedächtnis schwach**
  (Dieses Symptom sollte nach Möglichkeit in neuropsychologischen Testuntersuchungen verifiziert worden sein, da es nur schwer von einer Aufmerksamkeitsproblematik unterschieden werden kann.)

Grobmotorik
- *Bedürfnis zu Bewegen**
  (Gemeint ist ein *übermäßiges* Bedürfnis nach gezielter Bewegung, Sport etc. Das Symptom muss von einer einfachen körperlichen Unruhe und Zappeligkeit abgegrenzt werden)
- *Bewegung bessert*
- *Abneigung gegen Bewegung, Trägheit*

Feinmotorik
- *Schreiben verschlimmert**
  (Schreiben verkrampft ermüdend. Symptom möglichst verifizieren)

Zeitliche Verschlimmerung
- *Nach dem Erwachen*
- *Vormittags*
- *Nachmittags*
- *Abends*

(Die zeitliche Verschlimmerung darf nicht von Schulstress überlagert sein. Sie muss deswegen an Wochenenden oder in Ferienzeiten beurteilt werden).

Schlaf
- *Einschlafen spät, kann nicht einschlafen*
- *Erwachen öfters nachts*

Gemüt
- *Traurigkeit*

Zuverlässigkeit der Symptome

Bei den mit Sternen (*) bezeichneten Symptomen neigen die Eltern zu Fehlbeurteilungen. Diese sind deswegen immer gründlich zu besprechen und zu hinterfragen. Nicht in den Fragebogen aufgenommen sind die Symptome *Lesen verschlimmert*, weil damit v. a. eine Verschlimmerung von Augensymptomen gemeint ist sowie *Sprechen verschlimmert*, weil damit eine Verschlimmerung von Symptomen wie Halsweh, Husten, Heiserkeit angesprochen wird. Ebenfalls weggelassen wurden naheliegende Symptome wie *leise Berührung verschlimmert, Berührung bessert, Menschenmengen verschlimmern, Musik verschlimmert oder bessert, Tics, Zähneknirschen, Stottern, Anstrengung geistig verschlimmert, Anstrengung körperlich bessert, Bewegen schwerfällig, Fallen leicht/oft, Bewegen stereotyp, Bedürfnis nach frischer Luft, Besserung im Freien, usw.*, weil sie zu oft zu Fehlverordnungen führten. Auch *Verschlimmerungen bei Vollmond oder Wetterwechsel und bei verschiedenen Wetterlagen* sind in den Bereich des Unzuverlässigen einzuordnen, wie auch Verschlimmerungen durch *Hunger* oder durch verschiedene *Nahrungsmittel*.

Ein nächster möglicher Schritt wäre der Versuch, einzelne Symptome wie Gedächtnisleistungen, Denkvermögen, taktile Empfindungen, visuelle und auditive Wahrnehmung, Geruchssinn und Geschmackssinn sowie Feinmotorik und Muskeltonus mit neuropsychologischen und neurologischen Methoden zu messen, um die Verschreibung zu vereinfachen. Ob dies möglich ist, muss Gegenstand weiterer Untersuchungen sein.

Leider ist die Liste des wirklich Zuverlässigen so kurz, dass auch im aktuellen Fragebogen Symptome eingeschlossen werden mussten, die in einzelnen Fällen zu Fehlverordnungen geführt haben. Eine äußerst sorgfältige Verifizierung der anamnestischen Angaben wird das Risiko senken, das durch deren Verwendung eingegangen wird.

2.2.7 Fallbeispiel: Technik der Fallaufnahme

Wir wollen nun das praktische Vorgehen der bisher vorgestellten Fallaufnahmetechnik an einem Fallbeispiel erläutern:

Anamnese

Marco (Namen geändert), ein 12-jähriger Knabe, fällt zuhause durch sein impulsives, unruhiges und phasenweise schwieriges Verhalten auf. Immer ist er auf dem Sprung, kann angefangene Dinge nicht zu Ende bringen, und in schwierigen Situationen ist er schnell frustriert. Bei Schlafmangel, Aufregung, Kummer oder Angst neigt er zu starken Kopfschmerzen. Als Kleinkind sei der Patient sehr ängstlich gewesen, heute aber nicht mehr. Seine psychomotorische Entwicklung verlief zwar im Normbereich, aber eher langsam. Wenn es ihm gut geht, ist er ein offener, kontaktfreudiger Knabe. Auch in für ihn schwierigen Situationen bleibe er zugänglich und lasse sich auch trösten. In der Schule hat er Mühe wegen starker Lern- und Aufmerksamkeitsprobleme, konnte aber bisher dem Unterricht der normalen Klassen knapp folgen. Im Conners Global Index geben ihm die Eltern einen Hyperaktivitätsscore von 20, was gleichbedeutend ist mit einem mittelschweren ADS. Die neurologische und neuropsychologische Untersuchung an einer Universitätsklinik bestätigen die ADS-Diagnose.

Bei der Untersuchung finde ich einen großen, zurückhaltenden, leicht adipösen Patienten mit niederem Muskeltonus, der sich für ein hyperaktives Kind relativ ruhig verhalten kann. Auffallend ist für mich einzig das eher blasse Hautkolorit.

Fragebogen

Im **ADS-Fragebogen** markieren die Eltern folgende Symptome:

- Übermäßiges Bedürfnis zu bewegen
- Entblößen bessert
- Angestrengtes Sehen, Lesen, TV, Computerspiele verschlimmern (nachher)
- Lärm (von anderen) verschlimmert
- Begreifen, verstehen langsam, abstraktes Denken erschwert
- Schreiben erschwert, verkrampft, ermüdend

Die im **allgemeinen Fragebogen** angegebenen Symptome, mit Ausnahme von Muskelschlaffheit (verifiziert), wie Übergewicht, Kopfschmerzen durch Schlafmangel und Gemütsbewegungen, starkes Schwitzen, Verschlimmerung durch geistige Anstrengungen, Besserung durch Bewegung, im Freien und durch körperliche Anstrengung, werden nicht für die Repertorisation verwendet, da sie – wie gezeigt – Fehlverordnungen verursachen könnten.

Repertorisation

Die Repertorisation erfolgte mit dem Bönninghausen-Programm und wurde zusätzlich überprüft mit Amokoor (⇨ s. Tab. 6, Repertorisation).

Aus Tab. 6 ist bereits ersichtlich, dass zwar 6 Mittel alle Symptome abdecken, zwei davon aber wegen Kontraindikationen wegfallen, nämlich Lycopodium und Pulsatilla. Die höchste Polarität weist bei beiden Repertorien **Calcium carbonicum** auf. Chamomilla, China und Borax folgen.

Materia-medica-Vergleich

Im Materia-medica-Vergleich spricht gegen **Chamomilla**, dass Marco keine extremen Zornausbrüche hat, nicht zu Gewalttätigkeiten neigt und auch keine Überempfindlichkeit gegen Schmerzen aufweist. **China** und **Borax**

2.2 Ein neues systematisches Therapiekonzept zur ADS-Behandlung

Tab. 6 Fallbeispiel Marco, Repertorisation (KI: Kontraindikation)

M.G., 12-j, ADS	Calc	Lyc	Cham	Chin	Borx	Puls
Anzahl Treffer	7	7	7	7	7	7
Summe der Grade	22	22	16	14	12	10
Polaritätsdifferenz	18	15	10	8	4	4
Bewegung Verlangen	1	1	4	4	1	1
> Entblößen	3	4	2	2	3	2
< Sehen angestrengt	4	4	1	1	2	2
< Lärm	3	3	3	2	2	1
Begreifen schwer	3	4	2	1	1	1
< Schreiben	4	3	1	2	1	1
Muskeln schlaff	4	3	3	2	2	2
Bewegen Abneigung	1	3/KI	1	1	1	2
< Entblößen	0	0	2	2	1	1
> Sehen angestrengt	0	0	0	0	0	0
Begreifen leichtes	0	1	0	0	0	0
> Schreiben	0	0	0	0	0	0
Muskeln straff	0	0	0	1	0	2
AMOKOOR Pol-%	81	71	76	71	74	71
AMOKOOR KI	0	KI	0	0	0	KI

sind aufgrund der niederen Polaritätsdifferenzen ebenfalls unwahrscheinlichere Mittel bei dieser Symptomatik. Zu **Calcium** hingegen passt neben den aktuellen Symptomen auch das starke Schwitzen, die Blässe und die eher etwas langsame psychomotorische Entwicklung. Ebenso dazu passen die nicht verwendeten Symptome *Besserung im Freien* wie auch die *Verschlimmerung durch Schlafmangel* und *Gemütsbewegungen*.

Verordnung und Verlauf

Marco erhielt dementsprechend **Calcium carbonicum Q 3**, als Flüssigpotenz in täglichen Gaben. Einen Monat später berichtet die Mutter, er sei deutlich belastbarer und könne konzentrierter arbeiten, sein Conners-Index sei auf 12 gesunken. Weitere vier Wochen später liegt der CGI noch bei 9, Familie und Lehrer sind begeistert von den umfassenden Veränderungen, die in dieser kurzen Zeit eintraten (⇨ s. Abb. 11). Im Langzeitverlauf fällt der CGI weiter auf 6 Punkte.

Das Fallbeispiel zeigt, wie dank der Polaritätsanalyse mit relativ wenigen Symptomen eine Eingrenzung auf das wahrscheinlichste Mittel erfolgen kann. Natürlich lässt sich die Polaritätsanalyse auch in der übrigen Homöopathie erfolgreich anwenden. Parallel zu den Untersuchungen bei ADS haben wir bei vielen anderen Leiden dasselbe Verfahren eingeführt und

2 Die homöopathische Behandlung des ADS

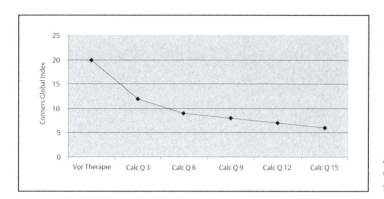

Abb. 11 Fallbeispiel Marco, CGI-Verlauf unter homöopathischer Behandlung

geprüft. Dabei zeigt sich, dass es zu einem deutlichen Fortschritt in der Präzision der Mittelbestimmung führt.

2.2.8 Evaluation der Optimierungsmaßnahmen

Analysieren wir zunächst den Einfluss der vor dem ADS-Fragebogen eingeführten Polaritätsanalyse auf die Trefferquote der Verordnungen: Auffallend ist, dass lediglich die Effizienz der ersten Verordnung von 28 % auf 48 % Treffer ansteigt, alle weiteren Verordnungen aber praktisch dieselben Erfolgsquoten haben, wie diejenigen des allgemeinen Fragebogens (⇨ s. Abb. 12), d.h. dass bei 20 % der Patienten die Besserung etwas schneller erreicht wird.

Der letzte Schritt war nun der, die Polaritätsanalyse, wie im Fallbeispiel gezeigt, nur auf die Kernsymptomatik anzuwenden und alles, was unsicher ist, wegzulassen. Dieses Vorgehen kann als ein kleiner Durchbruch in der schwierigen homöopathischen ADS-Behandlung betrachtet werden, steigert sich die Präzision der primären Verordnung doch auf 54 %, die Langzeiterfolgsquote nach fünf Monaten sogar auf 85 % (⇨ s. Abb. 13).

2.2.9 Optimierung der Dosierung mit Q-Potenzen

Die Behandlung mit Einzeldosen kann, wie oben gezeigt, starke Wirkungsschwankungen verursachen, welche für alle Beteiligten mühsam und belastend sind. Da davon auszugehen ist, dass das ADS in den meisten Fällen eine genetische Grundlage hat, ist die medikamentöse Behandlung eventuell nur palliativ, d.h., dass nach dem Absetzen der homöopathischen

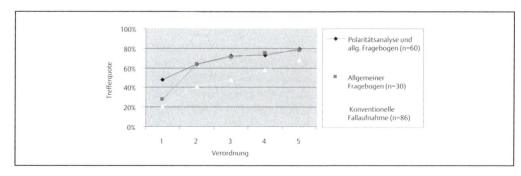

Abb. 12 Homöopathische Behandlung des ADS, Auswirkungen des allgemeinen Fragebogens und der Polaritätsanalyse auf die Trefferquote

2.2 Ein neues systematisches Therapiekonzept zur ADS-Behandlung

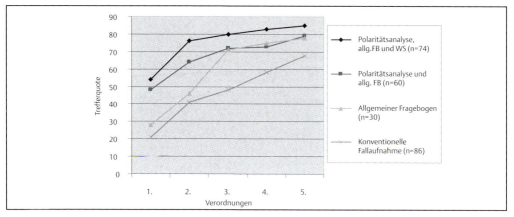

Abb. 13 Homöopathische Behandlung des ADS, Effizienzsteigerung durch Fragebogen, Polaritätsanalyse und Wahrnehmungssymptome

Medikamente früher oder später mit einem partiellen Wiederauftreten der Symptome gerechnet werden muss. Es ist schwierig, festzustellen, ob nicht teilweise eine bleibende Besserung der Symptomatik vorliegt, da die Kinder in der Zeit der Behandlung auch eine Entwicklung durchmachen, die an sich zu einer Besserung führen kann. Theoretisch ist eine echte Besserung möglich, da unter der homöopathischen Behandlung die Wahrnehmungssymptome wegfallen, das Kind somit normale Wahrnehmungserfahrungen machen kann. Werden diese oft genug gemacht, so kann sich daraus ein Lerneffekt im Sinne einer Bahnung normaler Wahrnehmungsprozesse ergeben, was einer echten (partiellen) Heilung entspräche. Tatsächlich können wir nicht selten Kinder beobachten, denen es nach einer längeren homöopathischen Behandlung auch eindeutig und andauernd besser geht.

Die Stabilität der Besserung wird am besten mit flüssigen Q-Potenzen erreicht, d. h. homöopathischen Arzneimitteln, die in Verdünnungsschritten von 1 : 50 000 hergestellt werden, in der Regel in täglicher Gabe (⇨ s. Abb. 14).

Die Behandlung mit Q-Potenzen ist in vielen Fällen auch die einzige Dosierungsart, die langfristig von allen Beteiligten unterstützt wird.

Dosierungsanweisungen für Q-Potenzen
(⇨ s. auch Kap. 2.3.5)

Sie beginnen mit der flüssigen Potenz Q 3 und lassen diese jeden 2. Tag einnehmen. Stellen die Eltern fest, dass es dem Kind am Tage ohne Mittelgabe weniger gut geht, so wird auf eine

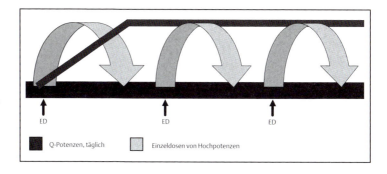

Abb. 14 Stabilität der Besserung hyperaktiver Kinder unter homöopathischen Einzeldosen und unter Q-Potenzen

tägliche Einnahme gewechselt. Nach 4 Wochen erfolgt eine Besprechung der Mittelwirkung. Ist sie befriedigend (⇨ s. Abschnitt Verlaufsbeurteilung), so kann nach einer fakultativen kurzen Pause (maximal eine Woche, bei spürbarer Verschlechterung der Symptomatik kürzer) mit der Potenz Q 6 weiterbehandelt werden, wiederum für 4 Wochen usw. in Dreierschritten bis zur Potenz Q 42 oder, bis durch neue Symptome ein anderes Mittel indiziert ist. Nach der Potenz Q 42 beginnen Sie wieder unten, dieses Mal mit der Potenz Q 4, und machen weiter mit Q 7, Q 10 usw. Wenn alles gut läuft, sollten Sie den Patienten dann noch jeweils ca. alle 4 Monate sehen, um die Mittelwirkung zu besprechen. Bei unbefriedigender Mittelwirkung muss ein besser passendes Medikament gefunden werden.

2.2.10 Verlaufsbeurteilung

Das wichtigste Beurteilungskriterium ist die Veränderung des Conners Global Index (CGI), welche bei jeder Verlaufskontrolle erfragt werden muss. Dazu dient das **ADS-Beurteilungsblatt** (⇨ s. Kap. 2.3.6), ein Instrumentarium, das auch zur optimalen Einstellung einer Stimulantien-Behandlung verwendet wird und in viele entsprechende Studien Eingang fand. Ein Problem kann sein, dass die Eltern jedes Mal ihre Beurteilungsskala wechseln und so kein scharfes Bild der Mittelwirkung entsteht. Es ist deshalb unumgänglich, ihnen ihre Vorwerte zur Verfügung zu stellen, und sie darauf hinzuweisen, dass sie die Veränderung gegenüber dem letzten Mal festhalten müssen – und nicht jedes Mal einen vermeintlich „objektiven" Wert zu liefern brauchen (was sowieso nicht möglich ist). Beurteilt werden jeweils vor allem die letzten zwei Therapiewochen, damit die zu Beginn der Behandlung oft auftretende Erstverschlimmerung der Symptome das Behandlungsresultat nicht verfälscht. Zusätzlich müssen die Eltern (und eventuell auch die Lehrer) ihren subjektiven Eindruck der Besserung übermitteln. Manchmal gibt es hier Divergenzen zum CGI, welche hinterfragt werden müssen, um die Mittelwirkung möglichst korrekt einschätzen zu können.

Entgegen der Erwartungen an Q-Potenzen, keine oder nur geringe Erstverschlimmerungen zu verursachen, beobachtet man nicht selten zu Beginn der Behandlung eine Verstärkung der ADS-Symptomatik. Dieses Phänomen ist wohl der belastendste Aspekt der homöopathischen ADS-Therapie. Es kommt nicht bei allen Kindern vor, ist aber relativ häufig. Dessen Dauer beträgt in der Regel einige Tage bis maximal zwei Wochen. Bei längeren Verschlimmerungen ist eine falsche Mittelwahl wahrscheinlich. Ist das richtige Medikament einmal gefunden, so treten auch beim Wechsel der Potenzhöhe kaum mehr solche Reaktionen auf.

Verläufe, bei denen nach der ersten Mittelgabe sehr schnell eine dramatische Besserung eintritt, diese aber nach 10 bis 14 Tagen wieder in sich zusammenfällt, sind entweder als Placebo-Wirkung zu werten, oder das verabreichte Mittel entspricht nicht absolut genau den Patientensymptomen und entfaltete lediglich vorübergehend eine Palliativ-Wirkung. Es ist völlig sinnlos, ein solches Mittel zu wiederholen oder die nächst höhere Potenz desselben zu verschreiben. Das neue Mittel wird diese Wirkung nicht mehr reproduzieren.

> Eine dritte Interpretation eines solchen Verlaufes ist die Möglichkeit einer Antidotierung. Eine solche müsste aber identifizierbar sein, z. B. als psychische Stresssituation oder als plötzliches, schwerwiegendes Ereignis (z. B. ein Todesfall in der Familie oder eine Elterntrennung), oder allenfalls als medikamentöse oder alimentäre Antidotierung. Kommt eine solche in Betracht, so kann mit der nächst höheren Potenz desselben Medikamentes nochmals ein Versuch gemacht werden.

Verlauf von Besserungen

Abb. 15 fasst die Resultate von 60 Patienten zusammen, welche im Optimierungsprozess vor Einführung der Wahrnehmungssymptome in die Repertorisation evaluiert wurden. Man sieht darin nochmals, welches Ausmaß der Besserung bei einer erfolgreichen Behandlung mit *Q-Potenzen* möglich ist. Die CGI-Werte wurden hier über fünf Monate aufgezeichnet. Bei 44 Kindern (73 %, Responders) sank der CGI-Wert mit zunehmender Therapiedauer von ursprünglich 18 auf 7 Punkte ab. Wichtig ist die Beobachtung, dass die Besserung nicht sofort das volle Ausmaß annimmt, sondern schrittweise zunimmt. Bei den anderen 16 Kindern (27 %, Nonresponders) nimmt der CGI ebenfalls ab, aber weniger. Deshalb kann es in der Anfangsphase schwierig sein zu entscheiden, ob ein Mittel wirklich das richtige ist. In der Regel ist jedoch bei einer korrekten Verordnung wenigstens eine leichte Entspannung der schwierigen Situation zu erkennen, auch wenn die Besserung der ersten Therapieetappe nur wenige Punkte beträgt. Erst zwei aufeinander folgende Besserungsschritte mit progressiver Verminderung des CGI erlauben die sichere Beurteilung, dass das verabreichte Arzneimittel wirklich das beste ist.

Vergleichen sie dieses Resultat mit Abb. 7, welche die Besserung unter Einzeldosen wiedergibt. Der Vergleich der beiden Tabellen zeigt, dass die Besserung mit Q-Potenzen eher etwas höher ausfällt als mit Einzeldosen. Dieser Unterschied kann möglicherweise erklärt werden durch die unter Q-Potenzen beobachteten stabileren Verläufe.

Verlaufsprobleme

Sporadisch können so genannte Spätverschlimmerungen beobachtet werden. Darunter versteht man ein leichtes Wiederauftreten der Symptomatik, nachdem es mit einem homöopathischen Arzneimittel längere Zeit gut gegangen ist. Kommt ein solcher anscheinender „Wirkungsabfall" vor, so muss auf größere Dosierungsintervalle gewechselt, d. h. das Mittel z. B. nur jeden zweiten oder dritten Tag verabreicht werden. Erfolgt darunter keine Besserung mehr, so hat das bisherige Medikament ausgewirkt und es muss ein neues, auf die aktuelle Situation besser passendes, gefunden werden.

Weitere typische Ursachen für vorübergehende leichte Verschlimmerungen sind die genannten saisonalen Aufregungen und Schulmüdigkeit, Schul- oder Lehrerwechsel und andere bevorstehende aufregende Ereignisse (wie Geburtstage, Feste etc.). Diese müssen unbedingt in die Beurteilung der Mittelwirkung einbezogen werden, da sonst unter

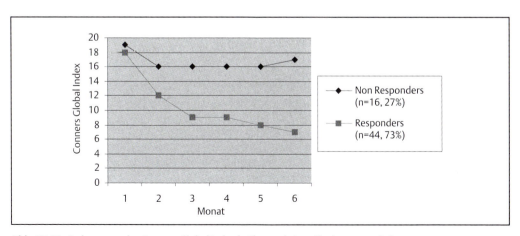

Abb. 15 Veränderungen des Conners Global Index bei hyperaktiven Kindern unter Q-Potenzen

Umständen fälschlicherweise ein gutes Mittel gewechselt wird. Auch gesunde Kinder weisen solche Schwankungen auf, wenn auch in der Regel in geringerem Ausmaß.

Ein mühsames Problem ist die Tatsache, das es manchmal unwirksame Q-Potenzen gibt. Eine solche kann identifiziert werden, wenn beim Wechsel auf die nächst höhere Potenz eine bisherige gute Besserung plötzlich zusammenfällt. Besteht ein solcher Verdacht, so ist die Einnahme abzubrechen und das Fläschchen sicherzustellen. Dem Patienten wird darauf eine Einzeldosis desselben Medikaments in der Potenz C 200 verabreicht. Stellt diese den vorherigen Besserungszustand innerhalb kurzer Zeit wieder her, so ist der Beweis erbracht, dass die Q-Potenz unwirksam war. Solche Vorfälle müssen unbedingt dem Hersteller des Medikaments unter Angabe der Chargennummer mitgeteilt werden. Wenn dieser garantiert, dass die nächsthöhere Q-Potenz des gleichen Mittels nicht auf der gleichen Charge basiert, kann mit dieser weiterbehandelt werden.

Eine weitere Hürde, der wir in der Frühphase des Experimentierens mit Q-Potenzen begegneten, in der die Abstufung der Q-Potenzen in Einer- statt in Dreierschritten erfolgte, war die Beobachtung, dass plötzlich bei einer guten bisherigen Wirkung eine nächst höhere Potenz, z. B. Q 4 nach Q 3, nicht mehr wirkte. In einem solchen Fall erfolgte die Weiterpotenzierung des vorausgegangenen Mittels bei der täglichen Verabreichung durch die Eltern so intensiv, dass mit diesem bereits die nächsthöhere Verschüttelungsstufe überschritten worden war, weshalb das neue Medikament nicht mehr wirken konnte. Es ist also wichtig, bei der Potenzerhöhung Dreierschritte zu machen, damit solches nicht vorkommt.

2.2.11 Fallbeispiele zum Verlauf

Vier typische Fälle sind anhand der CGI-Werte aufgezeichnet worden und sollen beispielhaft die Interpretation von Fallverläufen demonstrieren:

Fallverlauf 1: Michael, 7 Jahre

Beim ersten Patienten, dem 7-jährigen Michael, kann ein praktisch idealer Verlauf bei primär richtiger Verordnung beobachtet werden (⇨ s. Abb. 16).

Die initiale Zunahme der Besserung ist hier überdurchschnittlich groß. Es kann nicht davon ausgegangen werden, dass jede erfolgreiche Verordnung sofort so stark bessert. Auffallend ist bei Michael, dass die Besserung auch noch im vierten Behandlungsmonat zunimmt. Erfahrungsgemäß pendelt sich der CGI nach einigen Monaten auf einem niedrigen Niveau ein.

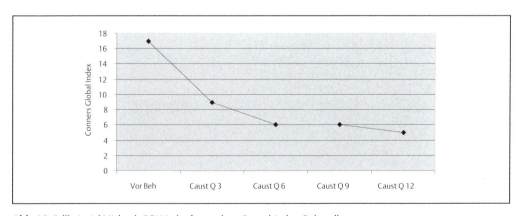

Abb. 16 Fallbeispiel Michael, CGI-Verlauf unter homöopathischer Behandlung

2.2 Ein neues systematisches Therapiekonzept zur ADS-Behandlung

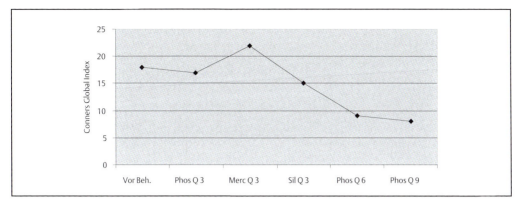

Abb. 17 Fallbeispiel Hildegard, CGI-Verlauf unter homöopathischer Behandlung

Fallverlauf 2: Hildegard, 9 Jahre

Beim zweiten Kind, der 9-jährigen Hildegard, beurteilten die Eltern den CGI nach der ersten Therapieetappe zu streng (⇨ s. Abb. 17). Obwohl eine spürbare Besserung vorlag, bezifferten sie diese nur mit einem Punkt, was zum Wechsel des Mittels führte. Die zweite Verordnung war offensichtlich falsch, die dritte bewirkte eine Besserung, wobei die Mutter dann aber fand, dass das erste Mittel noch besser gewirkt habe. Auf die Aufforderung, nochmals den CGI der ersten Etappe aus ihrer jetzigen Sicht zu beurteilen, kam sie diesmal auf 13 Punkte, welche nicht zu einem Mittelwechsel geführt hätten. Die erneute Verabreichung des ersten Mittels führte zu einer weiteren, deutlichen und andauernden Besserung.

Fallverlauf 3: Tatjana, 8 Jahre

Das dritte Kind, die 8-jährige Tatjana, zeigt einen relativ häufigen Verlauf des „Einmittelns" (⇨ s. Abb. 18): Bei den ersten zwei Mitteln bessert jeweils die erste Therapieetappe, in der zweiten kommt es aber zu einem Wirkungsabfall. Beide Mittel entsprechen nicht einer perfekten Verordnung. Erst **Sepia** bewirkt eine zunehmende Besserung über mehrere Etappen. Nach der Potenz Q 21 wurde bei ihr ein CGI von 3 erreicht.

Fallverlauf 4: Lukas, 2 Jahre

Beim vierten Kind, dem 2-jährigen Lukas, zeigt sich, dass auch bei einem gut gewählten Mittel gewisse Schwankungen auftreten können

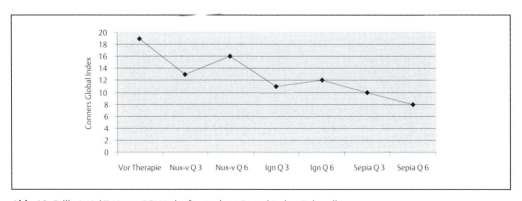

Abb. 18 Fallbeispiel Tatjana, CGI-Verlauf unter homöopathischer Behandlung

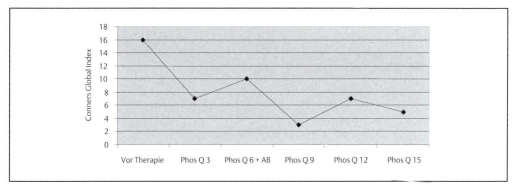

Abb. 19 Fallbeispiel Lukas, CGI-Verlauf unter homöopathischer Behandlung

(⇨ s. Abb. 19). Der Wiederanstieg des CGI nach der anfänglich starken Besserung wurde wahrscheinlich durch eine in den Ferien durchgeführte Antibiotika-Behandlung wegen Mittelohrentzündung verursacht. Aus diesem Grund erfolgte hier kein Mittelwechsel. Schwankungen auf niederem CGI-Niveau, wie bei Phosphor Q 12, können entwicklungsbedingt sein und dürfen nicht unbedacht zu einer anderen Verschreibung führen. Tatsächlich ging es diesem Knaben während eines Jahres mit **Phosphor** so gut, dass die Eltern eine Therapiepause machen wollten. Ein Jahr später hatte sich die Symptomatik leicht verändert, was einen Mittelwechsel auf Jodum erforderte. Mit diesem geht es ihm nun seit einigen Monaten wieder sehr gut.

2.2.12 Umgang mit interkurrenten Erkankungen

Verläuft eine homöopathische ADS-Behandlung erfolgreich, so beinhaltet dies auch einen gewissen Schutz gegen interkurrente Erkrankungen. Da dieser nicht absolut ist, kann eine solche trotzdem einmal vorkommen. Entscheidet man sich für eine homöopathische Behandlung der Zwischenkrankheit, so muss die Verabreichung der Q-Potenzen gestoppt werden. Der homöopathische Arzt wird nun das für die vorliegenden akuten Symptome bestpassende Arzneimittel suchen und es in Form von Einzeldosen, i. d. R. in der Potenz C 200, verabreichen. Nach der Ausheilung der akuten Krankheit wird die ADS-Behandlung mit Q-Potenzen wieder aufgenommen, wenn sich keine Veränderung der ursprünglichen Symptomatik ergeben hat. Andernfalls muss eine neue Mittelbestimmung durchgeführt werden.

2.2.13 Stimulantien und Homöopathie

Nicht selten kommen Kinder zur homöopathischen Behandlung, die unter einer Stimulantien-Therapie stehen. Bei ihnen muss so verfahren werden, dass diese erst ausgeschlichen wird, wenn sich in den Zeiten, in denen die Stimulantien nicht mehr wirken (morgens vor Mittelgabe und abends) eine klare Besserung durch die Homöopathie abzeichnet. Ein abruptes Absetzen der konventionellen Medikamente kann zu Reboundphänomenen führen, welche schwierig zu beherrschen sind und oft der Motivation von Eltern und Kind für die homöopathische Behandlung einen starken Dämpfer aufsetzen.

Eine homöopathische Monomanie ist in diesem Falle ebenso kontraproduktiv wie die einseitige Befürwortung von Stimulantien. Es soll immer versucht werden, denjenigen Weg zu begehen, der für Kind und Eltern am schonendsten ist. Dabei ist eine gewisse Portion Pragmatismus von großem Nutzen.

Die Methodik im Überblick

Vorbereitende Konsultation

- Anhörung von Eltern und Patienten.
- Überprüfung der bisher erfolgten Untersuchungen und der Diagnose.
- Untersuchung des Kindes.
- Erklärung der homöopathischen Behandlung: Vorgehen, Behandlungsziel, Zeitbedarf, Schwierigkeiten und Erfolgsaussichten (⇨ s. Abb. 15).
- Besprechung der Fragebogen (ADS und allgemein), mit Hinweis auf die Bedeutung einer äußerst sorgfältigen Vorbereitung (⇨ s. Kap. 2.2.1, 2.2.6, 2.3.2 und Kap. 2.3.3).

Nach einer angemessenen Vorbereitungszeit für die Eltern (wenn möglich ca. 2 Wochen) erfolgt die große Fallaufnahme.

Große Fallaufnahme

a) **Sichtung der Fragebogen**

- Besprechung *aller* Symptome des ADS-Fragebogens und Verifikation unterstrichener Symptome.
- Auswahl der zu repertorisierenden Symptome nach der *Rangordnung von Bönninghausen* mit besonderer *Gewichtung* der *polaren* Wahrnehmungssymptome (⇨ s. Kap. 2.2.4, 2.2.5):
    (1) Hauptsymptom mit seinen Eigenheiten (ADS-Fragebogen, ⇨ s. Kap. 2.3.2)
    (2) Nebensymptome mit ihren Eigenheiten (Allgemeiner Fragebogen, ⇨ s. Kap. 2.3.3)
    (3) Veränderungen des Gemüts (Vorsicht: diese sind beim ADS oft irreführend, ⇨ s. Kap. 2.2.2)

b) **Repertorisation**

Die Repertorisation erfolgt mit dem Bönninghausen-Programm (dabei können zur Zeitersparnis die Symptomnummern des ADS-Fragebogens verwendet werden ⇨ s. Kap. 2.3.2).
- Ausdruck des Repertorisationsresultates.
- Identifikation von Kontraindikationen.
- Erstellen einer ersten Differentialdiagnose aufgrund der Vollständigkeit der Symptomabdeckung, der Kontraindikationen und der Polaritätsdifferenz.

c) **Materia-medica-Vergleich**

Die charakteristischen Patientensymptome werden mit den Arzneimittelbeschreibungen in Kapitel 4 verglichen. Zusätzlich soll auch eine der Enzyklopädien zum Materia-medica-Vergleich verwendet werden (Hering Guiding Symptoms oder Clarke-Enzyklopädie).

Durch Befragen der Eltern werden die Bestätigungssymptome für die in Frage kommenden Arzneimittel gesucht.

d) **Mittelwahl**

Die Entscheidung für das wahrscheinlichste Arzneimittel wird aufgrund der Vollständigkeit der wesentlichen Symptome (insbesondere des ADS-Fragebogens), der Kontraindikationen, der Höhe der Polaritätsdifferenz und der Bestätigungssymptome im Materia-medica-Vergleich gefällt.

2.3 Fragebogen und Material für die Praxis

2.3.1 Conners Global Index

Conners Global Index

Name _____ Geburtsdatum _____ Geschlecht _____ Datum _____

ausgefüllt von
- ☐ Mutter
- ☐ Vater
- ☐ Lehrer
- ☐ Andere (wer?) _____

Markieren Sie die Spalte, die dieses Kind am besten beschreibt:

	0 gar nicht	1 ein wenig	2 ziemlich	3 sehr stark
1. Unruhig oder übermäßig aktiv	☐	☐	☐	☐
2. Stört andere Kinder	☐	☐	☐	☐
3. Erregbar, impulsiv	☐	☐	☐	☐
4. Bringt angefangene Dinge nicht zu einem Ende, kurze Aufmerksamkeitsspanne	☐	☐	☐	☐
5. Ständig zappelig	☐	☐	☐	☐
6. Unaufmerksam, leicht abgelenkt	☐	☐	☐	☐
7. Erwartungen müssen umgehend erfüllt werden, leicht frustriert	☐	☐	☐	☐
8. Weint leicht und häufig	☐	☐	☐	☐
9. Schneller und ausgeprägter Stimmungswechsel	☐	☐	☐	☐
10. Wutausbrüche, explosives, unvorhersagbares Verhalten	☐	☐	☐	☐

2.3.2 Fragebogen ADS und Wahrnehmungsstörungen

Fragebogen ADS und Wahrnehmungsstörungen

Name, Vorname   Datum

Bitte unterstreichen Sie nur diejenigen Symptome, die *eindeutig* sind und der *jetzigen* Lebensphase zugehören. Arbeiten Sie sehr sorgfältig.

Der Fragebogen enthält die ADS relevanten Symptome des Bönninghausen Taschenbuchs 2000. Die eingefügten Symptomnummern können für die Repertorisierung mit dem entprechenden PC-Programm verwendet werden. (P) bezeichnet polare Symptome, welche von besonderer Bedeutung sind für die Mittelbestimmung.

ADS Grundsymptome	1076		Unruhe körperlich, zappelig
	37		Zerstreutheit, Konzentrationsschwäche
	9	(P)	Gereiztheit, ärgerlich, Zornausbrüche
Wahrnehmungssymptome			
Taktil	2018	(P)	Abneigung gg. Berührung (ist ihr/ihm unangenehm)
Visuell	2185	(P)	Überempfindlichkeit gegen (helles) Licht
	2361	(P)	Sehen angestrengt verschlimmert (z. B. Unruhe nach Fernsehen oder PC-Spielen)
Auditiv	165	(P)	Gehör überempfindlich, erträgt Lärm *von anderen* schlecht
Geruchssinn	211	(P)	Geruchssinn überempfindlich
Geschmackssinn (Zunge)	385	(P)	Geschmackssinn vermindert (würzt alles nach)
Temperaturempfindung	2512	(P)	Ihr/ihm ist schnell zu heiß, Bedürfnis zu entblößen*
	2429	(P)	Wärme verschlimmert (heißes Wetter/überheizte Räume)*
	2540	(P)	Kälte bessert
	2058	(P)	Ihr/ihm ist schnell kalt, Bedürfnis sich einzuhüllen*
	2164	(P)	Kälte verschlimmert

Verarbeitung	28	(P)	Begreifen, Verstehen, Denken langsam
	39	(P)	Gedächtnis schwach*
Grobmotorik	878	(P)	Übermäßiges Verlangen nach Bewegung, Sport*
	2493	(P)	Bewegung bessert (während)
	874	(P)	Abneigung gegen Bewegung, Trägheit
Feinmotorik	2354	(P)	Schreiben verkrampft, ermüdend*
Verschlimmerungszeit im Tagesablauf	2340	(P)	Morgens, nach dem Schlafen
	1964		Vormittags
	1965		Nachmittags
	1967		Abends
Gemüt	21	(P)	Traurig, niedergeschlagen, weinerlich*

* Vorsicht vor Fehleinschätzungen bei den mit Sternen bezeichneten Symptomen.

Wenn Sie weitere Symptome beobachtet haben (insbesondere Ursachen für Verschlechterungen oder Besserungen), die Sie auf diesem Fragebogen nicht finden, so schreiben Sie diese bitte hier auf:

In der homöopathischen Mittelwahl sind folgende Symptome mögliche Fehlerquellen (< = schlimmer durch, > = besser durch): < Allein, < Gesellschaft, < bei Dunkelheit, erträgt Menschenmengen nicht, < fremde Menschen, < Trost, < Denken an sein Leiden, schüchtern, hochmütig, Angst vor Ereignissen, Ängstlichkeit, Angst vor Gewitter, Pingeligkeit, eigensinnig, stur, Mitgefühl, Tagträume, Illusionen, Geschwätzigkeit, diktatorisch, Streitsucht, Fluchen, Eifersucht, Habsucht/Geiz, dreist/frech/unhöflich, Gewaltbereitschaft, unentschlossen, unglücklich, unzufrieden mit sich selbst, introvertiert, Stottern, Zähneknirschen, Abneigung sich zu waschen, Gedächtnis schwach, < Anstrengung geistig, < durch Kummer, < durch Tadel/Ärger/Zorn, </> durch Musik, < Schlafmangel, < Vollmond, > frische Luft, > Gehen im Freien, Bedürfnis frische Luft, Bedürfnis zu bewegen, > Anstrengung körperlich, > Berührung, < Berührung leise, < Berühren Haare/Kämmen, < Kleiderdruck, Bedürfnis sich einzuhüllen, Bedürfnis sich zu entblößen, > Massieren, Muskelverspannungen, Tics, stereotype Bewegungen, Nägelkauen, schwerfällige Motorik, Fallen leicht/oft, < Schreiben, > nach Schlafen, Nahrungsmittelunverträglichkeiten, Bedürfnisse und Abneigungen insbesondere Bedürfnis Salziges, Bedürfnis Süßes, < Süßes, Bedürfnis Milch, < Milch, < Mehlspeisen, Ekel, < Hunger, < Zeit Mittags, > Essen, > Trinken, < nass-kaltes Wetter, < Herbst, < Winter, < windiges Wetter/Brise, < Wetterwechsel, < heißes Wetter, Reisekrankheit.

FB Version 11-03/Copyright: Frei H: Die homöopathische Behandlung von Kindern mit ADS/ADHS. Stuttgart: Haug-Verlag; 2005.

2.3.3 Fragebogen zur homöopathischen Fallaufnahme – Allgemeiner Teil

Fragebogen zur homöopathischen Fallaufnahme
Allgemeiner Teil

(Symptomquelle: Bönninghausen Taschenbuch 2000)
Copyright: Frei H: Die homöopathische Behandlung von Kindern mit ADS/ADHS.
Stuttgart: Haug-Verlag; 2005.

Name, Vorname □□□ Datum

Diagnosen
(durch Arzt ausgefüllt)

Bitte *unterstreichen* Sie nur diejenigen *Veränderungen bei Krankheit oder Unwohlsein*, die *eindeutig* sind (deutlich ausgeprägt oder öfters aufgetreten) und die der *jetzigen* Lebensphase zugehören. Arbeiten Sie sehr sorgfältig!

Die Formulierung „verschlimmert" kann auch die Ursache einer Krankheit beschreiben, oder die Bedeutung haben von „schmerzhaft". (Polare Symptome grün)

Allgemeines
- Übergewicht/Abmagerung

Temperaturempfindung
- Wärme verschlimmert/bessert
- Kälte verschlimmert/bessert
- Einhüllen verschlimmert/bessert
- Entblößen verschlimmert/bessert
- Im Freien verschlimmert/bessert
- Bedürfnis frische Luft/Abneigung
- Im Zimmer verschlimmert/bessert
- Feuchte Umschläge verschlimm./bessern

Bewegung und Stellung
- Bedürfnis zu Bewegen/Abneigung
- Bewegung verschlimmert/bessert
- Anstrengung körp. verschlim./bessert
- Ruhe verschlimmert/bessert
- Lagewechsel verschlimmert/bessert
- Liegen verschlimmert/bessert
- Sitzen verschlimmert/bessert
- Stehen verschlimmert/bessert

Wahrnehmung
- Berührung verschlimmert/bessert
- Druck äußerer verschlimm./bessert
- Reiben, massieren verschlimm./bessert
- Licht (helles) verschlimmert/bessert
- Gehör empfindlich/vermindert
- Geruchssinn empfindlich/vermindert

Gemüt und Verstand
- Alleinsein verschlimmert/bessert
- Gesellschaft verschlimmert/bessert
- Fröhlichkeit/Traurigkeit
- Sanftheit/Gereiztheit
- Abneigung gegen Trost wenn traurig
- Zähneknirschen

Schlaf
- Beim Einschlafen verschlimm./besser
- Beim Erwachen verschlimmert/besser
- Schlaf fester, tiefer
- Einschlafen spät/verhind. nach Erwach.
- Erwachen öfters nachts

Kopf
- Anstrengung geistig verschlimmert
- Sehen angestrengt verschlimmert
- Lesen verschlimmert
- Schluckschmerzen
- Kalte/Warme Speisen verschlimmern
- Speichelfluss vermindert/vermehrt
- Nasenbluten hellrot/dunkel
- Kopfschmerzen ausgelöst oder verschlimmert durch _____
- Stockschnupfen/Fließschnupfen
- Neigung zu Verstopftheit der Ohren

Brust
- Puls hart/weich/schnell/langsam
- Puls aussetzend/unregelmäßig
- Sprechen/Singen/Weinen verschlimm.
- Husten trocken/mit Auswurf, ausgelöst oder verschlimmert durch _____
- Auswurf eitrig/gelb/grün/eiweißartig
- Auswurf schmeckt metallisch, süß, salzig, widerlich

Verdauung
- Durst/Durstlosigkeit
- Trinken verschlimmert/bessert
- Hunger/Appetitlosigkeit
- Essen verschlimmert/bessert
- Unverträgliche Nahrungsmittel: _____
- Durchfall schmerzhaft/schmerzlos
- Verstopfung allg./Darmträgheit
- Stuhlbeschaffenheit (grün/gelb/ schwarz, zu groß/scharf/saurer Geruch)
- Stuhlgang verschlimmert vorher/bei/ nachher

Harn- und Geschlechtsorgane
- Regelblutung stark/schwach/zu oft/ zu selten/zu kurz/zu lang
- Menstruationsblut hell/dunkel
- Beschwerden vor/bei Eintritt/während/ nach Regelblutung
- Ausfluss allg./weiß/gelb/grün/juckend/ wundmachend/übelriechend
- Einnässen tags/nachts
- Harnen schmerzhaft vorher/bei Eintritt/während/am Ende/nachher
- Urin wundmachend/brennend/ stinkend

Bewegungsapparat
- Muskeln schlaff/straff

Haut
- Ausschlag trocken/nässend
- Warzen
- Schlechte Wundheilung/Eiterungen
- Schwitzen stark, wo? _____
- Schweissgeruch übelriechend/sauer

Ursachen von Erkrankungen
- Wetter kalt/feucht/trocken/warm
- Kaltwerden des Körpers
- Wetter feucht-kalt (nass-kalt)
- Wind/Zugluft
- Durchnässung
- Schwitzen, nachher Erkältung
- Sonneneinstrahlung übermäßig
- Schlafmangel
- Gemütsbewegung allgemein/Ärger/ Kränkung/Kummer/Schreck/Zorn Angst/unglückliche Liebe

Weitere, im Fragebogen nicht erwähnte Symptome
insbesondere natürliche Ursachen von *Verschlimmerungen und Besserungen* (freie Beschreibung):

2.3.4 Tabelle zur Bestimmung der Polaritätsdifferenzen

Tabelle zur Bestimmung der Polaritätsdifferenzen

Polarität (Patient)

Arzneimittel
Symptom

Summe der
Wertigkeiten

Gegenpol (Arzneimittel)
Symptom

Summe der
Wertigkeiten

Differenz
(PP-GP)

2.3.5 Verabreichung von Q-Potenzen

Verabreichung von Q-Potenzen

Einnahmeanweisung für Patienten

Erste Einnahme des Mittels
- Sie erhalten ein Fläschchen, das vollständig mit dem Medikament gefüllt ist, damit es vor dem Gebrauch nicht geschüttelt werden kann. Ab Gebrauch muss man es vor jeder Anwendung schütteln. Damit dies möglich ist, müssen Sie zuerst einen Teil des Medikaments austropfen lassen (ca. bis zum Oberrand des Etikettes).
- Danach verschließen Sie das Fläschchen wieder gut und schütteln 10-mal kräftig.
- Jetzt geben Sie 3 Tropfen in einen Wegwerfbecher (2 dl), der zu $2/3$ mit Leitungswasser gefüllt ist und rühren mit einem Plastiklöffel kräftig um.
- Von diesem Becher wird ein Löffel (5-ml-Plastiklöffel) eingenommen. Der übrige Inhalt kann weggeschüttet werden. Wegwerfbecher und Plastiklöffel müssen erst beim Anbruch eines neuen Fläschchens erneuert werden.

Einnahmezeit _____

Bei jeder weiteren Einnahme des Mittels
- Gleiches Vorgehen wie bei der ersten Einnahme, aber ohne vorher etwas auszuschütten. Die Flasche muss vor jedem Gebrauch 10-mal kräftig geschüttelt werden.

Wiederholung der Dosen _____

Nach _____ Wochen Therapieunterbrechung.
Kontrolle beim Arzt nach _____ Wochen.

Wichtig
1. Es kann eine anfängliche Verschlimmerung der Symptome auftreten, welche meist nicht länger als zwei Wochen dauert.
2. Während der homöopathischen Behandlung müssen folgende Dinge unbedingt gemieden werden:
   - Andere homöopathische Mittel, Similasan, Schüsslersalze, etc.
   - Pfefferminze/Menthol in jeder Form (Tee, Kaugummi, Zahnpasta etc.)
   - Kamillentee
   - Kampferhaltige Salben (Vicks, Pulmex, Liberol, Transpulmin)
   - Das Medikament sollte nicht in der Nähe elektronischer Geräte (TV, PC, Mikrowellengerät, Handy usw.) aufbewahrt werden.

2.3.6 ADS-Beurteilungsblatt

ADS-Beurteilungsblatt

Name

Beurteilt von: Mutter ○   Vater ○   Lehrer/in ○

1. *Beurteilen Sie jeweils nur die letzten 2 Wochen.*
2. Legen Sie *immer den gleichen Maßstab* an, nämlich den ***Ihrer Beobachtungen***.
3. Die Beobachtungen von Lehrern und Eltern müssen nicht identisch sein.
4. Urteilen Sie *nicht aufgrund von Einzelereignissen*, sondern nehmen Sie einen Querschnitt der 2 Wochen. Wenn Ihr Kind heute einen Zornausbruch hatte, es vorher aber zwei Wochen gut ging, so ist dieser Zornausbruch sehr relativ zu bewerten.

Beurteilungsskala: 0 = überhaupt nicht; 1 = ein wenig; 2 = ziemlich stark; 3 = sehr stark

	VOR	1	2	3	4	5	6
Erregbar impulsiv							
Weint leicht und häufig							
Unruhig im Sinne von zappelig							
Unruhig, immer auf dem Sprung							
Zerstörerisch							
Bringt angefangene Dinge nicht zu einem Ende							
Ablenkbarkeit, Aufmerksamkeit problematisch							
Schneller und ausgeprägter Stimmungswechsel							
Bei Bemühungen leicht frustriert							
Stört andere Kinder							
TOTAL							
DATUM							
HOMÖOPATHISCHES MEDIKAMENT							

2.3.7 Zusätzliche pädagogische Maßnahmen, Ernährung und Sport bei ADS-Kindern

Zusätzliche pädagogische Maßnahmen, Ernährung und Sport bei ADS-Kindern

Pädagogische Maßnahmen

Neben Ruhe, Geduld, Gleichmut und Stetigkeit gilt es, die folgenden Punkte besonders zu beachten:
1. Vorwurfsvollen Umgangston vermeiden; mit Entschiedenheit und Humor wird mehr erreicht.
2. Weniger Leistungsdruck führt zu besseren Leistungen.
3. Arbeiten und Aufgaben mit Unterbrechungen auflockern.
4. Mit klaren Anordnungen und Grenzen setzen Streit vorbeugen.
5. Gemeinsame Abmachungen beidseitig ernst nehmen.
6. Fremdbestimmung erzeugt viel Widerstand, deshalb Eigenverantwortung und verantwortungsbewussten Umgang mit Freiheit fördern.
7. Dauerhafte Besserung wird durch gegenseitiges Respektieren erzielt.
8. Viel Anerkennung und Lob aussprechen.
9. Positives Verhalten hat eine positive Signalwirkung.

In der Schule zusätzlich:
10. Im Klassenzimmer das Kind allein in eine Bank der vordersten Reihe setzen, damit es nicht unnötig abgelenkt wird.
11. Wird der Bewegungsdrang zu groß, es ein paar Runden um das Schulhaus herum rennen lassen.
12. Time out bei Reizüberflutung: Das Kind soll sich in einen ruhigen, kühlen Raum zurückziehen können, bis es sich beruhigt hat.
13. Belohnungssystem z. B. in Form von Smiley-Klebern einführen (ist wirksamer als Strafpunkte, gelbe Karte etc.).

Ernährung

Nahrungsmittel, auf die ein Patient mit vermehrter Unruhe und Reizbarkeit reagiert (besonders häufig Zucker und Süßigkeiten), meiden. Meistens handelt es sich um bestimmte Speisen, die er auch besonders stark verlangt. Viel Wasser trinken.

Sport

Bei einem starken Bewegungsdrang kann dieser durch geeignete Sportarten in geordnete Bahnen gelenkt werden. Es ist allerdings darauf zu achten, dass nicht durch übermäßigen sportlichen Ehrgeiz eine Überforderung stattfindet.

Weiterführende Literatur

Kast-Zahn A: Jedes Kind kann Regeln lernen. Ratingen: Oberstebrink Verlag; 1997.
Gottman J: Kinder brauchen emotionale Intelligenz. München: Heyne Verlag; 2000.
Speck B: Zappelphilipp – hyperaktive Kinder richtig ernähren. Lenzburg: Naturviva Verlag; 2003.

3

Zehn Übungsfälle für die Praxis

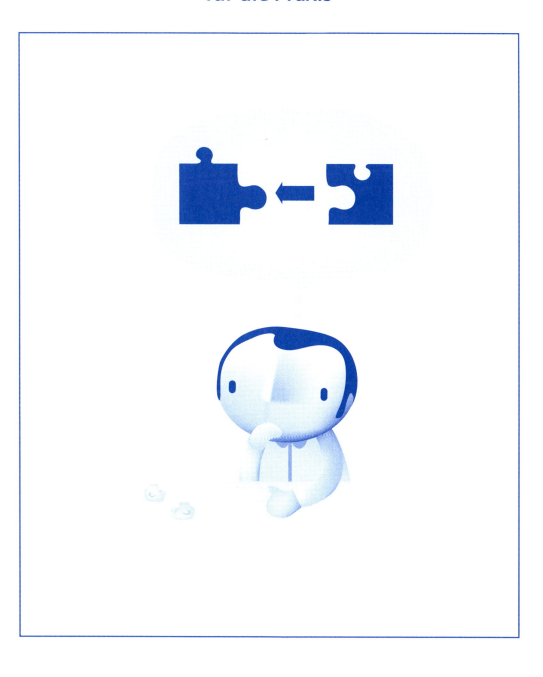

In diesem Kapitel werden zehn ADS-Fälle (ADHS und ADS) vorgestellt, die dem Leser ein Einarbeiten in die bisher entwickelte Arbeitstechnik ermöglichen. Sehr arbeitserleichternd wäre dabei, wenn zum Bearbeiten dieser Fälle eines der beiden Bönninghausen PC-Programme mit Polaritätsanalyse zur Verfügung stünde (PBR 2000 Programm der Bönninghausen Arbeitsgemeinschaft oder Amokoor).

Ansonsten kann die Polaritätsanalyse auch mit der im Kap. 2.3.4 zur Verfügung gestellten Tabelle manuell durchgeführt werden. Dazu sollte parallel das Bönninghausen Taschenbuch 2000 verwendet werden, da die Wertigkeiten in anderen Repertorien nicht exakt übereinstimmen.

Die zur Lösung der Fälle erforderlichen Fragebogen und andere Materialien sind alle im Kap. 2.3 als Vordrucke zu finden.

Nach dem Lösen eines ersten Musterfalles wird anhand der weiteren Beispiele jeweils ein spezifisches Therapieproblem erörtert.

> Am besten gehen Sie so vor, dass Sie den Fall durchlesen, dann selbst zu lösen versuchen, und erst nachher den im Buch vorgestellten Lösungsweg studieren. Der Lerneffekt ist damit für Sie am größten.

3.1 Der „klare Fall" – Fallbeispiel 1

Patrik S., 8-jährig

Anamnese und Befund

Patrik ist ein feingliedriger, sehr bewegungsfreudiger blonder Knabe mit leicht hypotonem Habitus. Seine Mutter beschreibt ihn als unruhig, impulsiv und sehr ängstlich (insbesondere Angst vor Misserfolg) und auch als sehr eigenwillig und stur. In der Schule hat er Aufmerksamkeits- und Lernprobleme sowie Mühe, gelernte Dinge im Gedächtnis zu behalten. Vom Lehrer werden seine Passivität wie auch Unruhe und Ablenkbarkeit kritisiert.

Bei der **ergänzenden Befragung** sagt die Mutter noch, er habe keine Zornausbrüche, schwitze schnell und stark, sei eher schüchtern, die Zahnung sei normal verlaufen, er nehme nicht gerne an rauen Spielen teil, sei sehr sensibel und habe keine Hautprobleme.

Im **Conners Global Index** geben die Eltern dem Kind ein ADS-Rating von 16 Punkten.

Anlässlich einer neurologischen und neuropsychologischen Untersuchung wird die Diagnose eines ADS gestellt.

ADS-Fragebogen

Unruhe körperlich
Zerstreutheit, Konzentrationsschwäche
Gereiztheit, aggressiv, Zornausbrüche
Überempfindlichkeit gegen helles Licht
Gehör überempfindlich, erträgt Lärm von anderen schlecht
Geruchssinn überempfindlich
Ihm/ihr ist schnell zu heiß, Bedürfnis zu entblößen
Übermäßiges Verlangen nach Bewegung, Sport
Erwachen öfters nachts
Traurigkeit

Allgemeiner Fragebogen

Einhüllen bessert (wenn krank)
Anstrengung körperlich verschlimmert
Berührung bessert
Alleinsein verschlimmert
Gesellschaft bessert
Neigung zu Schluckschmerzen
Neigung zu Verstopfung der Ohren (Anmerkung: Paukendrainage vor $1^1/_2$ Jahren)
Durst
Wachstumsschmerzen (Präzisierung: Tibia, nachts, Seiten wechselnd)
Wetter feucht kalt verschlimmert/Ursache von Erkrankungen

> Bevor Sie nun weiterlesen, versuchen Sie den Fall zu repertorisieren und sich für eine homöopathische Differenzialdiagnose zu entscheiden (1. Wahl, 2. Wahl, 3. Wahl).

3.1 Der „klare Fall" – Fallbeispiel 1

Repertorisation Fallbeispiel 1

(Bönninghausen Programm, ⇨ s. Tab. 7)

Werden die Symptome des allgemeinen Fragebogens in die Repertorisation einbezogen, ohne < Allein, > Gesellschaft (mögliche Fehlerquellen) und ohne Verstopftheitsgefühl des Ohres und Wachstumsschmerzen (lokale Nebensymptome von geringer Bedeutung), so ergibt sich folgendes Bild (⇨ s. Tab. 8):

Tab. 7 Fallbeispiel 1: Repertorisation 1

Arzneimittel	Cham	Aco	Chin	M-arc	Asar	Sulf	Calc	Coff
Anzahl Treffer	10	10	10	9	8	10	10	9
Summe der Grade	29	29	26	19	16	23	25	21
Polaritätsdifferenz	15	14	13	10	8	8	7	7
Patientensymptome								
Unruhe körperlich	3	3	3	2	2	1	3	1
Zerstreutheit	4	3	2	0	0	2	1	0
Gereiztheit	4	4	2	3	3	3	2	4
< Licht	2	3	3	2	2	3	4	2
Gehör Empfindl.	3	3	2	1	3	2	3	4
Geruchssinn Empf.	3	3	3	1	2	3	2	3
> Entblößung	2	3	2	3	2	2	3	1
Bewegen Verlang. n.	4	2	4	3	1	1	1	2
Erwachen nachts	1	1	3	3	0	4	4	2
Traurigkeit	3	4	2	1	1	2	2	2
Gegenpole								
Sanftheit	0	0	0	2	1	3	0	0
> Licht	0	0	0	0	0	0	2	1
Geruchssinn schwach	0	0	0	1	0	2	4KI	0
< Entblößung	2	1	2	0	1	0	0	1
Bewegen Abneig. g.	1	4KI	1	0	1	1	1	1
Fröhlichkeit	0	0	0	0	0	0	0	4KI

Tab. 8 Fallbeispiel 1: Repertorisation 2

Arzneimittel	Sep	Chin	Calc	Lyc	Sulf	Nux-v	Phos	Puls
Anzahl Treffer	16	16	15	15	15	15	15	15
Summe der Grade	41	40	42	42	40	40	35	35
Polaritätsdifferenz	4	19	15	7	13	8	9	–5

Materia-medica-Vergleich

Nash[52] bezeichnet Chamomilla als das leitende Zorn- und Ärgermittel der Materia medica. Patriks Mutter erwähnt ausdrücklich, dass Zornausbrüche kein Problem seien bei ihm, was Chamomilla sehr unwahrscheinlich macht. Der ergänzende Einbezug der Nebensymptome erweist China als das mit seiner hohen Polarität bestpassende Mittel. Die Überprüfung der Repertorisation mit Amokoor ergibt das gleiche Resultat.

Mittelgabe und Verlauf

Patrik erhält China Q 3 anfangs alle zwei Tage, nach 14 Tagen täglich.

In den ersten drei Tagen verschlimmern sich seine Symptome deutlich, danach aber findet eine eindrückliche Besserung statt. Der Patient wird offener, umgänglicher und kann neu auch mit mehreren Kindern gleichzeitig spielen. Auch aus der Schule erfolgt eine positive Rückmeldung.

Der Conners Global Index ist nach vier Wochen bereits von 16 auf 7 Punkte gesunken. Im nächsten Monat unter China Q 6 bessert sich die Situation weiter, der CGI sinkt auf 5 und im Langzeitverlauf sogar auf 3 Punkte, was dem Wert eines gesunden Kindes entspricht (⇨ s. Abb. 20).

Diskussion

So leicht wie bei Patrik hat man es selten. Die Eindeutigkeit der Repertorisation und die offensichtliche Zuverlässigkeit der Nebensymptome sind bei ADS-Kindern nicht häufig. Auch die

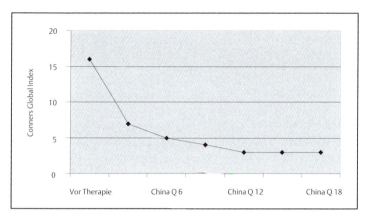

Abb. 20 Fallbeispiel 1: CGI-Verlauf unter homöopathischer Behandlung

überaus klare Reaktion auf China bereits im ersten Behandlungsmonat lässt Patrik aus der Menge der ADS-Patienten herausragen.

In den weiteren Fallbeispielen werden wir im Gegensatz zu diesem Kind jeweils Behandlungsprobleme aufzeigen, wie sie sich oft ergeben.

3.2 Kontraindikationen vor Polaritätsdifferenz – Fallbeispiel 2

Urban H., 10-jährig

Anamnese und Befund

Urban ist ein stämmiger Knabe, der seit früher Kindheit durch seine Impulsivität, Unruhe und Zappeligkeit auffiel. Seit Schulbeginn sind auch Aufmerksamkeits- und Konzentrationsprobleme, sein langsames Denken und ein schwaches Gedächtnis ständige Kritikpunkte der Lehrerschaft. Seine Feinmotorik ist beeinträchtigt, was sich in einem retardierten Zeichnungsalter äußert. Lernen fällt ihm entsprechend schwer. Ein Ritalinversuch wurde nach einem Jahr abgebrochen, da Urban darauf mit einer schweren Einschlafstörung reagierte.

Der **Conners-Global-Index**-Ausgangswert betrug 15.

Bei diesem Kind war die Diagnose eines ADS durch eine neurologische und neuropsychologische Untersuchung im Kindergartenalter gestellt und in einer Verlaufsuntersuchung vor der homöopathischen Behandlung erneut bestätigt worden. Im **Status** fallen mir lediglich ein tiefer Muskeltonus und eine raue, empfindliche Haut auf (ohne eigentliche Ausschläge).

ADS-Fragebogen

Unruhe, Zappeligkeit
Zerstreutheit, Konzentrationsschwäche
Gereizt, aggressiv, Zornausbrüche
Sehen angestrengt verschlimmert
Geruchssinn überempfindlich
Ihm/ihr ist schnell zu heiß, Bedürfnis zu entblößen
Begreifen, Verstehen, Denken langsam
Gedächtnis schwach
Übermäßiges Verlangen nach Bewegung

Allgemeiner Fragebogen

Muskelschlaffheit
Nasenbluten (helles Blut), ca. 1–2 × pro Monat

> Bevor Sie nun weiterlesen, versuchen Sie den Fall zu repertorisieren und sich für eine homöopathische Differenzialdiagnose zu entscheiden (1. Wahl, 2. Wahl, 3. Wahl).

Repertorisation Fallbeispiel 2

(Bönninghausen Programm ⇨ s. Tab. 9)

Materia-medica-Vergleich

Aufgrund der Kontraindikationen fallen **Lycopodium, Calcium carbonicum, Ignatia** und **Pulsatilla** außer Betracht, während bei **Chamomilla** und **Belladonna** nicht alle Symptome abgedeckt sind. In Frage kommen **Sepia** und **Sulfur**.

Die beiden polaren Nebensymptome *Muskelschlaffheit* und *Nasenbluten hellrot* sind beide Kontraindikationen für **Sepia**, welches seinem Genius nach eine straffe Muskulatur aufweist und beim Nasenbluten nur das dunkle Blut hochwertig abdeckt.

Tab. 9 Fallbeispiel 2: Repertorisation

Arzneimittel	Lyc	Sep	Calc	Ign	Sulf	Puls	Cham	Bell
Anzahl der Treffer	9	9	9	9	9	9	8	8
Summe der Grade	29	26	21	21	19	18	23	22
Polaritätsdifferenz	10	7	10	6	6	0	13	4
Patientensymptome								
Unruhe körperlich	2	4	3	3	1	1	3	4
Zerstreutheit	3	4	1	3	2	4	4	2
Gereiztheit	3	3	2	4	3	3	4	3
< Sehen angestrengt	4	3	4	2	2	2	1	2
Geruchssinn empfindl.	4	4	2	1	3	2	3	4
> Entblößung	4	1	3	2	2	2	2	0
Begreifen schweres	4	4	3	3	2	1	2	2
Gedächtnis schwach	4	2	2	2	3	2	0	4
Bewegung Verlangen	1	1	1	1	1	1	4	1
Gegenpole								
Sanftheit	3	0	0	3	3	4KI	0	0
> Sehen angestrengt	0	0	0	0	0	0	0	0
Geruchssinn schwach	3	4	4KI	0	2	4KI	0	4
< Entblößung	0	2	0	1	0	1	2	2
Begreifen leichtes	1	1	0	0	1	0	0	0
Bewegung Abneigung	3KI	2	1	3KI	1	2	1	2

Mittelgabe und Verlauf

Urban erhält **Sulfur Q 3** anfänglich alle zwei Tage, nach 14 Tagen täglich. Bereits unter der zwei-täglichen Dosierung fällt der Conners Global Index von 15 auf 12 ab, wo er auch nach weiteren zwei Wochen verbleibt. Bei der ersten Kontrolle berichtet die Mutter, der Patient sei jetzt deutlich angenehmer als vor der homöopathischen Behandlung.

Wir behandeln weiter mit **Sulfur Q 6** täglich. Darunter sinkt der CGI wieder, um nach weiteren vier Wochen den Wert von 7 zu erreichen. Die Mutter sagt, es gehe nun allgemein gut und Urban habe in der Schule plötzlich gute Noten.

Unter **Sulfur Q 9** erreicht der Conners Global Index 12 Wochen nach Therapiebeginn den Wert von 4, wo er sich langfristig stabilisiert (⇨ s. Abb. 21).

Diskussion

Die Mittelwahl bei Urban erfolgte nicht aufgrund der höchsten Polaritätsdifferenz, sondern aufgrund der *Kontraindikationen* bei denjenigen Mitteln, die alle charakteristischen Symptome abdecken. Diese sind in ihrer Bedeutung über die Polaritätsdifferenz zu stellen, sofern die Symptome wirklich sorgfältig formuliert wurden. Eine Kontraindikation bedeutet nach unserer Erfahrung praktisch immer, dass mit dem Mittel keine andauernde Besserung erreicht werden kann.

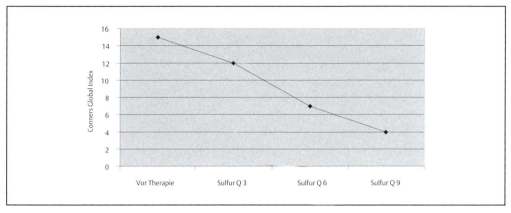

Abb. 21 Fallbeispiel 2: CGI-Verlauf unter homöopathischer Behandlung

3.3 Zwischentöne bei der Beurteilung der Mittelwirkung – Fallbeispiel 3

Matthias H., 9-jährig

Anamnese und Befund

Bei der Erstkonsultation schildert die Mutter des Patienten diese Leidensgeschichte: Matthias falle in der Schule auf durch seine Unruhe und kurze Aufmerksamkeitsspanne, eine motorische Ungeschicklichkeit und phasenweise durch eine absolute Passivität. Er hat Mühe mit dem Gedächtnis und ist langsam im Denken und Verstehen, besonders wenn es um abstraktere Dinge geht. Wegen einer Legasthenie erhält er Spezialunterricht.

Er habe nur wenig Selbstvertrauen und leide seit dem Kleinkindesalter an Ängsten bei Dunkelheit. Seit der Trennung der Eltern vor drei Jahren lege er zuhause oft ein beinahe unerträgliches herrisches Verhalten gegenüber der Mutter und dem Bruder an den Tag.

Im **Conners Global Index** gibt die Mutter Matthias ein ADS-Rating von 17 Punkten (leichtes bis mittelschweres ADS).

Anlässlich einer ausführlichen neurologischen und neuropsychologischen Abklärung war vor einigen Monaten an einer Universitätsklinik die Diagnose eines ADS gestellt worden. Da die Mutter Matthias kein Ritalin verabreichen will, ist sie in die homöopathische Sprechstunde gekommen.

Im **Status** zeigt sich der Patient als magerer Knabe mit schwarzen Haaren und einem dunklen Hautkolorit (sein Vater ist türkischer Abstammung). Sonst können außer einer deutlichen Muskelhypotonie keine pathologischen Befunde erhoben werden.

ADS-Fragebogen

Unruhe körperlich, zappelig
Zerstreutheit, Konzentrationsschwäche
Gereiztheit, aggressiv, Zornausbrüche
Berührung verschlimmert, ist ihm unangenehm
Sehen angestrengt verschlimmert (vermehrte Unruhe nach Fernsehen oder PC)
Gehör überempfindlich, Lärm (von anderen) verschlimmert
Geruchssinn überempfindlich
Geschmackssinn vermindert (würzt alles nach)
Ihm/ihr ist schnell zu heiß, Bedürfnis zu entblößen
Begreifen, Verstehen langsam
Gedächtnis schwach
Schreiben verkrampft, erschwert, ermüdend (verschlimmert)
Mühe einzuschlafen

3.3 Zwischentöne bei der Beurteilung der Mittelwirkung – Fallbeispiel 3

Verschlimmerung abends (auch an schulfreien Tagen)

Allgemeiner Fragebogen

Hier erwähnt sie lediglich, er habe oft Bauchschmerzen und werde absolut unerträglich, wenn er jemals eine Mahlzeit auslassen müsse. Ideal für ihn seien häufige kleine Mahlzeiten. Keine anderen Beschwerden.

> Bevor Sie nun weiterlesen, versuchen Sie den Fall zu repertorisieren und sich für eine homöopathische Differenzialdiagnose zu entscheiden (1. Wahl, 2. Wahl, 3. Wahl).

Repertorisation Fallbeispiel 3

(Bönninghausen Programm ⇨ s. Tab. 10)

Materia-medica-Vergleich

Aufgrund der Repertorisation kommen insbesondere **Lycopodium** und **Sulfur**, allenfalls noch **Ignatia** in Frage. Die anderen Mittel weisen entweder Kontraindikationen auf (**Calc.**, **Puls.**, **Phos.**, **Cocc.**), oder es fehlen wesentliche Symptome (**Bry.**).

Die Nebensymptome und die feine Konstitution des Patienten sprechen eher gegen **Sulfur**, das herrische Verhalten v. a. für **Lycopodium**. Bezüglich der Frage nach Kummer ist die Mutter der Auffassung, dass Matthias die Trennung der Eltern schon lange verarbeitet habe, und für sie keine Zeichen von Kummer aufweise.

Mittelgabe und Verlauf

Matthias erhält nun **Lycopodium Q 3**, als Flüssigpotenz, anfangs alle zwei Tage, nach 14 Tagen täglich.

Nach vier Wochen berichtet die Mutter: Es geht besser in der Schule, Matthias hat begonnen Bücher zu lesen, was er vorher nie machte, und er lese auch flüssiger. Bei Konflikten und Aufregungen lasse er sich viel eher beruhigen. Der CGI habe sich von 17 auf 15 Punkte gesenkt.

Tab. 10 Fallbeispiel 3: Repertorisation

Arzneimittel	Lyc	Calc	Sulf	Puls	Phos	Ign	Bry	Cocc
Anzahl Treffer	15	15	15	15	14	14	14	14
Summe der Grade	50	42	38	38	32	31	29	28
Polaritätsdifferenz	21	15	11	5	4	11	7	5
Patientensymptome								
Unruhe körperlich	2	3	1	1	2	3	3	2
Zerstreutheit	3	1	2	4	1	3	0	3
Gereiztheit	3	2	3	3	3	4	3	1
< Berührung	4	1	4	3	1	1	3	2
< Sehen angestrengt	4	4	2	2	3	2	1	1
Gehör empfindlich	4	3	2	3	3	1	1	2
Geruchssinn empf.	4	2	3	2	4	1	1	2
Geschmack schwach	1	3	3	4	1	1	2	2
> Entblößung	4	3	2	2	2	2	1	0
Begreifen schwer	4	3	2	1	1	3	1	1
Gedächtnis schwach	4	2	3	2	1	2	3	1
< Schreiben	3	4	2	1	2	2	1	3
Einschlafen spät	3	4	3	4	4	3	4	1
< abends	4	3	3	4	4	3	4	3
Muskeln schlaff	3	4	3	2	0	0	1	4
Gegenpole								
Sanftheit	3	0	3	4KI	0	3	0	4KI
> Berührung	1	4KI	2	0	3KI	0	2	0
> Sehen angestrengt	0	0	0	0	0	0	0	0
Geruchssinn schwach	3	4KI	2	4KI	3	0	2	2
< Entblößung	0	0	0	1	1	1	1	3KI
Begreifen leichtes	1	0	1	0	1	0	0	0
> Schreiben	0	0	0	0	0	0	0	0
Muskeln straff	0	0	2	2	4KI	0	0	0

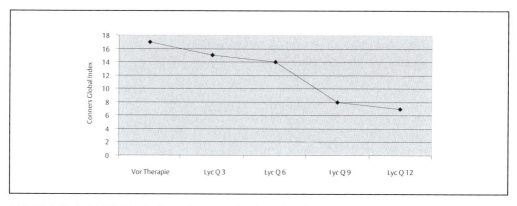

Abb. 22 Fallbeispiel 3: CGI-Verlauf unter homöopathischer Behandlung

Obschon das wenig ist, entscheiden wir uns, mit Lycopodium Q 6 weiterzumachen.

Die nächsten zwei Wochen sind mühsam, danach beruhigt sich Matthias wieder deutlich, obschon seine Laune eher kampflustig sei. Neu beginnt er ein Tagebuch zu schreiben. Die Mutter hat bezüglich Lycopodium immer noch ein gutes Gefühl. Matthias höre trotz Zornausbrüchen und Oppositionsverhaltens besser zu als vorher. Der CGI ist jetzt nach zwei Monaten bei 14. Ich zweifle am Mittel, lasse mich aber dazu bewegen, nochmals einen Monat Lycopodium Q 9 zu geben, weil die Mutter so überzeugt ist.

Wiederum vier Wochen später berichtet sie, Matthias sei jetzt sehr lieb, er könne zuhören, und beruhige sich jeweils sehr schnell wieder, wenn „etwas sei". Der CGI ist jetzt auf 8 gesunken!

Dieser Zustand hält sich auch unter Lycopodium Q 12, welches einen weiteren Monat später den CGI nochmals um einen Punkt gesenkt hat (⇨ s. Abb. 22).

Diskussion

Der nur zögerliche Abfall des CGI bei diesem Kind ist irritierend. Hätte die Mutter nicht darauf bestanden bei Lycopodium zu bleiben, so hätte ich dieses wahrscheinlich gewechselt, zum Nachteil des Kindes. Es kann sein, dass die Mutter in ihrer Beurteilung des CGI der Besserung nicht so recht traute und deswegen so zurückhaltend war. Andererseits ist es möglich, dass sich zuerst eher die allgemeinen Symptome besserten und die ADS-spezifischen Störungen schwieriger zu beseitigen waren. Fazit: Man muss *immer gut auf die Zwischentöne achten*, wenn die Eltern eine Mittelwirkung schildern.

3.4 Totalität der Symptome oder Key-note? – Fallbeispiel 4

Lars H., 11-jährig

Anamnese und Befund

Lars ist ein großer, blasser, leicht übergewichtiger Knabe mit einem relativ selbstbewussten Auftreten. Seit frühester Kindheit ist er unruhig, impulsiv und in seiner Aktivität nicht zu bremsen. Er sei auch immer sehr ängstlich gewesen, was sehr zu seinem nach außen zur Schau gestellten Selbstbewusstsein kontrastiert. In der Schule habe er auffallende Schwierigkeiten mit der Zeiteinteilung, mache alles hastig und habe immer Angst zu spät zu kommen sowie Angst vor Ereignissen.

Vor Beginn der homöopathischen Behandlung in unserer Praxis erhielt Lars von einem Heilpraktiker bereits Tuberkulinum, Carcinosinum, Sulfur und Calcium carbonicum in Einzeldosen, einerseits wegen seinem ADS, andererseits wegen vieler Warzen und einem Granuloma annulare am rechten Fuß. Alle bisherigen homöopathischen Behandlungen seien aber unbefriedigend gewesen. Aktuell mache die Schule Druck wegen Ritalin, das ihm die Eltern aber auf keinen Fall geben wollen.

Zusatzbemerkung: Bei Prüfungen in der Schule mache Lars viele Fehler, sobald eine Zeitvorgabe gemacht werde. Ohne Zeitvorgabe könne er die gleiche Aufgabenmenge viel schneller und fehlerfrei lösen.

Im **Conners Global Index** erreicht Lars in der Beurteilung der Mutter 20 Punkte

Die neurologische und neuropsychologische Abklärung bestätigt die Diagnose und ergibt folgende Problembereiche: Extremes impulsives und hyperaktives Verhalten. Lernen, Aufmerksamkeit und Gedächtnis sind mittelschwer bis stark beeinträchtigt. Gestörte Feinmotorik, niedriger Muskeltonus.

ADS-Fragebogen

Unruhe körperlich, Zappeligkeit
Zerstreutheit, Konzentrationsmangel
Gereiztheit
Sehen angestrengt verschlimmert (Stottert beim Lesen)
Gehör überempfindlich, Lärm (von anderen) verschlimmert
Ihm/ihr ist schnell zu heiß, Bedürfnis zu entblößen
Begreifen, Verstehen langsam
Schreiben verkrampft, ermüdend

Allgemeiner Fragebogen

Kummer verschlimmert
Fließschnupfen
Hautausschläge trocken
Warzen
Übermäßiges Schwitzen an den Füßen

> Bevor Sie nun weiterlesen, versuchen Sie den Fall zu repertorisieren und sich für eine homöopathische Differenzialdiagnose zu entscheiden (1. Wahl, 2. Wahl, 3. Wahl).

Repertorisation Fallbeispiel 4

(Bönninghausen Programm, ⇨ s. Tab. 11)

Mit den ADS-Symptomen erfolgt hier eine nicht sehr scharfe Eingrenzung auf 9 Mittel, die alles abdecken (zusätzlich **Sulfur**), wovon nur zwei (**Nux-v.** und **Puls.**) wegen Kontraindikationen wegfallen.

Nimmt man die Symptome des allgemeinen Fragebogens hinzu, so bleiben immer noch **Sepia**, **Lyc.**, **Calc.** und **Phos.** als alles abdeckende Mittel.

Zudem spricht eine Key-note stark für die Gabe von **Argentum nitricum**, nämlich das Problem mit der Zeitvorgabe. Da dieses Arzneimittel im Bönninghausen-Programm fehlt, wurde die

Tab. 11 Fallbeispiel 4: Repertorisation 1

Arzneimittel	Lyc	Sep	Calc	Cham	Ign	Nux-v	Phos	Puls
Anzahl Treffer	8	8	8	8	8	8	8	8
Summe der Grade	27	26	23	20	20	20	17	17
Polaritätsdifferenz	14	11	16	8	9	8	9	4
Patientensymptome								
Unruhe körperlich	2	4	3	3	3	3	2	1
Zerstreutheit	3	4	1	4	3	3	1	4
Gereiztheit	3	3	2	4	4	4	3	3
< Sehen angestrengt	4	3	4	1	2	1	3	2
Gehör empfindlich	4	4	3	3	1	3	3	3
> Entblößung	4	1	3	2	2	1	2	2
Begreifen schweres	4	4	3	2	3	2	1	1
< Schreiben	3	3	4	1	2	3	2	1
Gegenpole								
Sanftheit	3	0	0	0	3	0	0	4KI
> Sehen angestrengt	0	0	0	0	0	0	0	0
< Entblößung	0	2	0	2	1	3KI	1	1
Begreifen leichtes	1	1	0	0	0	0	1	0
> Schreiben	0	0	0	0	0	0	0	0

Tab. 12 Fallbeispiel 4: Repertorisation 2

Arzneimittel	Calc	Lyc	Sep	Spig	Sulf	Bor	Glon	Arg-n
Anzahl Treffer	8	8	8	8	8	8	8	7
Summe der Grade	19	22	18	12	18	12	11	12
Polaritäts-perzentile	87	80	77	77	77	73	73	70

Repertorisation zusätzlich mit dem *Amokoor-Programm* durchgeführt, welches auf dem Bönninghausen Taschenbuch 1897 basiert und deshalb auch dieses Arzneimittel enthält.

Damit wurde folgendes Resultat ermittelt (⇨ s. Tab. 12):

Das fehlende Symptom bei **Argentum nitricum** ist *Schreiben verschlimmert*.

Materia-medica-Vergleich

Obschon beide Repertorisationen aufgrund der Polaritätsanalyse **Calcium carbonicum** als das beste Mittel ergeben, entschließe ich mich im Sinne eines Experimentes der Keynote zu folgen und entscheide für **Argentum nitricum**.

Mittelgabe und Verlauf

Lars erhält **Argentum nitricum Q 3**, anfänglich alle zwei Tage, danach täglich.

Nach vier Wochen, welche in die Sommerferien fielen, ist er ruhiger, was aber in den Ferien immer so sei. Der Conners-Index fällt von 20 auf 14 Punkte.

Weitere vier Wochen später, jetzt in der Schulzeit, übermittelt die Mutter eine zusätzliche Besserung unter **Argentum nitricum Q 6**. Lars sei ruhiger und habe auch in seiner neuen Klasse gut angefangen, was sonst immer schwierig gewesen sei. Der CGI wird mit 11½ Punkten beziffert.

Auch die nächsten vier Wochen mit **Argentum nitricum Q 9** gehen gut und der CGI fällt auf 9 Punkte. Lars kann jetzt sogar ganz normal und systematisch den Rasen mähen, was früher immer eine hektische und chaotische Angelegenheit gewesen sei.

Nach **Argentum nitricum Q 12** steigt der CGI wieder leicht auf 9½ Punkte, mit **Argentum nitricum Q 15** auf 12 Punkte. Die Mutter sagt nun, er sei plötzlich ohne äußeren Grund wieder sehr unruhig. Alles andere sei aber immer noch besser.

Nach einem in zwei aufeinander folgenden Therapieetappen beobachteten Anstieg des CGI sollte das homöopathische Mittel gewechselt werden, da dieses wahrscheinlich nicht das bestpassende ist.

Lars erhält jetzt gemäß der Totalität seiner Symptome **Calcium carbonicum Q 3**, womit der CGI jetzt innerhalb von 4 Wochen auf 8 Punkte fällt. Diese Besserung bleibt auch mit **Calcium carbonicum Q 6** und im Langzeitverlauf bestehen (⇨ s. Abb. 23).

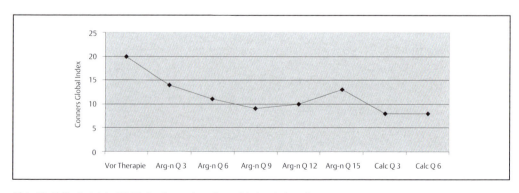

Abb. 23 Fallbeispiel 4: CGI-Verlauf unter homöopathischer Behandlung

Diskussion

An diesem Fallbeispiel kann eindrücklich gezeigt werden, dass nur eine hochpräzise Verordnung beim ADS zu einer anhaltenden Besserung führt. Argentum nitricum mit seiner Key-note wäre bei diesem Patienten wohl nur dann erfolgreich gewesen, wenn es auch den Genius aller Symptome abgedeckt hätte. Wichtig ist auch, nach einem zweimaligen Wiederanstieg des CGI nicht mit einem Mittelwechsel zu zögern.

3.5 Stellenwert der Nebensymptome – Fallbeispiel 5

Livio R., 10-jährig

Anamnese und Befund

Auch Livio ist ein impulsiver und unruhiger Knabe mit Lernproblemen in der Schule, einer starken Ablenkbarkeit und einer Leseschwäche (Legasthenie). In seinem Sozialverhalten ist er freundlich und offen, hat aber starke Stimmungsschwankungen und kann sehr gereizt sein. Frustrationen erträgt er schlecht, und Warten ist auch nicht seine Stärke.

Zusatzbemerkung: Ist morgens schwer aufzuwecken.

Conners Global Index 22.

Die neurologische und neuropsychologische Abklärung bestätigte die Diagnose eines ausgeprägten ADS, insbesondere findet sich dabei auch eine Gedächtnisschwäche, welche von den Eltern im ADS-Fragebogen nicht erwähnt wird.

Bei der **Untersuchung** zeigt sich Livio als dünner, großer, dunkelhaariger Patient von aufgeweckter, freundlicher Wesensart. Keine pathologischen Befunde.

ADS-Fragebogen

Unruhe körperlich, zappelig
Zerstreutheit, Konzentrationsschwäche
Gereizt, ärgerlich, Zornausbrüche
Sehen angestrengt verschlimmert
Gehör überempfindlich, erträgt Lärm (von anderen) schlecht
Ihm/ihr ist schnell zu heiß, Bedürfnis zu entblößen
Abneigung gegen Bewegung
Schreiben verkrampft ermüdend
< abends

Allgemeiner Fragebogen

Nasenbluten, hellrotes Blut
Schnupfen gelb, dickflüssig

> Bevor Sie nun weiterlesen, versuchen Sie den Fall zu repertorisieren und sich für eine homöopathische Differenzialdiagnose zu entscheiden (1. Wahl, 2. Wahl, 3. Wahl).

Repertorisation Fallbeispiel 5

(Bönninghausen Programm, ⇨ s. Tab. 13)

Unter Einschluss der Nebensymptome (Schlaf fester, tiefer/Nasenbluten hellrot/ Schnupfen gelb) ergibt sich folgendes Bild: (⇨ s. Tab. 14).

Materia-medica-Vergleich

In Anbetracht der Kongruenz des Repertorisationsresultates der ADS-Symptome und der Nebensymptome sowie der hohen Polarität scheint hier **Calcium carbonicum** das beste Mittel zu sein.

Betrachtet man nur die ADS-Symptome, so ist **Lycopodium** die zweite Wahl, unter Einschluss der unzuverlässigeren Nebensymptome käme **Phosphor** ebenfalls in Frage. Die nächste Wahl wäre **Aconit**, das sich bei ADS-Kindern mit Ängsten nicht selten als gutes Mittel erwiesen hat.

Mittelgabe und Verlauf

Livio erhält als erstes Mittel **Calcium carbonicum Q 3**, anfangs alle zwei Tage und, nachdem jede Art von Reaktion in den ersten zwei Wochen ausblieb, täglich. Nach vier Wochen ist die ernüchternde Bilanz: keine Wirkung, der Conners-Index blieb bei 22.

Tab. 13 Fallbeispiel 5: Repertorisation 1

Arzneimittel	Lyc	Sep	Calc	Ign	Puls	Phos	Sulf	Acon
Anzahl Treffer	10	10	10	10	10	10	10	9
Summe der Grade	34	30	26	25	24	23	21	27
Polaritäts-differenz	13	9	13	8	4	11	6	10
Patientensymptome								
Unruhe körperlich	2	4	3	3	1	2	1	3
Zerstreutheit	3	4	1	3	4	1	2	3
Gereiztheit	3	3	2	4	3	3	3	4
< Sehen angestrengt	4	3	4	2	2	3	2	0
Gehör empfindlich	4	4	3	1	3	3	2	3
> Entblößung	4	1	3	2	2	2	2	3
Bewegung Abneigung	3	2	1	3	2	2	1	4
< Schreiben	3	3	4	2	1	2	2	2
< Abends	4	4	3	3	4	4	3	3
Gedächtnis schwach	4	2	2	2	2	1	3	2
Gegenpole								
Sanftheit	3	0	0	3	4KI	0	3	0
> Sehen angestrengt	0	0	0	0	0	0	0	0
< Entblößung	0	2	0	1	1	1	0	1
Bewegung Verlangen	1	1	1	1	1	0	1	2
> Schreiben	0	0	0	0	0	0	0	0

Tab. 14 Fallbeispiel 5: Repertorisation 2

Arzneimittel	Calc	Phos	Nat-m	Lyc	Bar-c	C-veg	Sen	Acon
Anzahl Treffer	13	13	8	11	11	11	7	11
Summe der Grade	33	31	24	36	22	20	17	30
Polaritäts-differenz	15	13	12	11	10	10	10	9

Mit Lycopodium Q 3 kommt es zunächst zu einer leichten Verschlimmerung der Symptome, nach wenigen Tagen aber zu einer zunehmend deutlichen Besserung. Nach vier Wochen Lycopodium ist der Conners-Index auf 14 gefallen.

Diese Besserung verstärkt sich aber nicht unter Lycopodium Q 6: In den nächsten 4 Wochen steigt der CGI-Wert wieder auf 17, ohne dass dies durch äußere Einflüsse erklärt werden kann.

Beim Versuch, die ADS-Symptome nochmals zu erhärten, widerruft die Mutter einige der eingangs erwähnten Symptome, so dass eine dürftige Datenlage mit zu wenigen Symptomen für eine zuverlässige Mittelwahl entsteht. Mit dem Wenigen, das jetzt noch vorhanden ist, scheint Sulfur an die dritte Stelle zu rücken. Sulfur Q 3 bewirkt aber in den nächsten vier Wochen eine nochmalige Verschlechterung, mit einem weiteren Anstieg des CGI auf 20 Punkte.

Dies verunsichert die Mutter noch mehr, so dass sie sich auf kaum ein Symptom mehr festlegen kann. Die Notlösung ist, auf die initiale Fallaufnahme zurückzugreifen, bei der beim Einschluss der Nebensymptome Phosphor die zweite Wahl gewesen wäre. Zurückblickend scheint dieses auch nicht schlecht zum offenen, nicht schüchternen oder tyrannischen, aber auch nicht groben Wesen des Patienten zu passen. Phosphor Q 3 bewirkt einen erneuten Abfall des CGI auf 13 Punkte, mit Phosphor Q 6 schließlich werden 8 Punkte erreicht (⇨ s. Abb. 24).

Diskussion

Da von den Nebensymptomen nur der feste, tiefe Schlaf als einigermaßen zuverlässig bekannt ist, wurden sie primär weggelassen. Das Schlafsymptom hätte Lycopodium auf die hinteren Plätze verwiesen und damit den Irrweg etwas abgekürzt. Erst der Einbezug der weiteren (als unzuverlässig bekannten) Nebensymptome ergab schließlich die richtige Lösung. Das Hauptproblem ist, dass wir nicht mit Sicherheit wissen, wie zuverlässig die Eltern Symptome beobachten. In diesem Fall war unsere Skepsis unbegründet.

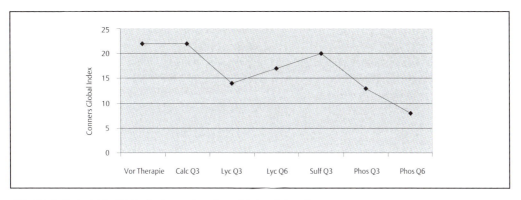

Abb. 24 Fallbeispiel 5: CGI-Verlauf unter homöopathischer Behandlung

3.6 Auswirkungen falsch beobachteter Symptome – Fallbeispiel 6

Pascal W., 9-jährig

Anamnese und Befund

Pascal ist ein wilder, blonder Bauernbub, der durch Eigenwilligkeit, Impulsivität und schwieriges Verhalten in Familie und Schule immer wieder aneckt. Lern- und Aufmerksamkeitsprobleme sowie ein schlechtes Gedächtnis führen zu einem sehr langsamen Arbeitstempo. In der Familie reagiert er auf geringe Kränkungen mit Verzweiflung und vor neuen Situationen und Ereignissen plagen ihn tagelang Ängste. Bei Kummer, z. B. nach dem Tode des Großvaters, spricht sogar von Suizid. Pascal hat Mühe, sich emotional abzugrenzen und leidet stark mit, wenn andere leiden.

Zusatzbemerkungen: Wachstumsschmerzen, nachts in den Schienbeinen, seitenwechselnd, Wetterwechsel verschlimmert.

Im **Conners Global Index** erhält Pascal von den Eltern ein Rating von 18 Punkten.

Im **Status** zeigen sich, abgesehen von einer ständigen motorischen Unruhe und einem erniedrigten Muskeltonus, keine auffallenden Befunde. Die neurologische und neuropsychologische Abklärung bestätigt die Diagnose eines mittelschweren ADS.

ADS-Fragebogen

Unruhe körperlich
Zerstreutheit, Konzentrationsschwäche
Sehen angestrengt verschlimmert
Gehör überempfindlich
Geruchssinn überempfindlich
Ihm/ihr ist schnell zu heiß, Bedürfnis zu entblößen
Gedächtnis schwach
Übermäßiges Verlangen nach Bewegung

Allgemeiner Fragebogen

Verlangen nach Gesellschaft (bessert)
Verlangen nach Süßem
Einnässen nachts
Juckreiz der Haut, Kratzt sich oft
Gemütsbewegung, Kummer verschlimmert
Schlafmangel verschlimmert (wird noch unruhiger)

> Bevor Sie nun weiterlesen, versuchen Sie den Fall zu repertorisieren und sich für eine homöopathische Differenzialdiagnose zu entscheiden (1. Wahl, 2. Wahl, 3. Wahl).

Repertorisation Fallbeispiel 6

(Bönninghausen Programm, ⇨ s. Tab. 15).

Tab. 15 Fallbeispiel 6: Repertorisation 1

Arzneimittel	Lyc	Sep	Calc	Puls	Sulf	Ign	Cham	Bell
Anzahl Treffer	8	8	8	8	8	8	7	7
Summe der Grade	26	23	19	17	16	15	20	20
Polaritätsdifferenz	7	1	7	0	5	2	7	−1
Patientensymptome								
Unruhe körperlich	2	4	3	1	1	3	3	4
Zerstreutheit	3	4	1	4	2	3	4	2
< Sehen angestrengt	4	3	4	2	2	2	1	2
Gehör empfindlich	4	4	3	3	2	1	3	3
Geruchssinn empf.	4	4	2	2	3	1	3	4
> Entblößung	4	1	3	2	2	2	2	0
Gedächtnis schwach	4	2	2	2	3	2	0	4
Bewegen Verlangen	1	1	1	v1	1	1	4	1
Gegenpole								
> Sehen angestrengt	0	0	0	0	0	0	0	0
Geruchssinn schwach	3	4	4KI	4KI	2	0	0	4
< Entblößung	0	2	0	1	0	1	2	2
Bewegen Abneigung	3KI	2	1	2	1	3KI	1	2

Materia-medica-Vergleich

Der Mangel an polaren Symptomen macht die Differenzialdiagnose schwierig. Um eine zuverlässige Polaritätsanalyse durchzuführen, sollten wir wenigstens fünf zur Verfügung haben. Die Nebensymptome helfen auch nicht weiter, da hier nur das Einnässen verwendet werden kann (die anderen sind mögliche Fehlerquellen).

Im Bewusstsein, lediglich einen schlecht abgesicherten Versuch zu unternehmen, fällt die Entscheidung u. a. wegen des Bedürfnisses zu entblößen und des Juckreizes der Haut sowie fehlender Hinweise im Bereich des Gemüts auf

Sulfur als erste, Chamomilla als zweite und Lycopodium als dritte Wahl. (Das Bedürfnis zu bewegen kann mit Unruhe körperlich verwechselt werden, und ist deshalb nur eine relative Kontraindikation für Lycopodium.)

Mittelgabe und Verlauf

Sulfur Q 3 bewirkt einen geringen Abfall des CGI von 18 auf 16, das nachfolgende Chamomilla Q 3 eine deutliche Besserung auf 9 Punkte. Unter Q 6 kommt es aber bereits wieder zu einem Anstieg auf 12 Punkte. Der zweite Wechsel auf Lycopodium Q 3 führt nur zu einer weiteren Verschlechterung auf 14 Punkte. Mit China Q 3 schließlich, welches ebenfalls zu den möglichen, wenn auch nicht hochpolaren Mitteln gehört, kommt es noch-

Tab. 16 Fallbeispiel 6: Repertorisation 2

Arzneimittel	Sep	Sil	Bell	Arn	Merc	Puls	Ign	Nux-m
Anzahl Treffer	7	7	7	7	7	7	7	7
Summe der Grade	20	18	18	16	14	14	13	11
Polaritätsdifferenz	3	10	3	6	1	0	−1	5
Patientensymptome								
Unruhe körperlich	4	2	3	2	4	1	3	1
Zerstreutheit	4	2	2	3	3	4	3	1
< Sehen angestrengt	3	4	2	2	1	2	2	1
Gehör empfindlich	4	2	3	3	2	3	1	1
> Warm- einhüllen	2	4	2	2	2	1	1	3
Gedächtnis schwach	2	2	4	1	1	2	2	3
Bewegen Verlangen	1	2	1	3	1	1	1	1
Gegenpole								
> Sehen angestrengt	0	0	0	0	0	0	0	0
< Warm- einhüllen	1	0	0	0	1	2	2	0
Bewegen Abneigung	2	0	2	1	2	2	3KI	0

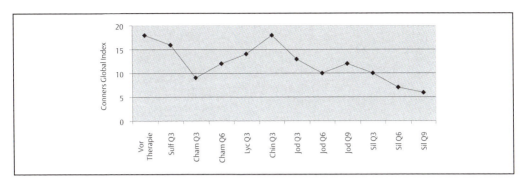

Abb. 25 Fallbeispiel 6: CGI-Verlauf unter homöopathischer Behandlung

mals zu einem Anstieg des CGI auf den Ausgangswert.

Eine neue Fallaufnahme folgt: Darin bringt die Mutter das Symptom *Wärme verschlimmert* neu ein und zeigt Unsicherheit bezüglich der Gedächtnisschwäche. In Anbetracht des persistierenden Mangels an polaren Symptomen wird die Muskelhypotonie zusätzlich in die Repertorisation einbezogen. Damit rücken Jodum und Calcium ins Zentrum der Aufmerksamkeit. Unter Jodum Q 3 fällt der CGI auf 13, mit Q 6 auf 10 Punkte, aber mit Q 9 verschlechtert sich die Symptomatik wieder (auf 12 Punkte).

In der darauf folgenden Besprechung zeigt die Mutter plötzlich Zweifel an ihrer Beurteilung der Temperaturempfindung Pascals. Sie habe jetzt mehrmals beobachtet, dass dieser kälteempfindlich sei und sich gerne einhülle. Auch die Überempfindlichkeit gegen Gerüche will sie jetzt weglassen. Die korrigierte Repertorisation ergibt nun (⇨ s. Tab. 16):

Repertorisation mit korrigierten Symptomen

Mittelgabe und Verlauf

Durch diese Korrekturen wird nun die Repertorisation viel eindeutiger, mit Silicea als bestem, Arnika als zweitem und Nux moschata als drittem Mittel. Unter Silicea Q3 fällt der CGI innerhalb von vier Wochen auf 10, mit Q 6 auf 7 und Q 9 auf 6 Punkte. Pascal wird umgänglicher und lässt mit sich sprechen. Und aus der Schule kommen jetzt endlich auch gute Rückmeldungen. Im Langzeitverlauf pendelt er sich bei 8 Punkten ein (⇨ s. Abb. 25).

Diskussion

Berichten die Eltern falsche Symptome, so kann das verheerende Folgen haben, wie bei diesem Kind, bei dem die für die Mittelwahl besonders wichtige *Temperaturempfindung* der Realität entgegengesetzt eingeschätzt wurde. Auch die Überempfindlichkeit gegen Gerüche war eine Kontraindikation gegen Silicea. Mit der Korrektur wurde die Situation schlagartig aufgeklärt und eine rasche Besserung war die Folge.

3.7 Umgang mit einem Ritalin-Patienten – Fallbeispiel 7

Lukas K., 14-jährig

Anamnese und Befund

Lukas ist ein sympathischer Junge von immer guter Laune. Die Mutter beschreibt ihn als „pflegeleicht". Trotzdem erhält er wegen schulischer Probleme (Ablenkbarkeit, stört andere) seit einiger Zeit Ritalin (Dosierung: 8 Tropfen morgens, 4–6 Tropfen mittags). Er ist impulsiv, erregbar, leicht frustriert, bringt angefangene Dinge nur selten zu einem Ende und stört dadurch seine Mitschüler. Lukas ist immer in Eile und könne auch sehr eigenwillig und stur sein, habe aber keine Zornausbrüche.

Zusatzbemerkungen: Verhaspelt sich beim Sprechen, will alles zu schnell sagen, „wasserfallartiges Sprechen". Vermeidet zu Sprechen. Anhänglichkeit bis zur Klebrigkeit, kein Bedürfnis allein zu sein, will immer Gesellschaft. Schüchternheit (erst seit zwei Jahren), Schamgefühl. Mangelndes Selbstbewusstsein, fühlt sich anderen unterlegen. Vermeidet Berührungen. Ist sehr kälteempfindlich.

Im **Conners Global Index** erhält Lukas von den Eltern ein Rating von 17 Punkten.

Im **Status** finde ich eine tiefe Muskelgrundspannung, sonst ist nichts auffällig. In der Praxis ist er ganz ruhig und angepasst.

Auch bei ihm wird die Diagnose eines ADS durch die neuropsychologische und neurologische Untersuchung erhärtet.

ADS-Fragebogen

Zur großen Fallaufnahme bringt die Mutter den ADS-Fragebogen lediglich mit, da Lukas nie krank sei und sie deswegen auch keine Nebensymptome finde. Sie unterstreicht:

Zerstreutheit, Konzentrationsmangel
Abneigung gegen Berührung
Sehen angestrengt verschlimmert
Gehör überempfindlich
Ihm ist schnell kalt, Bedürfnis, sich einzuhüllen (!)
Kälte verschlimmert (!)
Erwachen öfters nachts

> Bevor Sie nun weiterlesen, versuchen Sie den Fall zu repertorisieren und sich für eine homöopathische Differenzialdiagnose zu entscheiden (1. Wahl, 2. Wahl, 3. Wahl).

Repertorisation Fallbeispiel 7

(Bönninghausen Programm, ⇨ s. Tab. 17)

Tab. 17 Fallbeispiel 7: Repertorisation

Arzneimittel	Sil	Hep	Rhod	Stron	Nux-v	Rhus	Aur	Cic
Anzahl Treffer	7	7	6	5	7	6	7	6
Summe der Grade	20	18	14	13	21	16	17	12
Polaritätsdifferenz	12	11	11	11	10	10	9	9
Patientensymptome								
Zerstreutheit	2	1	1	0	3	1	1	2
< Berührung	3	4	3	3	4	3	1	1
< Sehen angestrengt	4	1	4	1	1	1	3	3
Gehör empfindlich	2	1	0	0	3	0	4	0
> Warmeinhüllen	4	4	3	4	3	4	3	3
< Kälte (Kaltwerden)	2	3	1	3	4	4	4	2
Erwachen öfters	3	4	2	2	3	3	1	1
Gegenpole								
> Berührung	0	1	0	0	0	0	0	0
> Sehen angestrengt	0	0	0	0	0	0	0	0
< Warmeinhüllen	0	0	0	0	1	1	1	0
> Kälte (Kaltwerden)	1	0	0	0	1	1	1	0

Materia-medica-Vergleich

Aufgrund der großen Kälteempfindlichkeit kommen in erster Linie die Arzneimittel *Silicea*, *Hepar sulfur* und *Nux vomica* in Frage. Das Verlangen nach Gesellschaft sowie die pflegeleichte Wesensart sprechen eher gegen *Nux vomica*. Die Entscheidung zwischen *Silicea* und *Hepar sulfur* ist hingegen sehr schwierig zu fällen, da keine in den Symptomen begründbaren Hinweise bestehen, die eines der beiden Mittel in den Vordergrund rücken.

Mittelgabe und Verlauf

Lukas erhält zunächst *Silicea Q 3 täglich*, nicht zweitäglich, wie sonst zu Beginn einer homöo-

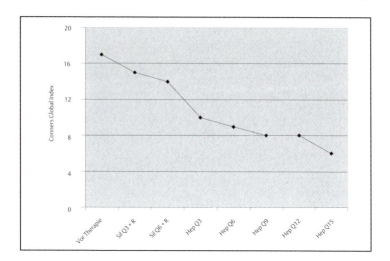

Abb. 26 Fallbeispiel 7: CGI-Verlauf unter homöopathischer Behandlung

pathischen ADS-Behandlung üblich. Der Grund dafür ist die noch laufende, parallele Gabe von Ritalin, welche beibehalten werden soll, bis eine homöopathische Besserung erreicht ist. Erst danach wird das *Ritalin schrittweise durch Dosishalbierungen ausgeschlichen.*

Nach vier Wochen Silicea Q 3 ist der CGI auf 15 gesunken, was eine Reduktion des Ritalins noch nicht erlaubt. Unter Silicea Q 6 erfolgt im nächsten Monat nur noch eine marginale weitere Besserung um einen Punkt. Trotzdem versuchen die Eltern das Ritalin auszuschleichen, was aber zu einer Verschlechterung führt. Der bisherige nur geringe CGI-Abfall trotz 8-wöchiger Therapiedauer sowie der fehlgeschlagene Ritalin-Absetzversuch sind beides Gründe für einen Mittelwechsel. Lukas erhält nun Hepar sulfur Q 3. Unter diesem sinkt der CGI auf 10 und die Eltern können das Ritalin nun bereits in der ersten Therapieetappe ausschleichen. Mit Hepar sulfur Q 6 erreicht der CGI neun, mit Q 9 und Q 12 fällt er weiter auf 8. Im Langzeitverlauf stabilisiert sich der Wert schließlich bei 5 Punkten (⇨ s. Abb. 26).

Diskussion

Der eher langsame Abfall des Conners Global Index auch unter dem korrekten Mittel Hepar sulfur ist sehr wahrscheinlich durch die vorausgegangene Ritalinbehandlung bedingt.

Obschon Ritalin die homöopathische Behandlung in vielen Fällen etwas zu hemmen scheint, ist es wichtig, dieses nicht abrupt abzusetzen, weil sonst zu schwer zu beherrschende Rebound-Phänomene (mit einer Verstärkung der ADS-Symptomatik) vorkommen können.

3.8 CGI-Verlauf und äußere Umstände – Fallbeispiel 8

Beat V., 10-jährig

Anamnese und Befund

Beat ist ein großer, schlanker Junge, der in der Schule auffällt durch Unruhe, Distanzlosigkeit und Konzentrationsprobleme. Zuhause ist er sehr impulsiv und reizbar und hat starke Stimmungsschwankungen. Geistige Anstrengungen erschöpfen ihn schnell; er bleibt deswegen nie lange an den Schularbeiten. Bei Dingen, die ihn interessierten, sei es besser. Beat ist aber an sich gesellig und bei seinen Kameraden beliebt.

Zudem erwähnen die Eltern starke Stimmungsschwankungen.

Das Rating des **Conners Global Index** beträgt 16.

Die neurologische und neuropsychologische Abklärung erhärtet die Diagnose eines leichten ADS.

ADS-Fragebogen

Unruhe körperlich, zappelig
Zerstreutheit, Konzentrationsschwäche
Gereiztheit, ärgerlich, Zornausbrüche
Gehör überempfindlich, erträgt Lärm (von anderen) schlecht
Ihm ist schnell kalt, Bedürfnis sich einzuhüllen

Allgemeiner Fragebogen

Kopfschmerzen
< Entblößen
< Lärm
< Schlafmangel
Kalte Umschläge bessern
> nach dem Schlafen
< Allein
Kummer verschlimmert, wird oft krank bei Kummer
Nasenbluten (dunkles Blut)
Durchfall schmerzlos
Husten trocken

> Bevor Sie nun weiterlesen, versuchen Sie den Fall zu repertorisieren und sich für eine homöopathische Differenzialdiagnose zu entscheiden (1. Wahl, 2. Wahl, 3. Wahl).

Repertorisation Fallbeispiel 8

(Bönninghausen Programm ⇨ s. Tab. 18).

Zu wenig Symptome auf dem ADS-Fragebogen: Dieser Patient zeigt so wenig Symptome, dass, wenn die Repertorisation lediglich auf den ADS Fragebogen beschränkt wird, das Resultat zu wenig spezifisch ist. Deswegen müssen diejenigen Symptome des allgemeinen Fragebogens hinzugezogen werden, welche als die zuverlässigsten erscheinen. Dies sind v. a. die Kopfschmerzmodalitäten *Entblößen verschlimmert, kalte Umschläge bessern* (⇨ *Kaltwerden*), *Kummer verschlimmert* (weil er davon krank wird) und *Nasenbluten mit dunklem Blut*. Das letzte Symptom ist allerdings nur mit Vorsicht zu bewerten und soll nur verwendet werden, wenn es nicht zu lange zurückliegt.

Tab. 18 Fallbeispiel 8: Repertorisation

Arzneimittel	Nux	Sep	Puls	Bell	Cocc	Ign	Ph-ac	Phos
Anzahl Treffer	9	9	9	9	9	9	9	9
Summe der Grade	26	24	23	21	20	20	15	14
Polaritätsdifferenz	9	5	2	3	4	0	5	−3
Patientensymptome								
Unruhe, körperlich	3	4	1	4	2	3	1	2
Zerstreutheit	3	4	4	2	3	3	2	1
Gereiztheit	4	3	3	3	1	4	1	3
Gehör empfindlich	3	4	3	3	2	1	1	3
< Entblößung	3	2	1	2	3	1	1	1
> Warmeinhüllen	3	2	1	2	3	1	1	1
> Kaltwerden	1	1	4	1	2	1	2	1
< Kummer	2	1	3	3	2	4	3	1
Nasenbluten, dunkles	4	3	3	1	2	2	3	1
Gegenpole								
Sanftheit	0	0	4KI	0	4KI	3	1	0
> Entblößung	1	1	2	0	0	2	0	2
< Warmeinhüllen	1	1	2	0	0	2	0	2
< Kaltwerden	4KI	3KI	0	2	3KI	2	2	3KI
Nasenbluten, helles	0	1	2	4KI	0	0	0	3KI

Mittelgabe und Verlauf

Beat erhält Phosphoricum acidum Q 3, anfangs alle zwei Tage, nach 2 Wochen täglich.

Nach vier Wochen berichtet die Mutter, dass sich die Symptome in der ersten Zeit etwas verstärkt hätten, danach sei es aber besser geworden. Der CGI betrage jetzt 13.

Nach weiteren vier Wochen (Phos-ac. Q 6) übermittelt sie eine dramatische Besserung mit einem Abfall des CGI auf 4. Allerdings stehe ein Wohnortwechsel bevor, dem Sie mit etwas Sorge entgegenblicken, da Beat immer Mühe gehabt habe mit neuen Situationen und

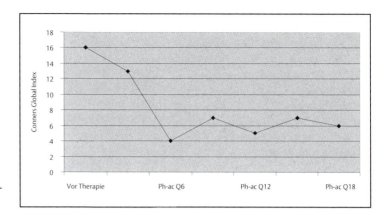

Abb. 27 Fallbeispiel 8: CGI-Verlauf unter hmöopathischer Behandlung

schon jetzt den Verlust seiner bisherigen Kameraden kummervoll betraure.

Nochmals vier Wochen später (Phos-ac. Q 9) ist der Umzug vollzogen. Der CGI liegt jetzt bei 7, sinkt in den darauf folgenden Ferien wieder auf 5, steigt mit Schulbeginn erneut auf 7 an und stabilisiert sich schließlich bei 6 Punkten (⇨ s. Abb. 27).

Diskussion:

Dieses Fallbeispiel zeigt, dass es wichtig ist, *äußere Umstände in die Beurteilung der Mittelwirkung einzubeziehen*. Eine äußerlich erklärbare Verschlechterung unter einem primär guten Arzneimittel soll nicht kritiklos zu einem Wechsel verleiten. Solange noch keine stabile Besserung erzielt ist, können äußere Umstände die Einmittelung der bestpassenden Arznei erheblich erschweren.

3.9 Ein schwieriger Fall – Fallbeispiel 9

Jonas L., 11-jährig

Anamnese und Befund

Jonas ist ein sehr adipöser Knabe mit starken Gedächtnis-, Aufmerksamkeits- und Konzentrationsproblemen und einer schnellen Ermüdbarkeit in der Schule. Sein Verhalten mit Ungeduld, Distanzlosigkeit, Tics, großen Stimmungsschwankungen und Frustrationsintoleranz ist so schwierig, dass die Eltern bereits früh eine psychotherapeutische Unterstützung brauchten. Jonas hat kein Selbstvertrauen und ist auch sehr wehleidig, „mimosenhaft" und ängstlich; insbesondere hat er Angst, dass den Eltern etwas zustoßen könnte, was ihn dann allein zurückließe. Manchmal weint er auch plötzlich, wenn er an seine vor fünf Jahren verstorbene Großmutter denkt.

Zusatzbemerkungen: Besserung durch Liegen und nach dem Schlafen, Fersenschmerzen. Späte Zahnung und später Zahnwechsel.

Conners Global Index: 15 Punkte.

In der Sprechstunde ist er sehr zappelig, obschon er nach Beurteilung der Eltern eine deutliche Abneigung gegen Bewegung hat. Sein Hautkolorit ist blass. Im **Status** finden sich sonst keine pathologischen Befunde.

Die neuropsychologische und neurologische Abklärung an einer Universitätsklinik ergibt die Diagnose eines deutlichen ADS.

ADS-Fragebogen

Unruhe, zappelig
Zerstreutheit, Konzentrationsschwäche
Gereiztheit
Gehör überempfindlich
Geruchssinn überempfindlich

Wärme verschlimmert
Abneigung gegen Bewegung
Schreiben verkrampft, ermüdend

Allgemeiner Fragebogen

Übergewicht
Gesellschaft bessert
Kummer verschlimmert
Stimme tiefer
Husten trocken
Durst
Übermäßiges Schwitzen am Kopf

> Bevor Sie nun weiterlesen, versuchen Sie den Fall zu repertorisieren und sich für eine homöopathische Differenzialdiagnose zu entscheiden (1. Wahl, 2. Wahl, 3. Wahl).

Repertorisation Fallbeispiel 9

(Bönninghausen Programm, ➪ s. Tab. 19).

Materia-medica-Vergleich

Die Repertorisation der ADS-Symptome allein ist in diesem Falle ungenügend, da 19 Arzneimittel alle Symptome abdecken. Werden die Nebensymptome einbezogen, so scheinen nur **Calcium carbonicum**, **Lycopodium** und **Natrium carbonicum** in Frage zu kommen. Dem Genius der Patientensymptome scheint **Calcium carbonicum** am ehesten zu entsprechen.

Mittelgabe und Verlauf

Calcium carbonicum Q 3 bewirkt lediglich eine Verschlimmerung mit einem CGI-Anstieg auf 18. Aufgrund veränderter Angaben der Mutter folgt nun **Pulsatilla** als nächstes Mittel. Dieses bewirkt eine Wiederherstellung des Ausgangsbefundes, aber keine reelle Besserung (CGI 14). Die nächst folgende Arznei ist **Lachesis**, welches die meisten ADS-Grundsymptome abdeckt, zudem auch Jonas' Eifersucht und Schwatzhaftigkeit (beide Symptome sind mögliche Fehlerquellen). Unter diesem steigt der CGI wieder auf 16. Die Korrektur von weiteren Symptomen durch die Mutter führt nun zu

Tab. 19 Fallbeispiel 9: Repertorisation 1

Arzneimittel	Sep	Calc	Puls	Lyc	Sulf	Chin	Nat-c	Nux-v
Anzahl Treffer	12	12	12	12	12	12	12	11
Summer der Grade	33	31	30	29	29	26	22	32
Polaritätsdifferenz	5	9	2	6	3	2	2	8
Patientensymptome								
Unruhe körperlich	4	3	1	2	1	3	1	3
Zerstreutheit	4	1	4	3	2	2	1	3
Gereiztheit	3	2	3	3	3	2	1	4
Gehör empfindlich	4	3	3	4	2	2	2	3
< Wärme	1	1	4	2	2	1	1	1
Bewegung Abneigung	2	1	2	3	1	1	2	4
< Schreiben	3	4	1	3	2	2	2	3
Fettsucht	1	4	3	3	3	1	2	0
Stimme heiser	2	3	3	1	2	3	3	3
Husten trocken	3	2	3	1	3	3	1	3
Durst	2	4	2	1	4	4	2	3
Schwitzen leichtes	4	3	1	3	4	2	4	2
Gegenpole								
Sanftheit	0	0	4KI	3	3	0	1	0
> Wärme	2	1	1	1	3KI	2	2	4KI
Bewegung Verlangen	1	1	1	1	1	4KI	1	1
> Schreiben	0	0	0	0	0	0	1	0
Durstlosigkeit	3KI	1	4KI	1	2	2	1	2

Phosphor. Damit sank der CGI dramatisch auf 5 Punkte, leider nur um **mit Phosphor Q 6** wieder auf 7 und Q 9 auf die alten 15 Punkte anzusteigen. Das nachfolgende **Sulfur Q 3** senkt den CGI wieder auf 9 Punkte. Die Mutter ist aber selbst erstaunt über die gute Bewertung, die sie ihm gegeben hat, da sie vom Mittel fast nichts gemerkt habe.

In dieser verworrenen Situation muss eine gänzlich *neue Fallaufnahme* erfolgen, welche sich nur auf besser gesicherte Symptome abstützen sollte.

ADS-Fragebogen

Gehör überempfindlich, Lärm verschlimmert
Geschmackssinn vermindert, würzt alles nach
Abneigung gegen Bewegung, Trägheit
Einschlafen spät
< nachmittags

Repertorisation

(Bönninghausen Programm ⇨ s. Tab. 20).

Als **Nebensymptome** werden die *Adipositas* und das *Heimweh* (extrem ausgeprägt, hält jede Art von Abwesenheit von zuhause nicht aus) in die Repertorisation einbezogen.

Materia-medica-Vergleich

In Herings „Kurzgefasster Arzneimittellehre" wird der psychische Genius von Capsicum folgendermaßen beschrieben:

Die Kinder werden plump und ungeschickt, schweigsam, widersetzlich. Sie leiden unter Heimweh und Schlaflosigkeit, sind heiter und nett, werden aber mürrisch, ärgerlich und leicht gekränkt bei der geringsten Kleinigkeit. Diese Beschreibung erschien der Mutter außerordentlich zutreffend, so dass wir uns für Capsicum entschieden.

Mittelgabe und Verlauf

Unter Capsicum Q 3 sinkt der CGI auf acht, mit Q 6 auf fünf, Q 9 auf 4 und Q 12 auf 3 Punkte: Offensichtlich das richtige Mittel. Es geht nun Jonas sehr gut bis zur Potenz Q 27, unter der der

Tab. 20 Fallbeispiel 9: Repertorisation 2

Arzneimittel	Merc	Caps	Puls	Lyc	Calc	Bell	Ant-c.	Sulf
Anzahl Treffer	7	7	6	6	6	6	6	6
Summe der Grade	16	14	20	18	17	16	14	13
Polaritätsdifferenz		1	2	1	2	0	1	1	0

CGI plötzlich wieder auf 19 (!) ansteigt, ohne dass eine äußere Erklärung für die Verschlechterung vorliegt. In der Annahme, es könnte sich bei Q 27 um eine unwirksame Medikamentencharge handeln, erhält er eine Einzeldosis Capsicum C 200, welches den CGI sofort wieder auf 6 senkt. Mit den folgenden Q-Potenzen eines anderen Herstellers erreicht das Kind wieder die ursprüngliche Besserung (⇨ s. Abb. 28).

Diskussion

Leider ist eine derart schwierige Mittelfindung wie bei diesem Kind nicht ganz selten. Ein Mangel an zuverlässigen Symptomen kann alle Beteiligten manchmal fast zur Verzweiflung bringen. Dass es hier aufgrund der wenigen vorhandenen Angaben doch noch zu einem Erfolg kam, ist ein Glücksfall, der vor allem der allseits vorhandenen Ausdauer und Geduld zuzuschreiben ist.

Der Wirkungsabfall unter Q 27 ist wahrscheinlich einer *unwirksamen Medikamentencharge* zuzuschreiben. Leider beobachten wir ab und zu solche Probleme. Besteht der Verdacht auf einen *therapeutischen Blindgänger*, so ist das

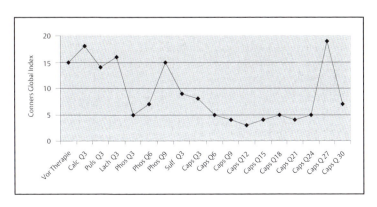

Abb. 28 Fallbeispiel 9: CGI-Verlauf unter homöopathischer Behandlung

hier gewählte Vorgehen zu empfehlen: Die Gabe einer Einzeldosis des vorausgegangenen Medikaments in der Potenz C 200 wird die Ursache des Wirkungsabfalls dann klären, wenn sie schnell wieder zu einer Besserung führt. Der Hersteller des Arzneimittels sollte in einem solchen Fall unter Angabe der Chargennummer immer informiert werden. Mit einem Präparat derselben Firma weiterzubehandeln ist nur dann sinnvoll, wenn die Sicherheit besteht, dass dieses nicht aus der vorangegangenen Potenzstufe hervorgeht.

3.10 Symptomprojektion – Fallbeispiel 10

Niklaus S., 9-jährig

Anamnese und Befund

Niklaus ist ein sensibler, ernster und ängstlicher Knabe mit einer mäßigen Hyperaktivität und starken Aufmerksamkeits- und Lernproblemen in der Schule. Von der Schule werden auch seine Sturheit, Frustrationsintoleranz, die schnellen Stimmungswechsel und starken Zornausbrüche sowie eine mangelnde Ausdauer kritisiert. Als weiteres Problem bestehen tic-artige Gesichtsbewegungen.

Zusatzbemerkungen: Angst bei Dunkelheit, Schlaflosigkeit bei Vollmond, Ekel vor vielen Speisen (besonders Gekochtes).

Im **Conners Global Index** geben die Eltern Niklaus ein Rating von 18 Punkten.

Im **Status** zeigt sich der Patient als blasser, feiner, und offensichtlich sensibler Knabe mit dunklen Haaren und einem dunklen Hautkolorit. Keine besonderen Befunde.

Die neurologische und neuropsychologische Untersuchung bestätigt die Diagnose eines mäßig ausgeprägten ADS.

ADS-Fragebogen

Unruhe körperlich, zappelig
Zerstreutheit, Konzentrationsmangel
Gereiztheit, Zornausbrüche
Abneigung gegen Berührung, ist ihm unangenehm
Sehen angestrengt verschlimmert
Gehör empfindlich, erträgt Lärm schlecht
Geruchssinn überempfindlich
Geschmackssinn vermindert würzt alles nach
Ihm ist schnell kalt, Bedürfnis sich einzuhüllen
Kälte verschlimmert
Schreiben verkrampft, ermüdend
Einschlafen spät

Allgemeiner Fragebogen

Abneigung gegen Gesellschaft (Gesellschaft verschlimmert)
Zähneknirschen
Fließschnupfen, Absonderung gelb, dickflüssig, wundmachend (schnell „erkältet")
Durstlosigkeit
Abneigung gegen Milch und heiße Speisen
Schlechte Wundheilung
Kaltwerden verschlimmert

> Bevor Sie nun weiterlesen, versuchen Sie den Fall zu repertorisieren und sich für eine homöopathische Differenzialdiagnose zu entscheiden (1. Wahl, 2. Wahl, 3. Wahl).

Repertorisation Fallbeispiel 10

(Bönninghausen Programm ⇨ s. Tab. 21).

Materia-medica-Vergleich

Nux vomica erscheint in dieser Repertorisation als eindeutiger Favorit, der alle Überempfindlichkeiten und auch die besondere Anfälligkeit für Kälte gut abdeckt. **China** und **Ignatia** sind die zweite und dritte Wahl.

Mittelgabe und Verlauf

Nux vomica Q 3 bringt einen Abfall des CGI von 18 auf 14 Punkte, wo der Wert auch unter der nächst höheren Potenz bleibt.

In der darauffolgenden Repertorisation korrigiert die Mutter das Symptom Geschmacks-

3.10 Symptomprojektion – Fallbeispiel 10

Tab. 21 Fallbeispiel 10: Repertorisation 1

Arzneimittel	Nux-v	Puls	Cocc	Phos	Ign	Chin	Nat-c	Ph-ac
Anzahl Treffer	11	11	11	11	11	11	11	11
Summe der Grade	35	25	24	23	22	21	19	14
Polaritätsdifferenz	19	–1	8	7	8	9	5	5
Patientensymptome								
Unruhe körperlich	3	1	2	2	3	3	1	1
Zerstreutheit	3	4	3	1	3	2	1	2
Gereiztheit	4	3	1	3	4	2	1	1
< Berührung	4	3	2	1	1	1	1	3
< Sehen angestrengt	1	2	1	3	2	1	3	1
Gehör empfindlich	3	3	2	3	1	2	2	1
Geruchssinn empf.	4	2	2	4	1	3	2	1
Geschmack schwach	3	4	2	1	1	1	2	1
> Warmeinhüllen	3	1	3	1	1	2	2	1
< Kälte	4	1	3	2	3	2	2	1
< Schreiben	3	1	3	2	2	2	2	1
Gegenpole								
Sanftheit	0	4KI	4KI	0	3	0	1	1
> Berührung	0	0	0	3KI	0	1	2	1
> Sehen angestrent	0	0	0	0	0	0	3	1
Geruchssinn schwach	2	4KI	2	3	0	0	0	0
< Warmeinhüllen	1	2	0	?	?	2	0	0
> Kälte	1	4KI	1	1	1	1	1	1
> Schreiben	0	0	0	0	0	0	1	0

sinn schwach, womit Sepia, Chamomilla, Arnika und China ins Zentrum der Aufmerksamkeit rücken. Da Niklaus gut zu trösten ist und sich nicht zurückzieht, wenn es ihm schlecht geht, und auch nicht extrem trotzig ist, fällt die Entscheidung auf Arnika Q 3. Mit dieser bleibt aber der CGI unverändert bei 14. Und unter dem nachfolgenden China steigt er wieder auf 21 Punkte.

Nun zeigt die Mutter Unsicherheit bezüglich der Temperaturempfindung von Niklaus, und hat das Gefühl, dass er nicht wie angenommen kälteempfindlich sei, sondern im Gegenteil sich schnell entblöße, sobald es etwas wärmer werde. Damit kommt Lycopodium an die erste Stelle der möglichen Mittel. Lycopodium Q3 senkt den CGI wieder auf 14 Punkte. Aber unter Q 6 steigt er erneut an auf 19.

Die nochmalige Fallaufnahme führt zu zwei weiteren Korrekturen: Einerseits widerruft Frau S. das Symptom Geruchsempfindlichkeit, andererseits fragt sie sich, ob die von ihr angenommene Berührungsempfindlichkeit nicht nur ihr eigenes Symptom sei, war ihr doch aufgefallen, dass Niklaus sich vom Vater sehr gerne berühren lässt, Berührung sogar sucht. Da sie selbst Berührung als absolut unangenehm empfindet und sich deswegen entsprechend verhält, hat der sensible Niklaus diese instinktiv vermieden. Die vierte Repertorisation führte zur folgenden Differenzialdiagnose:

Repertorisation

Tab. 22 Fallbeispiel 10: Repertorisation 2

Arzneimittel	Lyc	Sep	Calc	Cham	Nux-v	Ign	Phos	Puls
Anzahl Treffer	7	7	7	7	7	7	7	7
Summe der Grade	23	22	20	18	18	17	16	16
Polaritätsdifferenz	11	8	13	6	6	6	9	3
Kontraindikationen	0	0	0	0	1	0	0	1

Mittelgabe und Verlauf

Niklaus erhält jetzt Calcium carbonicum Q 3. Darunter fällt der CGI auf 7 Punkte, mit dem nachfolgenden Calc-c. Q 6 auf 6 Punkte, um sich da zu stabilisieren (⇨ s. Abb. 29).

Diskussion

Ein Problem, das wir bei hyperaktiven Kindern oft beobachten ist, dass ein Elternteil eben-

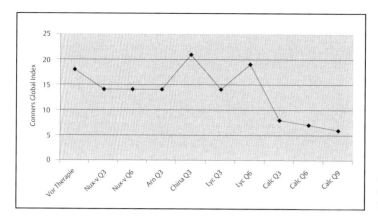

Abb. 29 Falbeispiel 10: CGI-Verlauf unter homöopathischer Behandlung

falls unter Wahrnehmungsstörungen leidet. Niklaus' Mutter formulierte dies klar mit ihrer Berührungsempfindlichkeit. Dies erschwert dann auch die Beobachtung des Kindes und kann unter Umständen zu einer Symptomprojektion auf das Kind führen, wie es hier geschehen ist.

Es gibt nur eine Möglichkeit, dieses Problem zu überwinden: Die geduldige und immer erneute Befragung, bis alle Symptome geklärt sind.

4

Vergleichende Materia medica der häufigsten Arzneimittel bei ADS

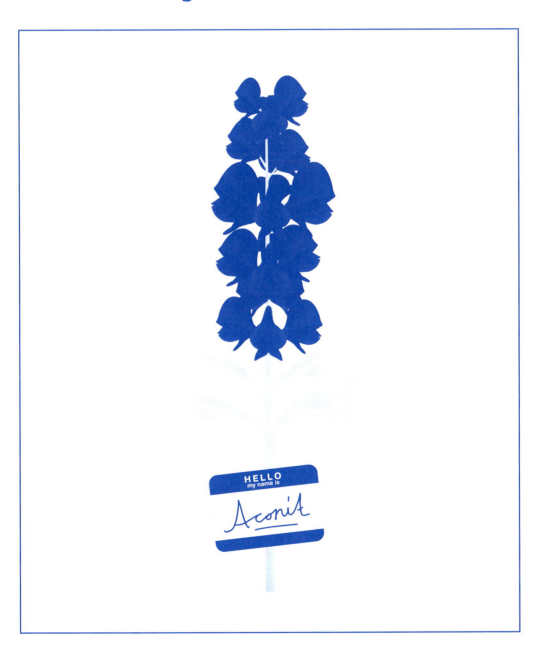

Das Kapitel 4 ist konzipiert als Nachschlagewerk für den Materia-medica-Vergleich nach erfolgter Repertorisation und nach dem Erstellen einer Differenzialdiagnose der in Betracht kommenden Arzneimittel. In alphabetischer Reihenfolge werden diejenigen Medikamente besprochen, die sich aufgrund der in diesem Buch entwickelten Methodik als häufig erwiesen haben.

4.1 Die häufigsten Arzneimittel bei ADS-Patienten

Die in Tab. 23 aufgelisteten Arzneimittel haben in den beiden ADS-Studien des Autors bei 160 Kindern zu einer erheblichen klinischen Besserung sowie zur Abnahme des Conners Global Index um mindestens 50 % oder 9 Rating-Punkten geführt.

Weitere Medikamente, die nach Erfahrung des Autors in Frage kommen, bei den Studienpatienten jedoch nicht verwendet wurden, sind unter anderem:

- Aconitum
- Arnika
- Aurum
- Magnetis polus arcticus
- Cocculus
- Ferrum metallicum
- Jodum
- Natrium carbonicum
- Veratrum album

Diese Liste ist nicht vollständig. Man ist immer wieder erstaunt, dass auch weitere Mittel, wie z. B. Carbo vegetabilis, plötzlich bei einem Kind die entscheidende Besserung herbeiführen. Wird bei der Fallaufnahme und Repertorisation nach der Kent-Methode verfahren, so kommen zusätzlich (v. a.) noch die folgenden Arzneien in Betracht: Bismuth, Bufo rana, Carcinosinum, Cina, Colocynthis, Crotalus horridus, Lyssinum, Medorrhinum und Tarentula hispanica. Bei der Anwendung der in diesem Buch vorgestellten Arbeitstechnik kommen diese Mittel aus den zwei Gründen nicht vor:

Tab. 23 ADS-Arzneimittelliste
Häufigkeit der Verordnung in Prozent.

1.	Calcium carbonicum	14 %
2.	Lycopodium	11 %
3.	Sulfur	10 %
4.	Nux vomica	6 %
5.	Phosphor	6 %
6.	Causticum	5 %
7.	Ignatia	5 %
8.	Silicca	5 %
9.	Mercurius solubilis	4 %
10.	Belladonna	4 %
11.	Chamomilla	4 %
12.	Sepia	4 %
13.	Hepar sulfur	3 %
14.	Argentum nitricum	3 %
15.	China	3 %
16.	Lachesis	2 %
17.	Phosphoricum acidum	2 %
18.	Pulsatilla	2 %
19.	Staphisagria	2 %
20.	Arsenicum album	1 %
21.	Hyoscyamus	1 %
22.	Natrium muriaticum	1 %
23.	Capsicum	<1 %
24.	Agaricus	<1 %
25.	Barium carbonicum	<1 %
26.	Bryonia	<1 %
27.	Stramonium	<1 %

1. In den Bönninghausen Repertorien fehlen Bufo, Carcinosinum, Crotalus horridus, Lyssinum, Tarentula hispanica und Medorrhinum.
2. Kents Methode richtet sich stark nach den Gemütssymptomen aus, welche sich bei ADS-Patienten als eher unzuverlässig erwiesen haben. Die Rangordnung der Symptome hat aber einen entscheidenden Einfluss auf die in einer Fallaufnahme erarbeiteten Mittel. Da sich Bönninghausen ganz anders ausrichtet als Kent, unterscheiden sich auch die Verschreibungen der beiden.

Es liegt dem Autor fern anzunehmen, die von ihm nicht verwendeten Arzneimittel seien ohne Nutzen. Nach seiner Erfahrung können verschiedene Arzneien bei einem Patienten eine Besserung bewirken, nicht nur eine einzige. Aus Tab. 23 ist ersichtlich, dass es sich bei den nach der Bönninghausen Methode ermittelten Arzneien überwiegend um diejenigen Mittel handelt, die nicht selten auch bei anderen Leiden von Kindern vorkommen. Da die Repertorisation in der Regel mehrere Möglichkeiten ergibt, muss neben der Polaritätsdifferenz auch der *Genius* der gewählten Arznei genau demjenigen der Patientensymptomatik entsprechen. Ziel dieses Kapitels ist es, dem behandelnden Arzt diese Abstimmung zu erleichtern.

4.2 Der Genius der Arzneien und der Genius des Leidens des Patienten

Der Genius einer Arznei umfasst nach Bönninghausen all jene Eigenschaften und Zeichen, die das Arzneimittel wie ein roter Faden durchlaufen. Geniussymptome (charakteristische Symptome) sind solche, die häufig vorkommen, in verschiedenen Körperbereichen auftreten und sich deutlich kundtun.[53] Bei der Geniusbestimmung halten wir uns an die *hochwertigen Symptome* des Arzeimittels (Grad 3, 4 und 5), die das besonders Charakteristische darstellen. Die einzige Ausnahme von dieser Regel sind polare Symptome, bei denen beide Pole die gleich hohe Wertigkeit aufweisen: Sie gehören nicht zum Genius.

Das Individuelle, der *Genius des Leidens des ADS-Patienten* manifestiert sich in der unterschiedlichen Kombination an Wahrnehmungssymptomen, seinem Bedürfnis oder seiner Abneigung sich zu bewegen, der Temperaturempfindlichkeit und den Auswirkungen des ADS auf Denkprozesse, Gedächtnis, Feinmotorik, Schlaf und (in begrenztem Rahmen) auch auf das Gemüt.

Unser ADS-Fragebogen wurde als Raster verwendet, um für jedes Medikament ein *ADS-Arzneimittelprofil* herauszuarbeiten. Als Ergänzung dienten die Gemütssymptome nach Hering[54], Lippe[55] und Guernsey.[56] Es sei hier ganz besonders nochmals auf die Relativität dieser zusätzlichen Gemütssymptome verwiesen. Eine seriöse Mittelwahl darf niemals einfach auf diesen basieren. Die damit erfolgten Versuche lösten nicht selten bei den Eltern „eindeutige" Mittelentscheide aus, die sich in der Praxis als falsch erwiesen. Der abschließende Materia-medica-Vergleich soll also möglichst umfassend sein und alle Aspekte berücksichtigen, die dem Arzt ins Auge fallen.

4.3 ADS-Arzneimittelprofile

Einleitend sei hier nochmals darauf hingewiesen, dass die hier aufgelisteten pathologischen Phänomene diejenigen sind, welche sich in der Arzneimittelbestimmung bei ADS-Patienten als einigermaßen zuverlässig erwiesen haben, währendem mögliche Quellen von Fehleinschätzungen weitgehend weggelassen wurden. Der Fragebogen erlaubt eine sehr weitgehende Kombinatorik und erweist sich deshalb als nicht sehr einschränkend in Bezug auf die möglichen Arzneimittel.

Die bei ADS mehr oder weniger häufig vorkommenden Arzneimittel werden *nicht* nach ihrer Häufigkeit geordnet, sondern in alphabetischer Reihenfolge besprochen, damit der Text zum Materia-medica-Vergleich optimal genutzt werden kann.

Im Fettdruck erscheinen die hochwertigen ADS-Symptome des Arzneimittels, in Klammern ist dessen Wertigkeit aufgeführt.

Allgemeines ADS-Arzneimittelprofil

ADS-Grundsymptome	Unruhe körperlich, zappelig
	Zerstreutheit, Konzentrationsschwäche
	Gereiztheit, ärgerlich, Zornausbrüche
Wahrnehmungssymptome	
Taktil	Abneigung gegen Berührung (ist ihm/ihr unangenehm)
Visuell	Überempfindlichkeit gegen (helles) Licht
	Sehen angestrengt verschlimmert (TV, PC-Spiele)
Auditiv	Gehör überempfindlich
Geruchssinn	Geruchssinn überempfindlich
Geschmackssinn	Geschmackssinn vermindert (würzt alles nach)
Temperatur-empfindung	Ihm/ihr ist schnell zu heiß, Bedürfnis zu entblößen
	Wärme verschlimmert
	Kälte bessert
	Ihm/ihr ist schnell zu kalt, Bedürfnis einzuhüllen
	Kälte verschlimmert
Verarbeitung	Begreifen, Verstehen langsam
	Gedächtnis schwach
Grobmotorik	Übermäßiges Verlangen nach Bewegung
	Bewegung bessert
	Abneigung gegen Bewegung, Trägheit
Feinmotorik	Schreiben erschwert, verkrampft ermüdend
Verschlimmerungszeit im Tagesablauf	morgens, nach dem Erwachen
	vormittags
	nachmittags
	abends
Gemüt	Traurigkeit

Aconitum

ADS-Grundsymptome	**Unruhe körperlich, Zappeligkeit (3)**
	Zerstreutheit, Konzentrationsschwäche (3)
	Gereiztheit, ärgerlich, Zornausbrüche (4)
Wahrnehmungssymptome	
Taktil	**Abneigung gegen Berührung (ist unangenehm) (3)**
Visuell	**Überempfindlichkeit gegen (helles) Licht (3)**
	Sehen angestrengt verschlimmert (TV, PC-Spiele)
Auditiv	**Gehör überempfindlich (3)**
Geruchssinn	**Geruchssinn überempfindlich (3)**
Geschmackssinn	Geschmackssinn vermindert (würzt alles nach)
Temperatur-empfindung	**Ihm/ihr ist schnell zu heiß, Bedürfnis zu entblößen (3)**
	Wärme verschlimmert (1)
	Kälte bessert (1)
	Ihm/ihr ist schnell zu kalt, Bedürfnis einzuhüllen (1)
	Kälte verschlimmert (3)
Verarbeitung	Begreifen, Verstehen langsam
	Gedächtnis schwach (2)
Grobmotorik	Übermäßiges Verlangen nach Bewegung (2)
	Bewegung bessert (1)
	Abneigung gegen Bewegung, Trägheit (4)
Feinmotorik	Schreiben erschwert, verkrampft ermüdend (2)
Verschlimmerungszeit im Tagesablauf	**morgens, nach Erwachen (3)**
	vormittags
	nachmittags
	abends (3)
Gemüt	**Traurigkeit (4)**

Synthese der hochwertigen ADS-Symptome von Aconitum
(Genius nach dem Bönninghausen Taschenbuch 2000[57] = BTB 2000)

Bewegungsmuster:	Unruhe körperlich und Zappeligkeit, trotzdem eher Abneigung gegen Bewegung
Wahrnehmung:	Überempfindlichkeit gegen Berührung, Licht, Lärm und Gerüche
Temperatur:	Bedürfnis zu entblößen, aber Kälte verschlimmert, besonders trockene Kälte verschlimmert.
Verschlimmerungszeit:	Nach dem Erwachen und abends
Gemüt:	Gereiztheit, Traurigkeit
Verstand:	Zerstreutheit

Weitere charakteristische Aconitum-Symptome

Hering: Unbesinnlichkeit, *Gedächtnisschwäche*, kann sich auf Daten nicht besinnen.
Ekstase, Phantasien, *Delirien*, besonders nachts.
Furcht vor Gespenstern, vor dem Verlust des Verstandes, *vor dem nahenden Tode*.
Furchtsam in der Dunkelheit. *Ängstliche Ruhelosigkeit*, qualvolles Umherwerfen.
Erschreckt von einem Gedränge oder beim Passieren einer belebten Straße.
Besorgt um die Zukunft. Untröstliche Bangigkeit und Angst, Wehklagen.
Ärgerlich, ungeduldig, Verzagtheit. Macht anderen wegen Kleinigkeiten Vorwürfe.
Reizbare, boshafte Stimmung, oder traurig und verzweifelt.
Beschwerden die auf einen Schreck, Ärger, Zorn oder Kummer folgen.
Überempfindlichkeit der Sinne gegen Licht und Geräusch. Will nicht berührt werden.
Wutanfälle bei Kindern.
Wechselnde Stimmung, bald lustig, bald zu Tränen geneigt (Launenhaftigkeit).

Lippe: (gleiche Symptomatik wie Hering)

Guernsey: Unruhe, Aufregung oder Furcht als Begleitsymptom banaler Beschwerden. Große Angst. Fürchtet sich aus dem Haus zu gehen, in Menschenansammlungen. Beschwerden durch Schreck mit zurückbleibender Furcht.

Folgemittel (Guernsey):

Arn., Bell., Bry., Canth., Merc., Puls., Rhus-t. Sep., Sul

Agaricus

Häufigkeit: Weniger als 1 % der Verordnungen bei ADS

ADS-Grundsymptome	Unruhe körperlich, zappelig (1)
	Zerstreutheit, Konzentrationsschwäche
	Gereiztheit, ärgerlich, Zornausbrüche
Wahrnehmungssymptome	
Taktil	Abneigung gegen Berührung (ist unangenehm) (1)
Visuell	Überempfindlichkeit gegen (helles) Licht (1)
	Sehen angestrengt verschlimmert (TV, PC-Spiele) (2)
Auditiv	Gehör überempfindlich
Geruchssinn	Geruchssinn überempfindlich (2)
Geschmackssinn	Geschmackssinn vermindert (würzt alles nach)
Temperatur-empfindung	Ihm/ihr ist schnell zu heiß, Bedürfnis zu entblößen
	Wärme verschlimmert
	Kälte bessert
	Ihm/ihr ist schnell zu kalt, Bedürfnis einzuhüllen (2)
	Kälte verschlimmert (3)
Verarbeitung	Begreifen, Verstehen langsam
	Gedächtnis schwach
Grobmotorik	Übermäßiges Verlangen nach Bewegung (1)
	Bewegung bessert (2)
	Abneigung gegen Bewegung; Trägheit
Feinmotorik	Schreiben erschwert, verkrampft ermüdend (1)
Verschlimmerungszeit im Tagesablauf	morgens, nach dem Erwachen
	vormittags
	nachmittags (3)
	abends (1)
Gemüt	Traurigkeit

Synthese der hochwertigen ADS-Symptome von Agaricus
(Genius nach BTB 2000)

Bewegungsmuster:	Nichts Auffälliges
Wahrnehmung:	Nichts Auffälliges
Temperatur:	Kälte verschlimmert
Verschlimmerungszeit:	nachmittags
Gemüt:	Abneigung zu Sprechen und zu Arbeiten, ohne misslaunig zu sein (Hervorhebung durch Hahnemann, CK II)[35]
Verstand:	Nach Bönninghausen nichts Auffälliges.

Weitere charakteristische Agaricus-Symptome

Hering: Kann nicht das rechte Wort finden, benutzt falsche Worte.
Verwirrung des Kopfes, erregte Phantasie, macht Verse.
Delirium.
Große Geschwätzigkeit; singt, schwatzt, aber beantwortet keine Fragen.
Krampfhafte Bewegungen der Gesichts- und Nackenmuskeln.
Ist abgeneigt Fragen zu beantworten.
Will keine geistige Arbeit verrichten. Geistige Arbeit ruft Schwindel hervor.
Sehr schlechte Laune.

Lippe: Abneigung zu sprechen
Abneigung zu arbeiten, besonders Abneigung gegen geistige Arbeiten.
Überschwängliche Phantasie, Verzückung, macht Prophezeiungen.
Spricht in Versen.

Guernsey: Ist sehr verstimmt und lehnt es ab, auf Fragen zu antworten.
Sehr gleichgültig.
Delirium, versucht aus dem Bett herauszukommen, erkennt niemanden, wirft Sachen nach der Pflegerin.
Singt, redet, aber antwortet nicht auf Fragen.
Mürrisch, eigensinnig, halsstarrig, lernt langsam laufen und sprechen.

Folgemittel (Guernsey):

Bell., Calc., Merc., Op., Puls., Rhus-t., Sil.

Anmerkung

Da alle relevanten ADS-Symptome in den hohen Wertigkeiten fehlen, dürfte Agaricus bei hyperaktiven Kindern selten indiziert sein. Die von Lippe und Guernsey beschriebenen Symptome lassen eher an ein psychotisches Geschehen denken.

Argentum nitricum

Häufigkeit: 3 % der Verordnungen bei ADS.
(Da Argentum nitricum im Bönninghausen Taschenbuch 2000 nicht enthalten ist, werden hier die Wertigkeiten des Bönninghausen Taschenbuchs 1897[58] verwendet.)

ADS-Grundsymptome	**Unruhe körperlich, zappelig (3)** Zerstreutheit, Konzentrationsschwäche Gereiztheit, ärgerlich, Zornausbrüche
Wahrnehmungssymptome	
Taktil	Abneigung gegen Berührung (ist ihm/ihr) unangenehm
Visuell	Überempfindlichkeit gegen (helles) Licht Sehen angestrengt verschlimmert (TV, PC-Spiele)
Auditiv	Gehör überempfindlich
Geruchssinn	Geruchssinn überempfindlich
Geschmackssinn	Geschmackssinn vermindert (würzt alles nach)
Temperatur-empfindung	Ihm/ihr ist schnell zu heiß, Bedürfnis zu entblößen Wärme verschlimmert Kälte bessert **Ihm/ihr ist schnell zu kalt, Bedürfnis einzuhüllen (2)** Kälte verschlimmert
Verarbeitung	Begreifen, Verstehen langsam Gedächtnis schwach
Grobmotorik	Übermäßiges Verlangen nach Bewegung **Bewegung bessert (2)** Abneigung gegen Bewegung; Trägheit
Feinmotorik	Schreiben erschwert, verkrampft ermüdend
Verschlimmerungszeit im Tagesablauf	morgens, nach dem Erwachen vormittags **nachmittags (3)** **abends (3)**
Gemüt	**Traurigkeit (3)**

Synthese der hochwertigen ADS-Symptome von Argentum nitricum
(Genius nach dem Bönninghausen Taschenbuch 1897)

Bewegungsmuster:	Unruhe körperlich, Zappeligkeit
Wahrnehmung:	Nichts Auffälliges
Temperatur:	Nach Bönninghausen nichts Auffälliges
Verschlimmerungszeit:	nachmittags und abends
Gemüt:	Traurigkeit
Verstand:	Nach Bönninghausen nichts Auffälliges

Weitere charakteristische Argentum-nitricum-Symptome

Hering: Verliert das Gedächtnis, kann oft das rechte Wort nicht finden, stottert deswegen (z. B. in Prüfungssituationen).
Liegt mit geschlossenen Augen, *vermeidet Licht und Unterhaltung.*
Die Zeit vergeht ihm viel zu langsam.
Drang schnell zu gehen. Häufige Angstanfälle. Schreckhaft.
Gleichgültig gegen jede Beschäftigung.
Zurückhaltend, traurig, schweigsam. Weinerliche Stimmung.
Große Niedergeschlagenheit, mit seufzender Atmung, < im geschlossenen Zimmer.
Ärgert sich leicht, bekommt davon Husten und Bruststiche.
Angestrengtes Denken steigert Kopfschmerzen.
Furcht vor Ereignissen kann Durchfall verursachen.

Lippe: Sehr impulsiv, in ständiger Bewegung, geht schnell, Apathie.

Guernsey: Apathie, schweigsam und schwermütig. Die Zeit vergeht zu langsam, es scheint ihm, als brauchen andere für etwas Stunden, das eigentlich in kurzer Zeit durchzuführen wäre. Dies regt ihn auf.
Impulsiv, will alles eilig erledigen, alles muss schnell gehen, ist stets in Eile.
Leicht aufgeregt, nervös, reizbar, ängstlich.

Folgemittel (Guernsey):

Calc., Puls., Sep., Als nächste: Lyc., Sil., Kali-c., Merc.
Antidote: Merc., Nat-m.

Anmerkung

Da Wahrnehmungssymptome in den hohen Wertigkeiten fehlen, dürfte Argentum nitricum bei hyperaktiven Kindern selten zu finden sein.

Arnika

ADS-Grundsymptome	Unruhe körperlich, zappelig (2) **Zerstreutheit (3)** Gereiztheit, ärgerlich, Zornausbrüche (2)
Wahrnehmungssymptome	
Taktil	**Abneigung gegen Berührung (ist unangenehm) (3)**
Visuell	Überempfindlichkeit gegen (helles) Licht (1) Sehen angestrengt verschlimmert (TV, PC-Spiele) (2)
Auditiv	**Gehör überempfindlich (3)**
Geruchssinn	Geruchssinn überempfindlich (1)
Geschmackssinn	Geschmackssinn vermindert (würzt alles nach)
Temperatur-empfindung	Ihm/ihr ist schnell zu heiß, Bedürfnis zu entblößen Wärme verschlimmert (1) Kälte bessert (1) Ihm/ihr ist schnell zu kalt, Bedürfnis einzuhüllen (2) Kälte verschlimmert (2)
Verarbeitung	Begreifen, Verstehen langsam Gedächtnis schwach (1)
Grobmotorik	**Übermäßiges Verlangen nach Bewegung (3)** Bewegung bessert (1) Abneigung gegen Bewegung, Trägheit (1)
Feinmotorik	Schreiben erschwert, verkrampft ermüdend (1)
Schlaf	Einschlafen spät (2) Erwachen öfters nachts (2)
Verschlimmerungszeit im Tagesablauf	**morgens, nach dem Erwachen (3)** vormittags nachmittags (1) **abends (4)**
Gemüt	Traurigkeit

Synthese der hochwertigen ADS-Symptome von Arnika
(Genius nach BTB 2000)

Bewegungsmuster:	Bedürfnis zu bewegen, aber keine extreme Zappeligkeit
Wahrnehmung:	Abneigung gegen Berührung, Überempfindlichkeit gegen Lärm
Temperatur:	Nichts Auffälliges
Verschlimmerungszeit:	morgens, nach dem Erwachen und abends
Gemüt:	Nichts Auffälliges
Verstand:	Zerstreutheit, Konzentrationsschwäche

Weitere charakteristische Arnika-Symptome

Hering: Vergesslich, was er redet entschwindet schnell seinem Gedächtnis.
Geistesabwesend, die Gedanken schweifen von ihrem Gegenstand ab und haften an Einbildungen und Phantasiegebilden.
Vergießt Tränen und ergeht sich in Schmähungen nach einem Wutanfall.
Sie spricht nicht ein Wort, lehnt auf Fragen jede Antwort ab; liebt die Teilnahme nicht.
Ist indisponiert zu denken. Will keine Anteilnahme.
Fürchtet berührt oder gestoßen zu werden.
Angst auf öffentlichen Plätzen, Agoraphobie.
Hypochondrische Ängstlichkeit.
Hoffnungslosigkeit, Gleichgültigkeit.
Überempfindliches, eigensinniges, streitsüchtiges Gemüt.
Ist leicht in Schrecken versetzt, unerwartete Kleinigkeiten lassen ihn *vor Schreck auffahren.*
Beschwerden von Angst oder Furcht.

Lippe: Depression des Gemüts, Geistesabwesenheit. Bricht in Tränen und Schmähungen aus nach einem Wutausbruch.
Große Empfindlichkeit des Gemüts mit Ängstlichkeit und Ruhelosigkeit.
Weigert sich irgendwelche Fragen zu beantworten.
Streitsüchtig.

Guernsey: Hypochondrisch, hoffnungslos, verdrießlich, empfindlich.

Folgemittel (Guernsey):

Puls., Bell., Bry., Calc., Chin., Con., Nux-v., Phos.,
Rhus-t., Sulf.
Antidote: Camph., Ip.

Arsenicum album

Häufigkeit: 1 % der Verordnungen bei ADS

ADS-Grundsymptome	**Unruhe körperlich, zappelig (3)** Zerstreutheit, Konzentrationsschwäche Gereiztheit, ärgerlich, Zornausbrüche (2)
Wahrnehmungssymptome	
Taktil	Abneigung gegen Berührung (ist unangenehm) (2)
Visuell	Überempfindlichkeit gegen (helles) Licht (2) Sehen angestrengt verschlimmert (TV, PC-Spiele)
Auditiv	Gehör überempfindlich (2)
Geruchssinn	Geruchssinn überempfindlich (1)
Geschmackssinn	Geschmackssinn vermindert (würzt alles nach) (2)
Temperatur- empfindung	Ihm/ihr ist schnell zu heiß, Bedürfnis zu entblößen (1) Wärme verschlimmert Kälte bessert **Ihm/ihr ist schnell zu kalt, Bedürfnis einzuhüllen (3)** **Kälte verschlimmert (4)**
Verarbeitung	Begreifen, Verstehen langsam (2) Gedächtnis schwach (2)
Grobmotorik	Übermäßiges Verlangen nach Bewegung (2) Bewegung bessert (2) **Abneigung gegen Bewegung, Trägheit (4)**
Feinmotorik	Schreiben erschwert, verkrampft ermüdend
Verschlimmerungszeit ***im Tagesablauf***	morgens, nach dem Erwachen (2) vormittags (1) nachmittags (1) **abends (3)**
Gemüt	Traurigkeit

Synthese der hochwertigen ADS-Symptome von Arsenicum album
(Genius nach BTB 2000)

Bewegungsmuster:	Unruhe körperlich, aber Abneigung gegen Bewegung
Wahrnehmung:	Nichts Auffälliges
Temperatur:	Ihm/ihr ist schnell zu kalt, Bedürfnis einzuhüllen Kälte verschlimmert
Verschlimmerungszeit:	abends
Gemüt:	Nichts Auffälliges
Verstand:	Nichts Auffälliges

Weitere charakteristische Arsenicum-album-Symptome

Hering: Gedächtnisschwäche, Verworrenheit im Kopf. *Traurige, weinerliche, ängstliche Stimmung.* Fürchtet sich allein zu sein, um sich nicht ein Leid anzutun. Ängstlich, niedergedrückt, fürchtet um den dauernden Verlust seiner Gesundheit.
Intensive Angst und Unruhe, die ihn nach Mitternacht aus dem Bett treibt.
Eigensinnig und weinerlich.
Das Kind ist zänkisch und will immer getragen werden.
Kann nirgends Ruhe finden, verändert fortwährend seinen Platz.

Lippe: Ängstlichkeit, treibt ihn aus dem Bett nachts und von einem Platz zum anderen tags. Ruhelosigkeit.
Große Todesangst; Angst allein gelassen zu werden.
Hoffnungslosigkeit.
Findet keine Ruhe, speziell nachts, mit Ängstlichkeit.
Ärger mit Ängstlichkeit, Ruhelosigkeit und Kältegefühl.

Guernsey: Je größer das Leiden ist, desto größer die Angst. Sehr starke Ruhelosigkeit, wobei jede Bewegung von Erschöpfung gefolgt ist.
Traurigkeit, Melancholie, Verzweifelt am Leben, hat aber auch Furcht vor dem Tod.

Folgemittel (Guernsey):

Apis, Cham., Chin., Ferr., Hep., Iod., Ip., Lyc., Merc., Nux-v., Sulf.
Antidote: Ip., Hep., Nux-v.

Anmerkung

Durch das völlige Fehlen von hochwertigen Wahrnehmungssymptomen kommt Arsenicum album für ADS-Fälle nur selten in Frage.

Aurum metallicum

ADS-Grundsymptome	Unruhe körperlich, zappelig Zerstreutheit, Konzentrationsmangel (1) **Gereiztheit, ärgerlich, Zornausbrüche (4)**
Wahrnehmungssymptome	
Taktil	Abneigung gegen Berührung (ist unangenehm) (1)
Visuell	Überempfindlichkeit gegen (helles) Licht **Sehen angestrengt verschlimmert (TV, PC) (3)**
Auditiv	**Gehör überempfindlich (4)**
Geruchssinn	**Geruchssinn überempfindlich (4)**
Geschmackssinn	Geschmackssinn vermindert (würzt alles nach)
Temperatur-empfindung	Ihm/ihr ist schnell zu heiß, Bedürfnis zu entblößen (1) Wärme verschlimmert (1) Kälte bessert (1) **Ihm/ihr ist schnell zu kalt, Bedürfnis einzuhüllen (3)** **Kälte verschlimmert (3)**
Verarbeitung	Begreifen, Verstehen langsam (2) Gedächtnis schwach (1)
Grobmotorik	Übermäßiges Verlangen nach Bewegung **Bewegung bessert (4)** Abneigung gegen Bewegung, Trägheit
Feinmotorik	Schreiben erschwert, verkrampft ermüdend (1)
Verschlimmerungszeit im Tagesablauf	morgens, nach dem Erwachen vormittags (1) nachmittags (1) abends (1)
Gemüt	Traurigkeit (2)

Synthese der hochwertigen ADS-Symptome von Aurum metallicum
(Genius nach BTB 2000)

Bewegungsmuster:	Bewegung bessert
Wahrnehmung:	Angestrengtes Sehen verschlimmert, Gehör und Geruchssinn überempfindlich
Temperatur:	Ihm/ihr ist schnell zu kalt, Bedürfnis einzuhüllen
Verschlimmerungszeit:	Nichts Auffälliges
Gemüt:	Gereiztheit
Verstand:	Nichts Auffälliges

Weitere charakteristische Aurum-metallicum-Symptome

Hering: Gedächtnisschwäche.
Unbehagliches, hastiges Verlangen nach geistiger und körperlicher Tätigkeit. Kann die Dinge nicht schnell genug tun.
Lebensmüde, suizidale Stimmung, besonders abends Sehnsucht nach dem Tode. Religiöser Wahn.
Ängstlichkeit und Furcht. Ein bloßes Geräusch an der Tür ängstigt ihn.
Melancholie, Neigung zum Weinen, er bildet sich ein, nicht in diese Welt zu passen, so dass er nie Erfolg haben kann.
Hat kein Selbstvertrauen.
Abwechselnd mürrisch und heiter.
Widerspruch reizt zur Wut.
Geistige Arbeit ermüdet übermäßig.
Beschwerden von Kummer

Lippe: Melancholie, entmutigt. Neigung zu weinen, Sehnsucht nach dem Tode.
Übermäßige Seelenqual, die sich bis zur Selbstzerstörung steigert.
Der geringste Widerspruch löst seinen Zorn aus.
Abwechselnd verdrießlich und fröhlich.

Guernsey: Qualvolle Angst und großer Kummer; scheint keine Freude zu haben. Hoffnungslosigkeit und Mutlosigkeit. Geistige Reizbarkeit. *Anfälle von Zorn mit großer Hast.* Traurig; fühlt, dass alles gegen sie und das Leben nicht lebenswert ist, und allein der Gedanke an den Tod Freude vermittelt. Geistige Anstrengung ist ermüdend.

Folgemittel (Guernsey):

Acon., Bell., Calc., Chin., Lyc., Merc., Puls., Rhus-t., Sep., Sulf.
Antidote: Coff., Merc.

Barium carbonicum

Häufigkeit: Weniger als 1 % der Verordnungen bei ADS

ADS-Grundsymptome	Unruhe körperlich, zappelig (1) **Zerstreutheit, Konzentrationsschwäche (3)** **Gereiztheit, ärgerlich, Zornausbrüche (3)**
Wahrnehmungssymptome	
Taktil	Abneigung gegen Berührung (ist unangenehm) (1)
Visuell	**Überempfindlichkeit gegen (helles) Licht (3)** Sehen angestrengt verschlimmert (TV, PC-Spiele) (2)
Auditiv	Gehör überempfindlich (2)
Geruchssinn	Geruchssinn überempfindlich (2)
Geschmackssinn	Geschmackssinn vermindert (würzt alles nach) (1)
Temperatur-empfindung	Ihm/ihr ist schnell zu heiß, Bedürfnis zu entblößen Wärme verschlimmert (1) Kälte bessert (1) Ihm/ihr ist schnell zu kalt, Bedürfnis einzuhüllen **Kälte verschlimmert (3)**
Verarbeitung	Begreifen, Verstehen langsam (2) Gedächtnis schwach (2)
Grobmotorik	Übermäßiges Verlangen nach Bewegung Bewegung bessert (1) **Abneigung gegen Bewegung, Trägheit (3)**
Feinmotorik	Schreiben erschwert, verkrampft ermüdend (2)
Verschlimmerungszeit im Tagesablauf	morgens, nach dem Erwachen vormittags (1) nachmittags (1) abends (1)
Gemüt	Traurigkeit

Synthese der hochwertigen ADS-Symptome von Barium carbonicum
(Genius nach BTB 2000)

Bewegungsmuster:	Abneigung gegen Bewegung
Wahrnehmung:	Überempfindlichkeit gegen helles Licht
Temperatur:	Kälte verschlimmert
Verschlimmerungszeit:	Nichts Auffälliges
Gemüt:	Gereiztheit
Verstand:	Zerstreutheit, Konzentrationsmangel

Weitere charakteristische Barium-carbonicum-Symptome

Hering: Gedächtnismangel, das Kind kann nicht unterrichtet werden, weil es nichts im Gedächtnis behalten kann. Es ist unaufmerksam.
Vergesslich, mitten im Gespräch entfallen ihm die bekannten Worte.
Geistes- und Körperschwäche, kindisches Benehmen.
Das Kind will nicht spielen, sondern sitzt im Winkel und tut nichts.
Traurigkeit, geistige Niedergeschlagenheit, Kummer über Kleinigkeiten.
Scheu vor Menschen, vor Fremden, mag nicht aufsehen. Bildet sich ein, dass man ihn auslacht oder tadelt.
Besorgnis über die Zukunft und über häusliche Angelegenheiten.
Unentschlossen, ändert fortwährend seinen Sinn.
Verliert das Selbstvertrauen, ist verzagt und kleinmütig.
Plötzliche Aufwallungen von Ärger, aber mit Feigheit verbunden.
Der Gedanke an die eigenen Leiden verschlimmert diese.

Lippe: Misstrauen, Mangel an Selbstvertrauen, und Abneigung gegen fremde Menschen.
Kinder wollen nicht spielen.
Gedächtnisschwäche
Kinder können nichts behalten und nicht lernen.

Guernsey: Starke Abneigung gegen Fremde, Fremde zu sehen verschlimmert die Symptome und verursacht deren Wiederauftreten. Plötzlich überwältigt von schlimmen Erwartungen. Große Besorgtheit und ängstliche Sorge.
Geistig schwache Kinder.

Folgemittel (Guernsey):

Calc., Con., Phos., Puls., Rhus-t., Sep., Sil., Sulf.
Antidot: Camph.

Belladonna

Häufigkeit: 4 % der Verordnungen bei ADS.

ADS-Grundsymptome	Unruhe körperlich, zappelig (4)
	Zerstreutheit, Konzentrationsschwäche (2)
	Gereiztheit, ärgerlich, Zornausbrüche (3)
Wahrnehmungssymptome	
Taktil	Abneigung gegen Berührung (ist unangenehm) (4)
Visuell	Überempfindlichkeit gegen (helles) Licht (3)
	Sehen angestrengt verschlimmert (TV, PC-Spiele) (2)
Auditiv	Gehör überempfindlich (3)
Geruchssinn	Geruchssinn überempfindlich (4)
Geschmackssinn	Geschmackssinn vermindert (würzt alles nach) (2)
Temperatur-empfindung	Ihm/ihr ist schnell zu heiß, Bedürfnis zu entblößen
	Wärme verschlimmert (1)
	Kälte bessert (1)
	Ihm/ihr ist schnell zu kalt, Bedürfnis einzuhüllen (2)
	Kälte verschlimmert (3)
Verarbeitung	Begreifen, Verstehen langsam (2)
	Gedächtnis schwach (4)
Grobmotorik	Übermäßiges Verlangen nach Bewegung (1)
	Bewegung bessert (1)
	Abneigung gegen Bewegung, Trägheit (2)
Feinmotorik	Schreiben erschwert, verkrampft ermüdend
Verschlimmerungszeit im Tagesablauf	morgens, nach dem Erwachen (4)
	vormittags (1)
	nachmittags (4)
	abends (4)
Gemüt	Traurigkeit (3)

Synthese der hochwertigen ADS-Symptome von Belladonna
(Genius nach BTB 2000)

Bewegungsmuster:	Unruhe körperlich, Zappeligkeit
Wahrnehmung:	Überempfindlichkeit gegen helles Licht, Lärm, Gerüche Abneigung gegen Berührung
Temperatur:	Kälte verschlimmert
Verschlimmerungszeit:	morgens nach dem Erwachen, nachmittags und abends
Gemüt:	Gereiztheit, Traurigkeit
Verstand:	Gedächtnisschwäche

Weitere charakteristische Belladonna-Symptome

Hering: Lebhaftes Gedächtnis, erinnert sich lange an vergangene Dinge, oder *Abnahme des Gedächtnisses*, vergisst in einem Augenblick, was er tun wollte. *Geistesabwesend und vergesslich.* *Neigung zu Delirien*, fürchtet sich vor eingebildeten Dingen, möchte entfliehen oder sich verbergen. Zähneknirschen. Schlägt drein oder beißt andere.
Schwatzhaft, danach schweigsam.
Zänkisch bei übermäßiger Lustigkeit.
Schreckhaftigkeit.
Sehr reizbare Laune, weint leicht.
Mürrisch und ernsthaft, ängstlich, furchtsam.
Verdrießlich, nichts ist ihm recht, ärgert sich über sich selbst.

Lippe: Nervöse Ängstlichkeit, Ruhelosigkeit, will entfliehen.
Delirien. Fantastische Illusionen.
Zornausbrüche, wütend, schlägt andere, spuckt und zerreißt Dinge.
Will nicht sprechen oder spricht sehr schnell.

Guernsey: Bei diesem Mittel zeigt sich eine bemerkenswerte *Schnelligkeit von Empfindungen oder Bewegungen.* Schmerzen kommen und gehen mit großer Schnelligkeit.

Folgemittel (Guernsey):

Acon., Calc., Hyos., Lach., Mosch., Nux-v., Puls., Sep., Sulf.
Antidote: Hyos., Coff.

Bryonia

Häufigkeit: Weniger als 1 % der Verordnungen bei ADS.

ADS-Grundsymptome	**Unruhe körperlich, zappelig (3)**
	Zerstreutheit, Konzentrationsschwäche
	Gereiztheit, ärgerlich, Zornausbrüche (3)
Wahrnehmungssymptome	
Taktil	**Abneigung gegen Berührung (ist unangenehm) (3)**
Visuell	Überempfindlichkeit gegen (helles) Licht (2)
	Sehen angestrengt verschlimmert (TV, PC-Spiele) (1)
Auditiv	Gehör überempfindlich (1)
Geruchssinn	Geruchssinn überempfindlich (1)
Geschmackssinn	Geschmackssinn vermindert (würzt alles nach) (2)
Temperatur-empfindung	Ihm/ihr ist schnell zu heiß, Bedürfnis zu entblößen (1)
	Wärme verschlimmert (1)
	Kälte bessert (1)
	Ihm/ihr ist schnell zu kalt, Bedürfnis einzuhüllen (1)
	Kälte verschlimmert (2)
Verarbeitung	Begreifen, Verstehen langsam (1)
	Gedächtnis schwach (3)
Grobmotorik	Übermäßiges Verlangen nach Bewegung (2)
	Bewegung bessert (1)
	Abneigung gegen Bewegung, Trägheit (2)
Feinmotorik	Schreiben erschwert, verkrampft ermüdend (1)
Verschlimmerungszeit im Tagesablauf	morgens, nach dem Erwachen (2)
	vormittags (1)
	nachmittags (1)
	abends (4)
Gemüt	Traurigkeit (2)

Synthese der hochwertigen ADS-Symptome von Bryonia
(Genius nach BTB 2000)

Bewegungsmuster:	Unruhe körperlich, Zappeligkeit (aber: Verschlimmerung durch jede Bewegung)
Wahrnehmung:	Abneigung gegen Berührung
Temperatur:	Nichts Auffälliges
Verschlimmerungszeit:	abends
Gemüt:	Gereiztheit
Verstand:	Gedächtnisschwäche

Weitere charakteristische Bryonia-Symptome

Hering: Ohne Veranlassung große *Niedergeschlagenheit und sehr mürrische Laune.*
Angst, schlimmer in geschlossenen Räumen, besser in freier Luft.
Fürchtet nicht genug zum Leben zu haben.
Reizbare Laune, will allein sein. Sehr reizbar, erschrickt, fürchtet und ärgert sich leicht.
Halsstarrig und leidenschaftlich.
Üble Folgen von Heftigkeit und Ärger.
Der Kranke verlangt nach Hause zu gehen.

Lippe: Extreme Irritierbarkeit und Neigung zu Ärger.
Ruhelosigkeit, Angst vor der Zukunft; Angst vor dem Sterben, von welchem er glaubt es sei nahe.
Zweifelt an seiner Genesung.
Nächtliche Delirien über seine täglichen Geschäfte.
Nach Ärger ist er frostig, hat ein rotes Gesicht und ein Hitzegefühl im Kopf.

Guernsey: Das Hauptcharakteristikum dieses Mittels ist die Verschlimmerung durch jede Bewegung.
Der Patient kann keinerlei Störungen ertragen, weder geistiger noch physischer Art.
Niedergeschlagenheit; Befürchtungen und Furcht bezüglich der Zukunft.
Unverträglichkeit von Geräuschen.
Delirien. Will nach Hause gehen.

Folgemittel (Guernsey):

Bell, Nux-v., Phos., Puls., Rhus-t., Sep., Sulf., (Psor).
Antidote: Acon., Camph., Cham., Coff., Rhus-t.

Calcium carbonicum

Häufigkeit: Mit 14 % der Verordnungen bei ADS ist Calc-carb. das häufigste Mittel bei hyperaktiven Kindern.

ADS-Grundsymptome	**Unruhe körperlich, zappelig (3)**
	Zerstreutheit, Konzentrationsschwäche (1)
	Gereiztheit, ärgerlich, Zornausbrüche (2)
Wahrnehmungssymptome	
Taktil	Abneigung gegen Berührung (ist unangenehm) (1)
Visuell	**Überempfindlichkeit gegen (helles) Licht (4)**
	Sehen angestrengt verschlimmert (TV, PC) (4)
Auditiv	**Gehör überempfindlich (3)**
Geruchssinn	Geruchssinn überempfindlich (2)
Geschmackssinn	**Geschmackssinn vermindert (würzt alles nach) (3)**
Temperatur-empfindung	**Ihm/ihr ist schnell zu heiß, Bedürfnis zu entblößen (3)**
	Wärme verschlimmert (1)
	Kälte bessert (1)
	Ihm/ihr ist schnell zu kalt, Bedürfnis einzuhüllen
	Kälte verschlimmert (1)
Verarbeitung	**Begreifen, Verstehen langsam (3)**
	Gedächtnis schwach (2)
Grobmotorik	Übermäßiges Verlangen nach Bewegung (1)
	Bewegung bessert (1)
	Abneigung gegen Bewegung, Trägheit (1)
Feinmotorik	**Schreiben erschwert, verkrampft ermüdend (4)**
Verschlimmerungszeit im Tagesablauf	morgens, nach dem Erwachen (2)
	vormittags
	nachmittags
	abends (3)
Gemüt	Traurigkeit (2)

Synthese der hochwertigen ADS-Symptome von Calcium carbonicum
(Genius nach BTB 2000)

Bewegungsmuster:	Unruhe, Zappeligkeit; Schreiben erschwert, verkrampft, ermüdend
Wahrnehmung:	Überempfindlichkeit gegen (helles) Licht, angestrengtes Sehen verschlimmert. Gehör überempfindlich. Geschmackssinn vermindert (würzt alles nach)
Temperatur:	Ihm/ihr ist schnell zu heiß, Bedürfnis zu entblößen
Verschlimmerungszeit:	abends
Gemüt:	Nichts Auffälliges
Verstand:	Begreifen, Verstehen langsam

Weitere charakteristische Calcium-carbonicum-Symptome

Hering: Vergesslichkeit, verdreht Worte und hat Mühe sich richtig auszudrücken. Denken fällt ihm schwer,
Abneigung gegen jede Art von Arbeit,
Niedergeschlagenheit, Melancholie, Weinerlichkeit.
Furchtsame Stimmung, als wenn ein Unglück eintreten müsste.
Schauder und Furcht, wenn der Abend hereinbricht. Große Angst mit Herzklopfen. Reizbar ohne Ursache, Empfindlichkeit und Eigensinn.
Unruhige Stimmung mit Trübsinn und Angst.
Konstitution: Blonde, gut genährte Kinder, *Neigung zu Übergewicht*.

Lippe: Furchtsam und schnell beleidigt, weint leicht, Kinder sind eigensinnig, ängstlich bezüglich Gesundheit, Angst vor Unglück, Verzweiflung, Mühe zu Denken.

Guernsey: „Leukophlegmatische Konstitution" mit großem Kopf, großes Gesicht, *blasse Haut mit kreidigem Aussehen, später Fontanellenschluss bei Säuglingen*.

Folgemittel (Guernsey):

Agar., Bell., Bism., Ip., Lyc., Nat-c., Nit-ac., Nux-v., Puls., Sars., Sep., Sulf.
Antidote: Bry., Nit-ac., Nux-v.

Capsicum

Häufigkeit: Weniger als 1 % der Verordnungen bei ADS

ADS-Grundsymptome	Unruhe körperlich; zappelig
	Zerstreutheit, Konzentrationsschwäche
	Gereiztheit, ärgerlich, Zornausbrüche
Wahrnehmungssymptome	
Taktil	**Abneigung gegen Berührung (ist unangenehm) (3)**
Visuell	Überempfindlichkeit gegen (helles) Licht
	Sehen angestrengt verschlimmert (TV, PC-Spiele)
Auditiv	Gehör überempfindlich (1)
Geruchssinn	Geruchssinn überempfindlich
Geschmackssinn	Geschmackssinn vermindert (würzt alles nach) (2)
Temperatur-empfindung	Ihm/ihr ist schnell zu heiß, Bedürfnis zu entblößen
	Wärme verschlimmert
	Kälte bessert
	Ihm/ihr ist schnell zu kalt, Bedürfnis einzuhüllen (1)
	Kälte verschlimmert (3)
Verarbeitung	Begreifen, Verstehen langsam (1)
	Gedächtnis schwach
Grobmotorik	Übermäßiges Verlangen nach Bewegung
	Bewegung bessert (4)
	Abneigung gegen Bewegung, Trägheit (2)
Feinmotorik	Schreiben erschwert, verkrampft ermüdend
Verschlimmerungszeit im Tagesablauf	morgens, nach dem Erwachen
	vormittags
	nachmittags (1)
	abends (4)
Gemüt	Traurigkeit

Synthese der hochwertigen ADS-Symptome von Capsicum
(Genius nach BTB 2000)

Bewegungsmuster:	Bewegung bessert
Wahrnehmung:	Abneigung gegen Berührung
Temperatur:	Kälte verschlimmert
Verschlimmerungszeit:	abends
Gemüt:	Nichts Auffälliges
Verstand:	Nichts Auffälliges

Weitere charakteristische Capsicum-Symptome

Hering: Die Kinder werden plump und ungeschickt.
Schweigsam und widersetzlich.
Neigung zu Selbstmord.
Heimweh.
Schlaflosigkeit.
Mürrisch, reizbar, ärgerlich, leicht gekränkt.
Erwacht mit Schreck, Geschrei und bleibt voller Furchtsamkeit.
Fieber nach Gemütsbewegungen, mit roten Backen.

Lippe: Verdrießlich, mürrisch, schnell beleidigt.
Heimweh.
Schlaflosigkeit und rote Wangen.

Guernsey: Neigt dazu heiter und nett zu sein, wird jedoch bei der geringsten Kleinigkeit zornig.
Fürchtet sich vor jeder Form von Anstrengung.

Folgemittel (Guernsey):

Bell, Lyc., Puls., Sil.
Antidot: Cina.

Anmerkung

Capsicum-Patienten neigen in keiner Weise zu Hyperaktivität. Hingegen liegt mit der Überempfindlichkeit gegen Berührung ein Wahrnehmungssymptom vor, so dass das Mittel bei Kindern mit ADS (Aufmerksamkeitsdefizitsyndrom ohne Hyperaktivität) in Frage kommen kann.

Causticum

Häufigkeit: 5 % der Verordnungen bei ADS.

ADS-Grundsymptome	Unruhe körperlich, zappelig (2)
	Zerstreutheit, Konzentrationsschwäche (4)
	Gereiztheit, ärgerlich, Zornausbrüche (1)
Wahrnehmungssymptome	
Taktil	Abneigung gegen Berührung (ist unangenehm) (1)
Visuell	Überempfindlichkeit gegen (helles) Licht (2)
	Sehen angestrengt verschlimmert (TV, PC) (3)
Auditiv	Gehör überempfindlich (2)
Geruchssinn	Geruchssinn überempfindlich
Geschmackssinn	Geschmackssinn vermindert (würzt alles nach) (1)
Temperatur-empfindung	Ihm/ihr ist schnell zu heiß, Bedürfnis zu entblößen
	Wärme verschlimmert (1)
	Kälte bessert (1)
	Ihm/ihr ist schnell zu kalt, Bedürfnis einzuhüllen
	Kälte verschlimmert (4)
Verarbeitung	Begreifen, Verstehen langsam (1)
	Gedächtnis schwach (1)
Grobmotorik	Übermäßiges Verlangen nach Bewegung
	Bewegung bessert (1)
	Abneigung gegen Bewegung, Trägheit (1)
Feinmotorik	Schreiben erschwert, verkrampft ermüdend (1)
Verschlimmerungszeit im Tagesablauf	**morgens, nach dem Erwachen (4)**
	vormittags (1)
	nachmittags (1)
	abends (4)
Gemüt	Traurigkeit (1)

Synthese der hochwertigen ADS-Symptome von Causticum
(Genius nach BTB 2000)

Bewegungsmuster: Nichts Auffälliges

Wahrnehmung: Angestrengtes Sehen verschlimmert

Temperatur: Kälte verschlimmert

Verschlimmerungszeit: morgens, nach dem Erwachen, abends

Gemüt: Nichts Auffälliges

Verstand: Zerstreutheit, Konzentrationsschwäche

Weitere charakteristische Causticum-Symptome

Hering: Gedächtnisschwäche, *geistesabwesend, unaufmerksam, zerstreut.*
Schweigsam, zurückhaltend; mag nicht arbeiten.
Abends voller furchtsamer Bilder, fürchtet sich das Kind; allein zu Bett zu gehen.
Angst, Melancholie, Hoffnungslosigkeit.
Ärgerlich reizbare Stimmung.

Lippe: Melancholie, verdrießlich, mürrisch.
Gedämpfte Stimmung, furchtsame Ängstlichkeit, Tag und Nacht.
Anfälle von Ärger mit Schelten.
Angst in dunklen Räumen. Das Kind will nicht allein zu Bett gehen.

Guernsey: Schwermut, weinerliche Stimmung, Furcht im Allgemeinen, sehr argwöhnisch und misstrauisch. Geistesabwesend.
(Man soll an diese Mittel v. a. denken bei Patienten mit Skrofulose und geschwächtem, abgemagertem Aussehen. Die Schwäche kann von lang anhaltendem Kummer verursacht sein, oder auch von Krankheiten. Die Haut des Patienten hat nicht selten ein schmutzig weißes Aussehen).

Folgemittel (Guernsey):

Calc., Lyc., Puls., Rhus-t., Sep., Sulf.
Antidote: Salpetergeist, Coff., Dulc.

Anmerkung

Auch bei Causticum fehlen Hinweise auf eine Hyperaktivität. Hingegen ist das Mittel mit der visuellen Wahrnehmungsstörung und der Zerstreutheit beim ADD möglich.

Chamomilla

Häufigkeit: 4 % der Verordnungen bei ADS

ADS-Grundsymptome	**Unruhe körperlich, zappelig (3)**
	Zerstreutheit, Konzentrationsschwäche (4)
	Gereiztheit, ärgerlich, Zornausbrüche (4)
Wahrnehmungssymptome	
Taktil	**Abneigung gegen Berührung (ist unangenehm) (4)**
Visuell	Überempfindlichkeit gegen (helles) Licht (2)
	Sehen angestrengt verschlimmert (TV, PC) (1)
Auditiv	**Gehör überempfindlich (3)**
Geruchssinn	**Geruchssinn überempfindlich (3)**
Geschmackssinn	Geschmackssinn vermindert (würzt alles nach)
Temperatur-empfindung	Ihm/ihr ist schnell zu heiß, Bedürfnis zu entblößen (2)
	Wärme verschlimmert (2)
	Kälte bessert (2)
	Ihm/ihr ist schnell zu kalt, Bedürfnis einzuhüllen (2)
	Kälte verschlimmert (1)
Verarbeitung	Begreifen, Verstehen langsam (2)
	Gedächtnis schwach
Grobmotorik	**Übermäßiges Verlangen nach Bewegung (4)**
	Bewegung bessert (2)
	Abneigung gegen Bewegung, Trägheit (1)
Feinmotorik	Schreiben erschwert, verkrampft ermüdend (1)
Verschlimmerungszeit im Tagesablauf	**morgens, nach dem Erwachen (4)**
	vormittags (1)
	nachmittags (1)
	abends (3)
Gemüt	**Traurigkeit (3)**

Synthese der hochwertigen ADS-Symptome von Chamomilla
(Genius nach BTB 2000)

Bewegungsmuster:	Hochgradige Unruhe und Verlangen nach Bewegung
Wahrnehmung:	Überempfindlichkeit gegen Berührung, Lärm und Gerüche
Temperatur:	Nichts Auffälliges
Verschlimmerungszeit:	morgens nach dem Erwachen, abends
Gemüt:	Starke Gereiztheit, Traurigkeit
Verstand:	Zerstreutheit; Konzentrationsschwäche

Weitere charakteristische Chamomilla-Symptome

Hering: Lässt beim Schreiben oder Sprechen Worte aus.
Nachmittags verwirrt, Abstumpfung der Sinne, vermindertes Begriffsvermögen.
Das Kind schreit und ist nur ruhig, wenn es getragen wird.
Weinerliche Unruhe, das Kind verlangt dies und jenes und weist es von sich, wenn es ihm gereicht wird.
Es ist ihm unerträglich, wenn man ihn anredet oder beim Sprechen unterbricht, besonders wenn er eben aus dem Schlaf erwacht ist.
Reizbare, ungeduldige Stimmung.
Alles scheint zu langsam zu gehen.
Verdrießlichkeit, nichts behagt ihm.

Lippe: Ärger mit Zorn, Heftigkeit und Hitze.
Große Ängstlichkeit und Ruhelosigkeit.
Schreien und Heulen.
Weinendes Unwohlsein.
Sucht Gründe zum Streiten. Verdrießlichkeit und schlechte Laune, schweigsam, geistesabwesend.

Guernsey: Boshafte, plötzliche, schroffe Reizbarkeit. Kann nicht höflich sein. Beschwerden durch Zornanfälle.
Verlangen sich hinzulegen; in Bewegung zu sein.
Bei Gelassenheit ist Chamomilla kontraindiziert.

Folgemittel (Guernsey):

Acon., Bell., Bry., Merc., Nux-v., Puls., Sep., Sil., Sulph.
Antidote: Acon., Coff., Ign., Nux-v., Puls.

China

Häufigkeit: 3 % der Verordnungen bei ADS.

ADS-Grundsymptome	**Unruhe körperlich, zappelig (3)** Zerstreutheit, Konzentrationsschwäche (2) Gereiztheit, ärgerlich, Zornausbrüche (2)
Wahrnehmungssymptome	
Taktil	Abneigung gegen Berührung (ist unangenehm) (1)
Visuell	**Überempfindlichkeit gegen (helles) Licht (3)** Sehen angestrengt verschlimmert (TV, PC) (1)
Auditiv	Gehör überempfindlich (2)
Geruchssinn	**Geruchssinn überempfindlich (3)**
Geschmackssinn	Geschmackssinn vermindert (würzt alles nach) (1)
Temperatur- empfindung	Ihm/ihr ist schnell zu heiß, Bedürfnis zu entblößen (2) Wärme verschlimmert (1) Kälte bessert (1) Ihm/ihr ist schnell zu kalt, Bedürfnis einzuhüllen (2) Kälte verschlimmert (2)
Verarbeitung	Begreifen, Verstehen langsam (1) Gedächtnis schwach
Grobmotorik	**Übermäßiges Verlangen nach Bewegung (4)** Bewegung bessert (1) Abneigung gegen Bewegung, Trägheit (1)
Feinmotorik	Schreiben erschwert, verkrampft ermüdend (2)
Verschlimmerungszeit im Tagesablauf	morgens, nach dem Erwachen (1) vormittags (1) nachmittags (1) abends (1)
Gemüt	Traurigkeit (2)

Synthese der hochwertigen ADS-Symptome von China
(Genius nach BTB 2000)

Bewegungsmuster:	Unruhe, Zappeligkeit und Verlangen nach Bewegung
Wahrnehmung:	Überempfindlichkeit gegen helles Licht und Gerüche
Temperatur:	Nichts Auffälliges
Verschlimmerungszeit:	Nichts Auffälliges
Gemüt:	Nichts Auffälliges
Verstand:	Nichts Auffälliges

Weitere charakteristische China-Symptome

Hering: Langsamer Ideengang. Wählt falsche Worte.
Besonders abends drängen sich die Gedanken und Entwürfe in seinem Geist.
Neigung anderen Vorwürfe zu machen und sie zu quälen.
Abneigung gegen jede geistige und körperliche Anstrengung.
Niedergeschlagen, traurig, wünschte nicht zu leben.
Furcht vor Hunden und anderen Tieren, besonders nachts.
Untröstliche Angst.
Indifferenz, Apathie.
Übellaunig.
Eigensinn, Ungehorsam.
Erträgt Sinneseindrücke schlecht.
Nervöse Reizbarkeit, verschlimmert durch geistige Anstrengung.

Lippe: Gleichgültigkeit und Apathie.
Möchte allein sein.
Schlechte Laune, neigt dazu andere zu verletzen.
Nervöse Irritierbarkeit.
Langsames Denken.
Ist voll von Projekten und Ideen, speziell abends und nachts.

Guernsey: Der Patient ist im gesamten Nervensystem empfindlich; das leiseste Geräusch und die geringste Erregung sind unerträglich.

Folgemittel (Guernsey):

Arn., Ars., Asaf., Bell., Carb-v., Ferr., Lach., Merc., Puls., Sulf., Verat.
Antidote: Ars., Carb-v., Ip., Puls., Verat. sowie Arn., Bell., Ferr., Sulf.

Cocculus

ADS-Grundsymptome	Unruhe körperlich, zappelig (2) **Zerstreutheit, Konzentrationsschwäche (3)** Gereiztheit, ärgerlich, Zornausbrüche (1)
Wahrnehmungssymptome	
Taktil	Abneigung gegen Berührung (ist unangenehm) (2)
Visuell	Überempfindlichkeit gegen (helles) Licht (1) Sehen angestrengt verschlimmert (TV, PC) (1)
Auditiv	Gehör überempfindlich (2)
Geruchssinn	Geruchssinn überempfindlich (2)
Geschmackssinn	Geschmackssinn vermindert (würzt alles nach) (2)
Temperatur- empfindung	Ihm/ihr ist schnell zu heiß, Bedürfnis zu entblößen Wärme verschlimmert (1) Kälte bessert (1) **Ihm/ihr ist schnell zu kalt, Bedürfnis einzuhüllen (3)** **Kälte verschlimmert (3)**
Verarbeitung	Begreifen, Verstehen langsam (1) Gedächtnis schwach (1)
Grobmotorik	Übermäßiges Verlangen nach Bewegung Bewegung bessert (1) **Abneigung gegen Bewegung, Trägheit (3)**
Feinmotorik	**Schreiben erschwert, verkrampft ermüdend (3)** Einschlafen spät (1) Erwachen öfters nachts (2)
Verschlimmerungszeit im Tagesablauf	morgens, nach dem Erwachen (2) vormittags (1) nachmittags (2) **abends (3)**
Gemüt	Traurigkeit (2)

Synthese der hochwertigen ADS-Symptome von Cocculus
(Genius nach BTB 2000)

Bewegungsmuster:	Abneigung gegen Bewegung
	Schreiben erschwert, verkrampft, ermüdend
Wahrnehmung:	Nichts Auffälliges
Temperatur:	Ihm/ihr ist schnell zu kalt, Bedürfnis einzuhüllen
	Kälte verschlimmert
Verschlimmerungszeit:	abends
Gemüt:	Nichts Auffälliges
Verstand:	Zerstreutheit, Konzentrationsschwäche

Weitere charakteristische Cocculus-Symptome

Hering: Gefühl von Betäubung im Kopf.
Langsames Begriffsvermögen.
Die Zeit vergeht zu schnell.
Die Gedanken haften an einem unangenehmen Gegenstand. Sie ist ganz absorbiert und bemerkt nichts um sich herum.
Plötzliche, große Angst.
Schluchzen, Klagen, Stöhnen.
Unentschlossenheit, kann nichts an seiner Arbeit vervollständigen oder etwas beenden.
Sehr leicht gekränkt, jede Kleinigkeit macht ihn ärgerlich.
Erschrickt sehr leicht.

Lippe: Der Patient ist absorbiert in tiefen, traurigen Gedanken und nimmt keine Notiz von seiner Umgebung. Ängstlichkeit. Die Zeit vergeht zu schnell.

Guernsey: (beschreibt keine Gemütssymptome)

Folgemittel (Guernsey):

Ars., Bell., Hep., Ign., Nux-v., Puls., Lyc., Rhus-t., Sulf.
Antidote: Camph., Nux-v.

Anmerkung

Aufgrund der charakteristischen Symptome dürfte Cocculus eher beim ADD vorkommen als bei hyperaktiven Kindern.

Ferrum metallicum

ADS-Grundsymptome	**Unruhe körperlich, zappelig (3)** Zerstreutheit, Konzentrationsschwäche **Gereiztheit, aggressiv, Zornausbrüche (3)**
Wahrnehmungssymptome	
Taktil	Abneigung gegen Berührung (ist unangenehm) (2)
Visuell	Überempfindlichkeit gegen (helles) Licht Sehen angestrengt verschlimmert (TV, PC) (1)
Auditiv	Gehör überempfindlich
Geruchssinn	Geruchssinn überempfindlich
Geschmackssinn	Geschmackssinn vermindert (würzt alles nach)
Temperatur-empfindung	**Ihm/ihr ist schnell zu heiß, Bedürfnis zu entblößen (3)** Wärme verschlimmert (1) Kälte bessert (1) Ihm/ihr ist schnell zu kalt, Bedürfnis einzuhüllen Kälte verschlimmert (2)
Verarbeitung	Begreifen, Verstehen langsam Gedächtnis schwach
Grobmotorik	**Übermäßiges Verlangen nach Bewegung (4)** **Bewegung bessert (4)** Abneigung gegen Bewegung, Trägheit (1)
Feinmotorik	Schreiben erschwert, verkrampft ermüdend (1)
Verschlimmerungszeit im Tagesablauf	morgens, nach dem Erwachen (3) vormittags (1) nachmittags (1) abends (2)
Gemüt	Traurigkeit

Synthese der hochwertigen ADS-Symptome von Ferrum metallicum
(Genius nach BTB 2000)

Bewegungsmuster:	Unruhe körperlich und starkes Verlangen nach Bewegung Bewegung bessert
Wahrnehmung:	Nichts Auffälliges
Temperatur:	Ihm/ihr ist schnell zu heiß, Bedürfnis zu entblößen
Verschlimmerungszeit:	morgens, nach dem Erwachen
Gemüt:	Gereiztheit
Verstand:	Nichts Auffälliges

Weitere charakteristische Ferrum-metallicum-Symptome

Hering: Der Kopf ist verwirrt, *kann seine Gedanken nicht sammeln.*
Zu übermäßigem Lachen und Weinen geneigt.
Mag nicht sprechen oder studieren, nervös, unruhig.
Abends lebhaft.
Niedergeschlagenheit.
Reizbar verdrießlich, ärgerlich über den geringsten Widerspruch.
Stolzes, selbstzufriedenes Aussehen.
Nervöses, hysterisches Gefühl.

Lippe: Ängstlichkeit, wie wenn er ein Verbrechen begangen hätte.
Wechselhafte Stimmung, am einen Abend mit gedämpfter Stimmung und melancholisch,
am nächsten übermäßig fröhlich.
Streitsüchtig, zum Disputieren geneigt.

Guernsey: Starke Veränderlichkeit des Gemüts.

Folgemittel (Guernsey):

Acon., Chin., Con., Lyc., Phos., Puls., Sulf.
Antidote: Chin., Puls., Thea.

Hepar sulfur

Häufigkeit: 3 % der Verordnungen bei ADS.

ADS-Grundsymptome	Unruhe körperlich, zappelig
	Zerstreutheit, Konzentrationsschwäche (1)
	Gereiztheit, ärgerlich, Zornausbrüche (4)
Wahrnehmungssymptome	
Taktil	**Abneigung gegen Berührung (ist unangenehm) (4)**
Visuell	**Überempfindlichkeit gegen (helles) Licht (3)**
	Sehen angestrengt verschlimmert (TV, PC) (1)
Auditiv	Gehör überempfindlich (1)
Geruchssinn	Geruchssinn überempfindlich (2)
Geschmackssinn	Geschmackssinn vermindert (würzt alles nach) (1)
Temperatur-empfindung	Ihm/ihr ist schnell zu heiß, Bedürfnis zu entblößen
	Wärme verschlimmert (1)
	Kälte bessert (1)
	Ihm/ihr ist schnell zu kalt, Bedürfnis einzuhüllen (4)
	Kälte verschlimmert (4)
Verarbeitung	Begreifen, Verstehen langsam (1)
	Gedächtnis schwach (1)
Grobmotorik	Übermäßiges Verlangen nach Bewegung
	Bewegung bessert (1)
	Abneigung gegen Bewegung, Trägheit
Feinmotorik	Schreiben erschwert, verkrampft ermüdend (2)
Verschlimmerungszeit im Tagesablauf	**morgens, nach dem Erwachen (3)**
	vormittags (3)
	nachmittags (1]
	abends (3)
Gemüt	Traurigkeit (1)

Synthese der hochwertigen ADS-Symptome von Hepar sulfur
(Genius nach BTB 2000)

Bewegungsmuster:	Nichts Auffälliges
Wahrnehmung:	Abneigung gegen Berührung und Überempfindlichkeit gegen helles Licht
Temperatur:	Ihm/ihr ist schnell zu kalt, Bedürfnis einzuhüllen Kälte verschlimmert
Verschlimmerungszeit:	morgens, nach dem Erwachen, vormittags und abends
Gemüt:	Gereiztheit
Verstand:	Nichts Auffälliges

Weitere charakteristische Hepar-sulfur-Symptome

Hering: Große Gedächtnisschwäche mit Reizbarkeit.
Stundenlang anhaltende *traurige Stimmung*, muss heftig weinen.
Niedergeschlagen selbst bis zu Selbstmordgedanken.
Abends große Angst.
Hypochondrisch.
Überempfindlichkeit und Reizbarkeit mit schnellem Sprechen.

Lippe: Die geringste Ursache irritiert ihn und macht ihn extrem vehement.

Guernsey: Die starke Empfindlichkeit dieser Arznei darf nicht übersehen werden. Sie beschränkt sich nicht allein auf Berührung, sondern besteht ebenso gegen Luftzug. *Der Patient kann auch das leichteste Geräusch nicht ertragen. Starke Empfindlichkeit in jeder Hinsicht.*

Folgemittel (Guernsey):

Bell., Bry., Merc., Nux-v., Puls., Rhus-t., Sep., Sil., Sulf.
Antidot: Bell.

Anmerkung

Auch dieses Mittel hat zwar Wahrnehmungssymptome, aber keine Zeichen von Hyperaktivität, dürfte also am ehesten bei der passiven Form des ADS in Frage kommen.

Hyoscyamus

Häufigkeit: 1 % der Verordnungen bei ADS

ADS-Grundsymptome	**Unruhe körperlich, zappelig (4)**
	Zerstreutheit, Konzentrationsschwäche
	Gereiztheit, ärgerlich, Zornausbrüche (3)
Wahrnehmungssymptome	
Taktil	**Abneigung gegen Berührung (ist unangenehm) (4)**
Visuell	Überempfindlichkeit gegen (helles) Licht (2)
	Sehen angestrengt verschlimmert (TV, PC-Spiele)
Auditiv	Gehör überempfindlich (2)
Geruchssinn	Geruchssinn überempfindlich (2)
Geschmackssinn	Geschmackssinn vermindert (würzt alles nach) (1)
Temperatur-empfindung	Ihm/ihr ist schnell zu heiß, Bedürfnis zu entblößen
	Wärme verschlimmert (3)
	Kälte bessert (3)
	Ihm/ihr ist schnell zu kalt, Bedürfnis einzuhüllen (2)
	Kälte verschlimmert (3)
Verarbeitung	Begreifen, Verstehen langsam (2)
	Gedächtnis schwach (4)
Grobmotorik	Übermäßiges Verlangen nach Bewegung (1)
	Bewegung bessert (1)
	Abneigung gegen Bewegung, Trägheit (1)
Feinmotorik	Schreiben erschwert, verkrampft ermüdend
Verschlimmerungszeit im Tagesablauf	morgens, nach dem Erwachen (1)
	vormittags
	nachmittags (1)
	abends (4)
Gemüt	Traurigkeit (1)

Synthese der hochwertigen ADS-Symptome von Hyoscyamus
(Genius nach BTB 2000)

Bewegungsmuster:	Unruhe, Zappeligkeit
Wahrnehmung:	Abneigung gegen Berührung
Temperatur:	Wärme verschlimmert, Kälte bessert und verschlimmert
Verschlimmerungszeit:	abends
Gemüt:	Gereiztheit
Verstand:	Gedächtnisschwäche

Weitere charakteristische Hyoscyamus-Symptome

Hering: Gibt auf Fragen keine oder unpassende Antworten. Kann nicht ertragen, dass man ihn anredet.
Undeutliche murmelnde Redseligkeit.
Unfähigkeit zu denken, die Gedanken können nicht dirigiert oder kontrolliert werden.
Schimpft auf seine Umgebung.
Ängstliche Besorgnis; fürchtet allein gelassen zu werden.
Unsinnige Leidenschaft für die Arbeit.
Neigt zu Delirien (z. B. bei Fieber). Täuschungen der Einbildungskraft oder der Sinne. Weint und lacht abwechselnd, gestikuliert lebhaft. Lacht über alles mit einfältigem Ausdruck. Schreit plötzlich kreischend auf. Weint ohne zu wissen warum. *Unruhig, versucht wegzulaufen. Gewalttätig,* versucht andere zu verletzen. Schilt, rast.
Hemmungslos; entblößt den Körper, besonders die Geschlechtsteile, singt verliebte Lieder. *Eifersucht.*

Lippe: Eifersucht mit Zornausbrüchen und Neigung zu Delirien.
Furcht mit Konvulsionen, beginnend aus dem Schlaf.
Unglückliche Liebe mit Eifersucht und inkohärenter Sprache.
Melancholie.

Guernsey: Sinnlichkeit, Gedächtnis schwach oder verloren.
Verstandesschwäche. Delirien.

Folgemittel (Guernsey):

Bell., Puls., Stram., Verat.
Antidote: Bell., Stram.

Ignatia

Häufigkeit: 5 % der Verordnungen bei ADS.

ADS-Grundsymptome	**Unruhe körperlich, zappelig (3)** **Zerstreutheit, Konzentrationsschwäche (3)** **Gereiztheit, ärgerlich, Zornausbrüche (4)**
Wahrnehmungssymptome	
Taktil	Abneigung gegen Berührung (ist unangenehm) (1)
Visuell	**Überempfindlichkeit gegen (helles) Licht (3)** Sehen angestrengt verschlimmert (TV, PC) (2)
Auditiv	Gehör überempfindlich (1)
Geruchssinn	Geruchssinn überempfindlich (1)
Geschmackssinn	Geschmackssinn vermindert (würzt alles nach) (1)
Temperatur- empfindung	Ihm/ihr ist schnell zu heiß, Bedürfnis zu entblößen (2) Wärme verschlimmert (1) Kälte bessert (1) Ihm/ihr ist schnell zu kalt, Bedürfnis einzuhüllen (1) **Kälte verschlimmert (3)**
Verarbeitung	**Begreifen, Verstehen langsam (3)** Gedächtnis schwach (2)
Grobmotorik	Übermäßiges Verlangen nach Bewegung (1) Bewegung bessert (1) **Abneigung gegen Bewegung, Trägheit (3)**
Feinmotorik	Schreiben erschwert, verkrampft ermüdend (2)
Verschlimmerungszeit *im Tagesablauf*	morgens, nach dem Erwachen (2) vormittags (2) **nachmittags (3)** **abends (3)**
Gemüt	**Traurigkeit (4)**

Synthese der hochwertigen ADS-Symptome von Ignatia
(Genius nach BTB 2000)

Bewegungsmuster:	Unruhe körperlich und Zappeligkeit, trotzdem Abneigung gegen Bewegung
Wahrnehmung:	Überempfindlichkeit gegen helles Licht
Temperatur:	Kälte verschlimmert
Verschlimmerungszeit:	nachmittags und abends
Gemüt:	Gereiztheit und Traurigkeit
Verstand:	Zerstreutheit, Konzentrationsschwäche und langsames Begreifen und Verstehen

Weitere charakteristische Ignatia-Symptome

Hering: Geistesabwesend, verlangt allein zu sein. Schweigsam, Traurigkeit.
Veränderliche Stimmung; Scherz und Lachen wechseln mit Traurigkeit und Weinen.
Feinfühlendes Gemüt, zarte Gewissenhaftigkeit.
Schwerer Gram nach Verlust einer nahestehenden Person.
Ärger, darauf stiller Gram oder Kummer.
Leiden von Kummer, Gewissensbissen, schlechten Nachrichten.
Eifersucht. Folgen unglücklicher Liebe.

Lippe: Sensible Gefühle, feine Gewissenhaftigkeit, ängstlich, schüchtern.
Unentschlossen, wechselhaft, wechselt schnell die Beschäftigung.
Der geringste Widerspruch irritiert ihn.
Unverträglichkeit von Lärm.
Stille ernste Melancholie mit seufzen.
Neigung zu stillem Kummer, ohne darüber zu sprechen.
Große Zärtlichkeit.
Schreckhaftigkeit.

Guernsey: Leiden durch unterdrückten, tiefen Kummer, mit langgezogenen Seufzern; viel Schluchzen, etc. Ist sehr unglücklich, kann nicht schlafen, ist vollständig von Kummer eingenommen. Traurigkeit, Hoffnungslosigkeit, hysterischer Wankelmut, phantastische Einbildungen. Beschwerden des Gemüts allgemein, besonders wenn durch Kummer ausgelöst.

Folgemittel (Guernsey):

Ars., Bell., Calc., Chin., Lyc., Nux-v., Puls., Rhus-t., Sep., Sulf.
Antidote: Coff., Nux-v., Puls.

Jodum

ADS-Grundsymptome	Unruhe körperlich, zappelig (1) Zerstreutheit, Konzentrationsschwäche Gereiztheit, ärgerlich, Zornausbrüche (1)
Wahrnehmungssymptome	
Taktil	Abneigung gegen Berührung (ist unangenehm) (2)
Visuell	Überempfindlichkeit gegen (helles) Licht Sehen angestrengt verschlimmert (TV, PC-Spiele)
Auditiv	Gehör überempfindlich (1)
Geruchssinn	Geruchssinn überempfindlich
Geschmackssinn	Geschmackssinn vermindert (würzt alles nach)
Temperatur- empfindung	**Ihm/ihr ist schnell zu heiß, Bedürfnis zu entblößen (3)** **Wärme verschlimmert (4)** **Kälte bessert (4)** Ihm/ihr ist schnell zu kalt, Bedürfnis einzuhüllen Kälte verschlimmert
Verarbeitung	Begreifen, Verstehen langsam Gedächtnis schwach
Grobmotorik	Übermäßiges Verlangen nach Bewegung (1) Bewegung bessert Abneigung gegen Bewegung, Trägheit
Feinmotorik	Schreiben erschwert, verkrampft ermüdend
Verschlimmerungszeit im Tagesablauf	morgens, nach dem Erwachen vormittags nachmittags (2) **abends (3)**
Gemüt	Traurigkeit (1)

Synthese der hochwertigen ADS-Symptome von Jodum
(Genius nach BTB 2000)

Bewegungsmuster:	Nichts Auffälliges
Wahrnehmung:	Nichts Auffälliges
Temperatur:	Ihm/ihr ist schnell zu heiß, Bedürfnis zu entblößen Wärme verschlimmert, Kälte bessert
Verschlimmerungszeit:	abends
Gemüt:	Nichts Auffälliges
Verstand:	Nichts Auffälliges

Weitere charakteristische Jodum-Symptome

Hering: Ihr ist immer, als hätte sie etwas vergessen.
Starre, unbewegliche Gedanken.
Furcht vor Krankheit, mit übermäßiger Besorgnis.
Fährt zusammen und fürchtet sich wenn jemand, besonders der Arzt, in die Nähe kommt.
Melancholische Stimmung, *Niedergeschlagenheit.*
Reizbarkeit und Empfindlichkeit.
Außergewöhnliche Aufregung.
Muss Tag und Nacht unaufhörlich in Bewegung sein, mit dem Gefühl, als wäre das Gehirn aufgeregt.

Lippe: Übermäßige Erregbarkeit, Irritabilität und Empfindlichkeit.
Ruhelosigkeit mit Drang zu Bewegen, ohne sich Sitzen oder Schlaf zu erlauben.
Verzweiflung mit Neigung zu Weinen.

Guernsey: (keine Gemütssymptome)

Folgemittel (Guernsey):

Acon., Lyc., Merc., Phos., Puls.
Antidote: Ars., Bell., Hep., Phos.

Anmerkung

Da bei diesem Mittel Wahrnehmungssymptome fehlen, ist ein ADS als Ursache des Jodum-Zustandes unwahrscheinlich. Hingegen passen die von Hering und Lippe beschriebenen Symptome zu einem ADS ähnlichen Zustand.

Lachesis

Häufigkeit: 2 % der Verordnungen bei ADS.

ADS-Grundsymptome	Unruhe körperlich, zappelig
	Zerstreutheit, Konzentrationsschwäche (1)
	Gereiztheit, ärgerlich, Zornausbrüche (2)
Wahrnehmungssymptome	
Taktil	Abneigung gegen Berührung (ist unangenehm) (2)
Visuell	Überempfindlichkeit gegen (helles) Licht (1)
	Sehen angestrengt verschlimmert (TV, PC-Spiele)
Auditiv	Gehör überempfindlich (1)
Geruchssinn	Geruchssinn überempfindlich
Geschmackssinn	Geschmackssinn vermindert (würzt alles nach)
Temperatur-empfindung	Ihm/ihr ist schnell zu heiß, Bedürfnis zu entblößen (1)
	Wärme verschlimmert (1)
	Kälte bessert (1)
	Ihm/ihr ist schnell zu kalt, Bedürfnis einzuhüllen (1)
	Kälte verschlimmert (2)
Verarbeitung	Begreifen, Verstehen langsam
	Gedächtnis schwach (2)
Grobmotorik	Übermäßiges Verlangen nach Bewegung
	Bewegung bessert (2)
	Abneigung gegen Bewegung, Trägheit (2)
Feinmotorik	Schreiben erschwert, verkrampft, ermüdend
Verschlimmerungszeit im Tagesablauf	**morgens, nach dem Erwachen (3)**
	vormittags (1)
	nachmittags (2)
	abends (4)
Gemüt	Traurigkeit

Synthese der hochwertigen ADS-Symptome von Lachesis
(Genius nach BTB 2000)

Bewegungsmuster:	Nichts Auffälliges
Wahrnehmung:	Nichts Auffälliges
Temperatur:	Nichts Auffälliges
Verschlimmerungszeit:	morgens nach dem Erwachen und abends
Gemüt:	Nichts Auffälliges
Verstand:	Nichts Auffälliges

Weitere charakteristische Lachesis-Symptome

Hering: Gedächtnisschwäche, macht orthographische Fehler.
Schnelle Auffassungsgabe, geistige Erregbarkeit.
Manie mit großer *Geschwätzigkeit,* wobei sie von einem zum anderen Gegenstand springt.
Spottende Eifersucht. Stolz, Misstrauisch.
Folge von geistiger Überanstrengung.
Delirien von zu vielem Wachen, Übermüdung, übermäßigem Studium.
Schwatzt, trinkt, pfeift, macht sonderbare Bewegungen.
Verdrießlich, Neigung zu mürrischem Wesen mit Streitsucht.
Lebensüberdruss
Große Traurigkeit und Angst, schlimmer morgens beim Erwachen.
Todesfurcht, fürchtet vergiftet zu werden.

Lippe: Große Neigung sich über andere lustig zu machen, ist satyrisch und macht sich lächerlich.
Nervöse Reizbarkeit.
Sieht erschreckende Bilder.
Entmutigt, misstrauisch. Zu Tränen geneigt.

Guernsey: Traurigkeit beim Erwachen, morgens oder in der Nacht. Morgens absolut kein Verlangen sich mit der Welt zu beschäftigen. Ruhelos und unbehaglich. Möchte sich nicht mit seinen Geschäften befassen, sondern ständig irgendwo weg sein.

Folgemittel (Guernsey):

Acon., Ars., Hyos., Lyc., Merc., Nux-v., Phos., Puls., Sil., Sulf.
Antidote: Bell., Merc.

Anmerkung

Das völlige Fehlen von Wahrnehmungssymptomen bei diesem Mittel macht die Diagnose ADS als Ursache des Lachesis-Zustandes unwahrscheinlich. Viel eher ist mit einer anderen Ätiologie zu rechnen, z. B. Verhaltensstörungen.

Lycopodium

Häufigkeit: 11 % der Verordnungen bei ADS.

ADS-Grundsymptome	Unruhe körperlich, zappelig (2)
	Zerstreutheit, Konzentrationsmangel (3)
	Gereiztheit, ärgerlich, Zornausbrüche (3)
Wahrnehmungssymptome	
Taktil	**Abneigung gegen Berührung (ist unangenehm) (4)**
Visuell	**Überempfindlichkeit gegen (helles) Licht (3)**
	Sehen angestrengt verschlimmert (TV, PC) (4)
Auditiv	**Gehör überempfindlich (4)**
Geruchssinn	**Geruchssinn überempfindlich (4)**
Geschmackssinn	Geschmackssinn vermindert (würzt alles nach) (1)
Temperatur-empfindung	**Ihm/ihr ist schnell zu heiß, Bedürfnis zu entblößen (4)**
	Wärme verschlimmert (2)
	Kälte bessert (2)
	Ihm/ihr ist schnell zu kalt, Bedürfnis einzuhüllen
	Kälte verschlimmert (3)
Verarbeitung	**Begreifen, Verstehen langsam (4)**
	Gedächtnis schwach (4)
Grobmotorik	Übermäßiges Verlangen nach Bewegung (1)
	Bewegung bessert (4)
	Abneigung gegen Bewegung, Trägheit (3)
Feinmotorik	**Schreiben erschwert, verkrampft ermüdend (3)**
Verschlimmerungszeit im Tagesablauf	**morgens, nach dem Erwachen (3)**
	vormittags (1)
	nachmittags (4)
	abends (4)
Gemüt	**Traurigkeit (3)**

Synthese der hochwertigen ADS-Symptome von Lycopodium
(Genius nach BTB 2000)

Bewegungsmuster:	Abneigung gegen Bewegung, Trägheit, aber Bewegung bessert. Schreiben erschwert, verschlimmert
Wahrnehmung:	Überempfindlichkeit gegen Berührung, Licht, Lärm und Gerüche,
Temperatur:	Bedürfnis zu entblößen, aber Kälte verschlimmert
Verschlimmerungszeit:	morgens nach dem Erwachen, nachmittags und abends
Gemüt:	Gereiztheit und Traurigkeit
Verstand:	Langsames Denken und Verstehen, Zerstreutheit, Gedächtnisschwäche

Weitere charakteristische Lycopodium-Symptome

Hering: Gedächtnisschwäche; verwirrtes Denken, mischt Buchstaben und Silben durcheinander oder lässt beim Schreiben ganze Wortteile aus.
Hat richtige Gedanken, aber benutzt falsche Worte.
Geistesabwesend. Menschenscheu, möchte allein sein, auch bei Kindern. Aber auch Angst vor der Einsamkeit mit Reizbarkeit und Melancholie.
Herrisches Benehmen, schilt und befiehlt.
Weint, kann sich nicht beruhigen.
Traurigkeit oder Heiterkeit und Fröhlichkeit.
Mangel an Selbstvertrauen.
Ängstlich, lebensüberdrüssig, besonders morgens im Bett.
Gleichgültig, schweigsam.
Empfindlich, weint selbst wenn man ihm dankt.
Heftig, ärgerlich, hartnäckig.
Neigt zu Leberbeschwerden nach Schreckereignissen.

Lippe: Niedergeschlagen, schweigsam, melancholisch, verzagend, traurige Stimmung; sehr empfindlich, weint. Menschenfurcht, möchte allein sein, aber auch Abneigung gegen Einsamkeit. Gleichgültigkeit.
Eigensinnig, vehement, ärgerlich, irritiert und nervös.

Guernsey: Neigung im Krankheitsfall sehr hochmütig zu sein; misstrauisch; verdrießlich, schwieriges Begreifen – er scheint nichts von dem zu verstehen, was man ihm sagt; schwaches Gedächtnis. Ängstliche Träume von Unfällen.

Folgemittel (Guernsey):

Bell., Bry., Calc., Hyos., Nux-v., Puls., Sep., Stram., Sulph., Verat.
Antidot: Puls

Magnetis polus arcticus

ADS-Grundsymptome	Unruhe körperlich, zappelig (2)
	Zerstreutheit, Konzentrationsschwäche
	Gereiztheit, ärgerlich, Zornausbrüche (3)
Wahrnehmungssymptome	
Taktil	Abneigung gegen Berührung (ist unangenehm) (1)
Visuell	Überempfindlichkeit gegen (helles) Licht (2)
	Sehen angestrengt verschlimmert (TV, PC) (1)
Auditiv	Gehör überempfindlich (1)
Geruchssinn	Geruchssinn überempfindlich (1)
Geschmackssinn	Geschmackssinn vermindert (würzt alles nach) (2)
Temperaturempfindung	**Ihm/ihr ist schnell zu heiß, Bedürfnis zu entblößen (3)**
	Wärme verschlimmert (2)
	Kälte bessert (2)
	Ihm/ihr ist schnell zu kalt, Bedürfnis einzuhüllen
	Kälte verschlimmert
Verarbeitung	Begreifen, Verstehen langsam (1)
	Gedächtnis schwach (1)
Grobmotorik	**Übermäßiges Verlangen nach Bewegung (3)**
	Bewegung bessert (1)
	Abneigung gegen Bewegung, Trägheit
Feinmotorik	Schreiben erschwert, verkrampft ermüdend
Verschlimmerungszeit im Tagesablauf	morgens, nach dem Erwachen (2)
	vormittags (1)
	nachmittags (1)
	abends (3)
Gemüt	Traurigkeit (1)

Synthese der hochwertigen ADS-Symptome von Magnetis polus arcticus
(Genius nach BTB 2000)

Bewegungsmuster:	Übermäßiges Bedürfnis zu bewegen
Wahrnehmung:	Nichts Auffälliges
Temperatur:	Bedürfnis zu entblößen
Verschlimmerungszeit:	abends
Gemüt:	Gereiztheit
Verstand:	Nichts Auffälliges

Weitere charakteristische Symptome von Magnetis polus arcticus

Hahnemann (RAML[59]): Eingenommenheit des Kopfes und Verlangen nach frischer Luft.
Schwaches Gedächtnis, doch heiter.
Sehr misslaunig, müde, weinerlich.
Abends sehr traurig, der Patient muss wider Willen weinen.
Träge Phantasie, zuweilen wie wenn er keine Einbildungskraft hätte.
Ängstliches, niedergeschlagenes, zagendes und untröstliches Gemüt.
Macht sich selbst Vorwürfe.
Aufgeräumtheit und großes Kräftegefühl wechselt mit Mutlosigkeit und Schwäche.
Ängstliche Bedenklichkeit, übertriebene, allzu gewissenhafte Sorgfalt.
Gereizt, ärgerlich; er möchte nicht in seiner Arbeit gestört werden, und es wird doch nichts fertig unter seinen Händen.
Der Patient redet laut vor sich hin und verschreibt sich leicht.
Er möchte gerne viel arbeiten und tut sich nicht genug; es geht ihm alles zu langsam vonstatten.
Hastig, übereilt.
Laune abwechselnd traurig und heiter.
Erschrocken und furchtsam zugleich.

Bei Hering, Lippe und Guernsey fehlt das Mittel.

Anmerkung

Obschon Hahnemann bei M-arc keine Wahrnehmungssymptome fand, hat sich das Mittel in unserer Praxis bei ADS-Patienten häufig als *sehr wirksam* erwiesen.

Mercurius solubilis

Häufigkeit: 4 % der ADS-Verordnungen ADS.

ADS-Grundsymptome	**Unruhe körperlich, zappelig (4)**
	Zerstreutheit, Konzentrationsschwäche (3)
	Gereiztheit, ärgerlich, Zornausbrüche (2)

Wahrnehmungssymptome

Taktil	Abneigung gegen Berührung (ist unangenehm) (2)
Visuell	**Überempfindlichkeit gegen (helles) Licht (3)**
	Sehen angestrengt verschlimmert (TV, PC-Spiele) (1)
Auditiv	Gehör überempfindlich (2)
Geruchssinn	Geruchssinn überempfindlich
Geschmackssinn	Geschmackssinn vermindert (würzt alles nach) (2)
Temperatur-empfindung	Ihm/ihr ist schnell zu heiß, Bedürfnis zu entblößen (1)
	Wärme verschlimmert (1)
	Kälte bessert (1)
	Ihm/ihr ist schnell zu kalt, Bedürfnis einzuhüllen (1)
	Kälte verschlimmert (1)
Verarbeitung	**Begreifen, Verstehen langsam (3)**
	Gedächtnis schwach (1)
Grobmotorik	Übermäßiges Verlangen nach Bewegung (1)
	Bewegung bessert (3)
	Abneigung gegen Bewegung, Trägheit (2)
Feinmotorik	Schreiben erschwert, verkrampft ermüdend
Verschlimmerungszeit im Tagesablauf	morgens, nach dem Erwachen
	vormittags (1)
	nachmittags (1)
	abends (3)
Gemüt	Traurigkeit (1)

Synthese der hochwertigen ADS-Symptome von Mercurius solubilis
(Genius nach BTB 2000)

Bewegungsmuster:	Unruhe, Zappeligkeit, Bewegung bessert
Wahrnehmung:	Überempfindlichkeit gegen helles Licht
Temperatur:	Nichts Auffälliges
Verschlimmerungszeit:	abends
Gemüt:	Nichts Auffälliges
Verstand:	Zerstreutheit, Begreifen, Verstehen langsam

Weitere charakteristische Mercurius-solubilis-Symptome

Hering: Gedächtnisschwäche, Schläfrigkeit. Angst treibt ihn *ruhelos* den Ort zu wechseln; Hitzewallungen, Schweiß.
Furchtsam, eingebildete Furcht, abends und nachts schlimmer, möchte umhergehen; versucht von zuhause zu entfliehen.
Heimweh.
Schnelles Sprechen.
Beständiges Klagen und Stöhnen.
Reizbar, zänkisch, oder schweigsam, gleichgültig.
Argwöhnische, misstrauische Stimmung.

Lippe: Ängstlichkeit, furchtsame Spannung und Ruhelosigkeit, welche am Schlafen hindert.
Gleichgültigkeit.
Irritable Laune, Streitsucht.
Verdrießlich, schweigsam und misstrauisch.
Schnelles Sprechen.
Will entfliehen. *Nächtliche Ängstlichkeit und Furcht.*
Heimweh mit nächtlicher Angst und Schweißausbrüchen.

Guernsey: Sehr unruhig, wechselt ständig von einem Ort zum anderen; starke Ängstlichkeit und große Furcht; Gleichgültigkeit allem gegenüber, hat nicht einmal Lust zu essen, Unzufrieden, übellaunig.

Folgemittel (Guernsey):

Ars., Asaf., Bell., Calc., Lyc., Phos., Puls. Rhus-t., Sep., Sil., Sulf.
Antidote: Bell., Carb-v., Chin., Hep., Nit-ac., Sulf.

Natrium carbonicum

ADS-Grundsymptome	Unruhe körperlich, zappelig (1)
	Zerstreutheit, Konzentrationsschwäche (1)
	Gereiztheit, ärgerlich, Zornausbrüche (1)
Wahrnehmungssymptome	
Taktil	Abneigung gegen Berührung (ist unangenehm) (1)
Visuell	**Überempfindlichkeit gegen (helles) Licht (3)**
	Sehen angestrengt verschlimmert (TV, PC) (3)
Auditiv	Gehör überempfindlich (2)
Geruchssinn	Geruchssinn überempfindlich (2)
Geschmackssinn	Geschmackssinn vermindert (würzt alles nach) (2)
Temperatur-empfindung	Ihm/ihr ist schnell zu heiß, Bedürfnis zu entblößen
	Wärme verschlimmert (1)
	Kälte bessert (1)
	Ihm/ihr ist schnell zu kalt, Bedürfnis einzuhüllen (2)
	Kälte verschlimmert (2)
Verarbeitung	**Begreifen, Verstehen langsam (4)**
	Gedächtnis schwach
Grobmotorik	Übermäßiges Verlangen nach Bewegung (1)
	Bewegung bessert (4)
	Abneigung gegen Bewegung, Trägheit (2)
Feinmotorik	Schreiben erschwert, verkrampft ermüdend (2)
Verschlimmerungszeit im Tagesablauf	morgens, nach dem Erwachen
	vormittags (4)
	nachmittags (2)
	abends (3)
Gemüt	Traurigkeit (1)

Synthese der hochwertigen ADS-Symptome von Natrium carbonicum
(Genius nach BTB 2000)

Bewegungsmuster:	Bewegung bessert
Wahrnehmung:	Überempfindlichkeit gegen helles Licht Angestrengtes Sehen verschlimmert
Temperatur:	Nichts Auffälliges
Verschlimmerungszeit:	morgens, vormittags und abends
Gemüt:	Nichts Auffälliges
Verstand:	Begreifen, Verstehen langsam

Weitere charakteristische Natrium-carbonicum-Symptome

Hering: Unfähigkeit zu Denken oder irgend eine geistige Arbeit zu verrichten.
Beim Lesen oder Zuhören fällt es ihm schwer, Gedanken zu fassen oder in Zusammenhang zu bringen.
Scheu vor Menschen und vor Gesellschaft.
Traurigkeit, Niedergeschlagenheit, hypochondrische Stimmung.
Reizbar, aufgeregt.
Geiz, Bosheit.
Unruhe mit Angstanfällen, besonders bei einem Gewitter.
Abends leidet er an körperlicher Unruhe, es sei denn, er beschäftige sich geistig.
Klavierspielen greift ihn an.

Lippe: Ruhelosigkeit und Ängstlichkeit, besonders bei Gewitter.
Abneigung gegen Menschen und gegen Gesellschaft.
Hypochondrische Laune, lebensmüde.
Aufgeregtes Gemüt. Musik verursacht Zittern.
Humorlos, verdrießlich, irritierbar und ärgerlich.

Guernsey: Ausgeprägte Heiterkeit; erschwerte Auffassungsgabe, was für ihn im gesunden Zustand ungewöhnlich ist. Schwäche des Geistes.

Folgemittel (Guernsey):

Calc., Puls., Nux-v., Sep., Sulf.
Antidot: Camph.

Natrium muriaticum

Häufigkeit: 1 % der Verordnungen bei ADS.

ADS-Grundsymptome	Unruhe körperlich, zappelig (1)
	Zerstreutheit, Konzentrationsschwäche (2)
	Gereiztheit, ärgerlich, Zornausbrüche (3)
Wahrnehmungssymptome	
Taktil	Abneigung gegen Berührung (ist unangenehm) (2)
Visuell	Überempfindlichkeit gegen (helles) Licht (1)
	Sehen angestrengt verschlimmert (TV, PC) (4)
Auditiv	Gehör überempfindlich
Geruchssinn	Geruchssinn überempfindlich
Geschmackssinn	Geschmackssinn vermindert (würzt alles nach) (2)
Temperatur-empfindung	Ihm/ihr ist schnell zu heiß, Bedürfnis zu entblößen
	Wärme verschlimmert (2)
	Kälte bessert (2)
	Ihm/ihr ist schnell zu kalt, Bedürfnis einzuhüllen (2)
	Kälte verschlimmert (1)
Verarbeitung	Begreifen, Verstehen langsam (2)
	Gedächtnis schwach (3)
Grobmotorik	Übermäßiges Verlangen nach Bewegung
	Bewegung bessert (1)
	Abneigung gegen Bewegung, Trägheit (3)
Feinmotorik	**Schreiben erschwert, verkrampft ermüdend (5)**
Verschlimmerungszeit im Tagesablauf	morgens, nach dem Erwachen
	vormittags (3)
	nachmittags (1)
	abends (2)
Gemüt	**Traurigkeit (4)**

Synthese der hochwertigen ADS-Symptome von Natrium muriaticum
(Genius nach BTB 2000)

Bewegungsmuster: Abneigung gegen Bewegung, Trägheit
Schreiben erschwert, verkrampft, ermüdend

Wahrnehmung: Angestrengtes Sehen verschlimmert

Temperatur: Nichts Auffälliges

Verschlimmerungszeit: vormittags

Gemüt: Gereiztheit, Traurigkeit

Verstand: Gedächtnisschwäche

Weitere charakteristische Natrium-muriaticum-Symptome

Hering: Das Denken ist erschwert, Geistesabwesenheit. Gedächtnis und Wille sind schwach. Zerstreutheit, weiß nicht was er sagen soll.
Ungeschickt im Sprechen.
Traurig, weinerlich. Trost verschlimmert. Wenn man ihn zu trösten versucht, wird er wütend.
Hastiges Wesen mit Angst.
Verweilt mit Vorliebe bei vergangenen unangenehmen Ereignissen.
Hypochondrisch und lebensmüde.
Unlustig, gleichgültig, schweigsam.
Religiöse Melancholie.

Lippe: Melancholisch, entmutigt, traurig, weinend, verschlimmert durch Trost von anderen, mit Herzklopfen.
Besorgnis über die Zukunft.
Hypochondrisch, Lebensmüde.
Freudlos, gleichgültig, schweigsam.
Große Schreckhaftigkeit, Eile.
Leidenschaftliche Vehemenz; ärgert sich über Kleinigkeiten.
Hat Mühe zu denken, ist geistesabwesend, schlechtes Gedächtnis.

Guernsey: Große Traurigkeit.

Folgemittel (Guernsey):

Bry., Calc., Puls., Rhus-t., Sep., Sulf.
Antidot: Camph.

Nux vomica

Häufigkeit: 6 % der Verordnungen bei ADS.

ADS-Grundsymptome	**Unruhe körperlich (3)** **Zerstreutheit, Konzentrationsschwäche (3)** **Gereiztheit, ärgerlich Zornausbrüche (4)**
Wahrnehmungssymptome	
Taktil	**Abneigung gegen Berührung (ist unangenehm) (4)**
Visuell	**Überempfindlichkeit gegen (helles) Licht (3)** Sehen angestrengt verschlimmert (TV, PC) (1)
Auditiv	**Gehör überempfindlich (3)**
Geruchssinn	**Geruchssinn überempfindlich (4)**
Geschmackssinn	**Geschmackssinn vermindert (würzt alles nach) (3)**
Temperatur-empfindung	Ihm/ihr ist schnell zu heiß, Bedürfnis zu entblößen (1) Wärme verschlimmert (1) Kälte bessert (1) **Ihm/ihr ist schnell zu kalt, Bedürfnis einzuhüllen (3)** **Kälte verschlimmert (4)**
Verarbeitung	Begreifen, Verstehen langsam (2) Gedächtnis schwach
Grobmotorik	Übermäßiges Verlangen nach Bewegung (1) Bewegung bessert **Abneigung gegen Bewegung, Trägheit (4)**
Feinmotorik	**Schreiben erschwert, verkrampft ermüdend (3)**
Verschlimmerungszeit im Tagesablauf	morgens, nach dem Erwachen (1) vormittags (2) **nachmittags (3)** abends (1)
Gemüt	Traurigkeit (2)

Synthese der hochwertigen ADS-Symptome von *Nux vomica*
(Genius nach BTB 2000)

Bewegungsmuster:	Unruhe körperlich, aber Abneigung gegen Bewegung, Trägheit. Schreiben erschwert, verkrampft, ermüdend
Wahrnehmung:	Überempfindlich gegen Berührung, helles Licht, Lärm und Gerüche. Geschmackssinn vermindert
Temperatur:	Kälte verschlimmert, Bedürfnis, sich einzuhüllen
Verschlimmerungszeit:	nachmittags
Gemüt:	Gereiztheit
Verstand:	Zerstreutheit, Konzentrationsmangel

Weitere charakteristische Nux-vomica-Symptome

Hering und Lippe: Mangelhaftes Gedächtnis; ängstliche, unbeholfene Art des Benehmens. Kann nicht lesen oder rechnen, weil er die Ideenverbindung verliert.
Neigung Fehler anderer aufzusuchen und zu schelten. Ist mürrisch und hartnäckig.
Morgens Widerwillen gegen jede Arbeit und große Mattigkeit und Schwäche.
Lesen oder Unterhaltung sind ihm unerträglich; er ist reizbar und möchte alleine gelassen werden.
Die Zeit vergeht ihm zu langsam.
Angst mit Reizbarkeit und Neigung zum Selbstmord; fürchtet aber zu sterben.
Abwechselnd verzweifelte und gehobene Stimmung.
Hypochondrische Stimmung bei Personen mit sitzender Lebensweise und bei Nachtschwärmern mit Bauchschmerzen und Verstopfung. Mangel an Energie.
Besorgte eifrige Personen, welche leicht erregt sind, ärgerlich werden. Reizbar, mürrisch, verdrießlich; wird leicht ärgerlich, wenn man ihn stört.
Überempfindlichkeit gegen äußere Eindrücke: Geräusche, Gerüche, Licht und Musik. Die geringsten Beschwerden werden unerträglich und greifen ihn sehr an.
Überempfindlichkeit; jedes harmlose Wort beleidigt, jedes kleine Geräusch erschreckt ihn; er ist leicht ängstlich und außer sich. Heftig, aufgeregt.
Beschwerden nach anhaltender geistiger Tätigkeit.
Nach Ärger stellen sich abwechselnd Frösteln und Hitze ein, Gallerbrechen und Durst.
Große Trägheit und Widerwillen gegen Beschäftigung.

Guernsey: Mürrische Reizbarkeit; kein Verlangen sich mit irgend jemandem zu unterhalten; gibt mürrische Antworten; *möchte nicht berührt werden*. Abneigung irgend etwas zu tun oder zu sagen; will alleine sein, ist still, verdrießlich. Streitet sich heftig und schimpft, wenn er angesprochen wird. Boshaft. Verwirrung des Gemütes, das heißt unbeständiger, unschlüssiger Zustand.

Folgemittel (Guernsey):

Act-sp., Ars., Bell., Bry., Lyc., Puls., Rhus-t., Sep., Sulf.
Antidote: Coff., Ign.

Phosphor

Häufigkeit: 6 % der Verordnungen bei ADS.

ADS-Grundsymptome	Unruhe körperlich, zappelig (2)
	Zerstreutheit, Konzentrationsschwäche (1)
	Gereiztheit, ärgerlich, Zornausbrüche (3)
Wahrnehmungssymptome	
Taktil	Abneigung gegen Berührung (ist unangenehm) (1)
Visuell	**Überempfindlichkeit gegen (helles) Licht (4)**
	Sehen angestrengt verschlimmert (TV, PC) (3)
Auditiv	**Gehör überempfindlich (3)**
Geruchssinn	**Geruchssinn überempfindlich (4)**
Geschmackssinn	Geschmackssinn vermindert (würzt alles nach) (1)
Temperatur-empfindung	Ihm/ihr ist schnell zu heiß, Bedürfnis zu entblößen (2)
	Wärme verschlimmert (1)
	Kälte bessert (1)
	Ihm/ihr ist schnell zu kalt, Bedürfnis einzuhüllen (1)
	Kälte verschlimmert (2)
Verarbeitung	Begreifen, Verstehen langsam (1)
	Gedächtnis schwach (1)
Grobmotorik	Übermäßiges Verlangen nach Bewegung
	Bewegung bessert (1)
	Abneigung gegen Bewegung, Trägheit (2)
Feinmotorik	Schreiben erschwert, verkrampft ermüdend (2)
Verschlimmerungszeit im Tagesablauf	morgens, nach dem Erwachen
	vormittags (2)
	nachmittags (2)
	abends (4)
Gemüt	Traurigkeit (1)

Synthese der hochwertigen ADS-Symptome von Phosphor
(Genius nach BTB 2000)

Bewegungsmuster:	Nichts Auffälliges
Wahrnehmung:	Überempfindlich gegen helles Licht, Lärm und Gerüche Angestrengtes Sehen verschlimmert
Temperatur:	Nichts Auffälliges
Verschlimmerungszeit:	abends
Gemüt:	Gereiztheit
Verstand:	Nichts Auffälliges

Weitere charakteristische Phosphor-Symptome

Hering: Der Geist ist übermäßig tätig.
Hysterisches Lachen und Weinen im Wechsel. Melancholisch, vergießt Tränen.
Anfälle von unwillkürlichem Gelächter.
Große Gleichgültigkeit, beantwortet keine Fragen oder antwortet verkehrt.
Finster, schweigsam, niedergeschlagen, *furchtsam, ängstlich, besonders beim Alleinsein und bei Gewittern.*
Angst vor der Zukunft.
Schreckhaftigkeit.
Erregt, leicht verärgert und heftig, was seinen Zustand verschlimmert.
Reizbarkeit an Geist und Körper. Hinfälligkeit auch nach dem geringsten unangenehmen Eindruck.

Lippe: Große Erregbarkeit, ist schnell irritiert und verärgert. Reagiert vehement und leidet nachher deswegen.
Große Ängstlichkeit und Ruhelosigkeit, besonders beim Alleinsein und bei Gewittern.
Melancholische Depression, manchmal mit Weinen und unfreiwilligem Lachen im Wechsel.

Guernsey: (Dieses Arzneimittel passt besonders auf Beschwerden bei hochgewachsenen, dünnen Personen mit dunklem Haar, besonders Frauen).

Folgemittel (Guernsey):

Bell., Bry., Calc., Nux-v., Puls., Sep., Sulf.
Antidot: Nux-v.

Phosphoricum acidum

Häufigkeit: 2 % der Verordnungen bei ADS.

ADS-Grundsymptome	Unruhe körperlich, zappelig (1)
	Zerstreutheit, Konzentrationsschwäche (2)
	Gereiztheit. Ärgerlich, Zornausbrüche (1)
Wahrnehmungssymptome	
Taktil	**Abneigung gegen Berührung (ist unangenehm) (3)**
Visuell	**Überempfindlichkeit gegen (helles) Licht (3)**
	Sehen angestrengt verschlimmert (TV, PC) (1)
Auditiv	Gehör überempfindlich (1)
Geruchssinn	Geruchssinn überempfindlich (1)
Geschmackssinn	Geschmackssinn vermindert (würzt alles nach) (1)
Temperatur-empfindung	Ihm/ihr ist schnell zu heiß, Bedürfnis zu entblößen
	Wärme verschlimmert (1)
	Kälte bessert (1)
	Ihm/ihr ist schnell zu kalt, Bedürfnis einzuhüllen (1)
	Kälte verschlimmert (1)
Verarbeitung	**Begreifen, Verstehen langsam (4)**
	Gedächtnis schwach
Grobmotorik	Übermäßiges Verlangen nach Bewegung (2)
	Bewegung bessert (3)
	Abneigung gegen Bewegung, Trägheit (1)
Feinmotorik	Schreiben erschwert, verkrampft ermüdend (1)
Verschlimmerungszeit im Tagesablauf	morgens, nach dem Erwachen (2)
	vormittags (2)
	nachmittags (1)
	abends (3)
Gemüt	Traurigkeit (1)

Synthese der hochwertigen ADS-Symptome von Phosphoricum acidum
(Genius nach BTB 2000)

Bewegungsmuster:	Bewegung bessert
Wahrnehmung:	Überempfindlich gegen Berührung und helles Licht
Temperatur:	Nichts Auffälliges
Verschlimmerungszeit:	abends
Gemüt:	Nichts Auffälliges
Verstand:	Begreifen, Verstehen, Denken langsam

Weitere charakteristische Phosphoricum-acidum-Symptome

Hering: Gedächtnisschwäche, morgens ist er unfähig zu denken.
Gleichgültig, mag nicht sprechen.
Antwortet entweder zögernd und langsam, oder kurz und inkorrekt.
Heimweh mit Neigung zu Weinen.
Traurigkeit, Kummer, Weinerlichkeit.
Beschwerden infolge von Gram, Kummer, Heimweh oder unglücklicher Liebe.

Lippe: Gleichgültigkeit, stille Trauer, Gedankenlosigkeit.
Abneigung zu Sprechen oder Fragen zu beantworten.
Heimweh mit Neigung zu Weinen.
Niedergedrückt.
Ängstlichkeit über die Zukunft und über die eigene Gesundheit.
Folgen von Kummer, Sorgen und unglücklicher Liebe.

Guernsey: Völlige Gleichgültigkeit gegen alles, der Patient will nichts, auch nicht sprechen, zeigt an der Außenwelt kein Interesse.
Erschwerte Auffassungsgabe, der Patient denkt eine Weile über die Frage nach, beantwortet sie vielleicht und vergisst dann alles wieder.

Folgemittel (Guernsey):

Ars., Bell., Caust., Chin., Lyc., Nux-v., Puls., Sep., Sulf.
Antidot: Coff.

Pulsatilla

Häufigkeit: 2 % der Verordnungen bei ADS.

ADS-Grundsymptome	Unruhe körperlich, zappelig (1)
	Zerstreutheit, Konzentrationsschwäche (4)
	Gereiztheit, ärgerlich, Zornausbrüche (3)
Wahrnehmungssymptome	
Taktil	**Abneigung gegen Berührung (ist unangenehm) (3)**
Visuell	**Überempfindlichkeit gegen (helles) Licht (3)**
	Sehen angestrengt verschlimmert (TV, PC) (2)
Auditiv	**Gehör überempfindlich (3)**
Geruchssinn	Geruchssinn überempfindlich (2)
Geschmackssinn	**Geschmackssinn vermindert (würzt alles nach) (4)**
Temperatur-empfindung	Ihm/ihr ist schnell zu heiß, Bedürfnis zu entblößen (2)
	Wärme verschlimmert (4)
	Kälte bessert (4)
	Ihm/ihr ist schnell zu kalt, Bedürfnis einzuhüllen (1)
	Kälte verschlimmert (1)
Verarbeitung	Begreifen, Verstehen langsam (1)
	Gedächtnis schwach (2)
Grobmotorik	Übermäßiges Verlangen nach Bewegung (1)
	Bewegung bessert (4)
	Abneigung gegen Bewegung, Trägheit (2)
Feinmotorik	Schreiben erschwert, verkrampft ermüdend (1)
Verschlimmerungszeit im Tagesablauf	**morgens, nach dem Erwachen (3)**
	vormittags (1)
	nachmittags (4)
	abends (4)
Gemüt	**Traurigkeit (3)**

Synthese der hochwertigen ADS-Symptome von Pulsatilla
(Genius nach BTB 2000)

Bewegungsmuster:	Bewegung bessert
Wahrnehmung:	Überempfindlich gegen Berührung, helles Licht und Lärm Geschmackssinn vermindert
Temperatur:	Wärme verschlimmert, Kälte bessert
Verschlimmerungszeit:	morgens nach dem Erwachen, nachmittags und abends
Gemüt:	Reizbarkeit, Traurigkeit
Verstand:	Zerstreutheit, Konzentrationsschwäche

Weitere charakteristische Pulsatilla-Symptome

Hering: Leicht zu Tränen oder Lachen geneigt.
Schweigsame Stimmung, verdrießlich über alles.
Niedergeschlagenheit frühmorgens, voller Sorgen über häusliche Angelegenheiten.
Menschenscheu.
Mild, sanft, weinerlich, nachgiebig.
Ärgerlich, veränderliche Stimmung.
Neid, Habsucht.
Geistige Arbeit ermüdet übermäßig.
Gemütsbewegungen, Furcht, Gewissensbisse und übermäßige Freude verschlimmern.
Blässe, Frostigkeit.

Lippe: Mild, schamhaft, ergebene Disposition mit Neigung zu weinen.
Verdrießlichkeit, welche sich zu Tränen steigert, mit *Frostigkeit und Durstlosigkeit.*
Düstere Stimmung, *Melancholie,* voller Sorgen.
Misstrauisch, Menschenscheu.
Begierlichkeit

Guernsey: Patienten mit milder, nachgiebiger oder gutmütiger Disposition.
Sehr leicht zu Tränen geneigt, wenn sie angesprochen werden, oder wenn sie ihre Symptome schildern.
Habsüchtig, misstrauisch, geistesabwesend, niedergeschlagen.
Wechselhafte Symptome.

Folgemittel (Guernsey):

Ars., Bell., Ign., Lyc., Nux-v., Phos., Rhus-t., Sep., Sulf.
Antidote: Coff., zuweilen Cham., Ign., Nux-v.

Sepia

Häufigkeit: 4 % der Verordnungen bei ADS.

ADS-Grundsymptome	**Unruhe körperlich, zappelig (4)**
	Zerstreutheit, Konzentrationsschwäche (4)
	Gereiztheit, ärgerlich, Zornausbrüche (3)
Wahrnehmungssymptome	
Taktil	**Abneigung gegen Berührung (ist unangenehm) (4)**
Visuell	**Überempfindlichkeit gegen (helles) Licht (3)**
	Sehen angestrengt verschlimmert (TV, PC) (3)
Auditiv	**Gehör überempfindlich (4)**
Geruchssinn	**Geruchssinn überempfindlich (4)**
Geschmackssinn	Geschmackssinn vermindert (würzt alles nach)
Temperatur-empfindung	Ihm/ihr ist schnell zu heiß, Bedürfnis zu entblößen (1)
	Wärme verschlimmert (1)
	Kälte bessert (1)
	Ihm/ihr ist schnell zu kalt, Bedürfnis einzuhüllen (2)
	Kälte verschlimmert (2)
Verarbeitung	**Begreifen, Verstehen langsam (4)**
	Gedächtnis schwach (2)
Grobmotorik	Übermäßiges Verlangen nach Bewegung (1)
	Bewegung bessert (3)
	Abneigung gegen Bewegung, Trägheit (2)
Feinmotorik	**Schreiben erschwert, verkrampft ermüdend (3)**
Verschlimmerungszeit im Tagesablauf	morgens, nach dem Erwachen
	vormittags (4)
	nachmittags (1)
	abends (4)
Gemüt	Traurigkeit (2)

Synthese der hochwertigen ADS-Symptome von Sepia
(Genius nach BTB 2000)

Bewegungsmuster:	Unruhe körperlich, zappelig, Bewegung bessert, Schreiben erschwert, verkrampft, ermüdend
Wahrnehmung:	Überempfindlich gegen Berührung, helles Licht, Lärm und Gerüche. Angestrengtes Sehen verschlimmert
Temperatur:	Nichts Auffälliges
Verschlimmerungszeit:	vormittags und abends
Gemüt:	Gereiztheit
Verstand:	Zerstreutheit, Konzentrationsschwäche, Begreifen, Verstehen, Denken langsam

Weitere charakteristische Sepia-Symptome

Hering: Schwaches Gedächtnis, schwerer Fluss der Ideen, unfähig zu geistiger Tätigkeit. Benutzt falsche Worte, weiß aber dabei, dass sie falsch sind.
Anfälle von unwillkürlichem Lachen und Weinen.
Widerwillen gegen seine Beschäftigung.
Furcht vor dem Alleinsein, aber auch sehr erregt in Gesellschaft, unruhig, rastlos.
Angst vor wirklichen oder eingebildeten Übeln.
Große Gleichgültigkeit, auch gegen die eigene Familie, gegen Menschen, die er am meisten liebt.
Gierig, geizig.
Ist leicht beleidigt und zu heftigen Reaktionen geneigt.
Große Reizbarkeit, abwechselnd mit Gleichgültigkeit.
Überanstrengung des Geistes verschlimmert.

Lippe: Traurigkeit mit Weinen.
Übrige Symptome identisch mit Hering

Guernsey: Große Gleichgültigkeit gegen alles in der Umgebung. Erschwerte Auffassungsgabe. Beschwerden des Intellekts.

Folgemittel (Guernsey):

Bell., Calc., Con., Lyc., Nux-v., Puls., Rhus-t., Sil., Sulf.
Antidote: süßer Salpetergeist (nitri spiritus dulcis), Dulc.

Silicea

Häufigkeit: 5 % der Verordnungen bei ADS.

ADS-Grundsymptome	Unruhe körperlich, zappelig (2)
	Zerstreutheit, Konzentrationsschwäche (2)
	Gereiztheit, ärgerlich, Zornausbrüche
Wahrnehmungssymptome	
Taktil	**Abneigung gegen Berührung (ist unangenehm) (3)**
Visuell	**Überempfindlichkeit gegen (helles) Licht (3)**
	Sehen angestrengt verschlimmert (TV, PC) (4)
Auditiv	Gehör überempfindlich (2)
Geruchssinn	Geruchssinn überempfindlich (1)
Geschmackssinn	**Geschmackssinn vermindert (würzt alles nach) (3)**
Temperatur-empfindung	Ihm/ihr ist schnell zu heiß, Bedürfnis zu entblößen
	Wärme verschlimmert (1)
	Kälte bessert (1)
	Ihm/ihr ist schnell zu kalt, Bedürfnis einzuhüllen (4)
	Kälte verschlimmert (3)
Verarbeitung	**Begreifen, Verstehen langsam (3)**
	Gedächtnis schwach (2)
Grobmotorik	Übermäßiges Verlangen nach Bewegung (2)
	Bewegung bessert (1)
	Abneigung gegen Bewegung, Trägheit
Feinmotorik	**Schreiben erschwert, verkrampft ermüdend (4)**
Verschlimmerungszeit im Tagesablauf	morgens, nach dem Erwachen
	vormittags (3)
	nachmittags (3)
	abends (3)
Gemüt	Traurigkeit (1)

Synthese der hochwertigen ADS-Symptome von Silicea
(Genius nach BTB 2000)

Bewegungsmuster:	Schreiben erschwert, verkrampft, ermüdend
Wahrnehmung:	Überempfindlich gegen Berührung und helles Licht, angestrengtes Sehen verschlimmert, Geschmackssinn vermindert
Temperatur:	Kälte verschlimmert, Bedürfnis sich einzuhüllen
Verschlimmerungszeit:	vormittags, nachmittags und abends
Gemüt:	Nichts Auffälliges
Verstand:	Begreifen, Verstehen langsam

Weitere charakteristische Silicea-Symptome

Hering: Verworrenheit; *es fällt ihm schwer, die Aufmerksamkeit auf etwas zu fixieren.* Heftiges Schreien.
Ängstlich mit sich selbst; niedergeschlagen, weint jeden Abend. Traurigkeit.
Verzweifelt, melancholisch, des Lebens müde.
Gewissensbisse über Kleinigkeiten.
Gleichgültig, apathisch.
Nachgiebige, verzagte, ängstliche Stimmung.
Wenn man ihm widerspricht, muss er sich zusammennehmen, um nicht eine Gewalttat zu begehen.
Das Kind ist eigensinnig, halsstarrig; schreit, wenn man freundlich mit ihm spricht.
Unruhig, rastlos, fährt beim geringsten Geräusch auf.
Lesen und Schreiben ermüdet, da er das Denken nicht ertragen kann.

Lippe: Verzagt, melancholisch, des Lebens müde.
Ergeben, ängstliche Stimmung.
Das Kind verweigert sich und ist eigensinnig, schreit, wenn man freundlich zu ihm spricht.

Guernsey: Erkrankungen betreffen v. a. hellhaarige Personen. Kopfschweiß beim Einschlafen, übelriechende Fußschweiße.

Folgemittel (Guernsey):

Ars., Asaf., Bell., Calc., Hep., Lyc., Puls., Rhus-t., Sulf., Nux-v.
Antidote: Hep., zuweilen Camph.

Staphisagria

Häufigkeit: 2 % der Verordnungen bei ADS.

ADS-Grundsymptome	**Unruhe körperlich, zappelig (4)**
	Zerstreutheit, Konzentrationsschwäche
	Gereiztheit, ärgerlich, Zornausbrüche
Wahrnehmungssymptome	
Taktil	**Abneigung gegen Berührung (ist unangenehm) (4)**
Visuell	Überempfindlichkeit gegen (helles) Licht (1)
	Sehen angestrengt verschlimmert (TV, PC) (2)
Auditiv	Gehör überempfindlich (1)
Geruchssinn	Geruchssinn überempfindlich
Geschmackssinn	Geschmackssinn vermindert (würzt alles nach) (1)
Temperatur-empfindung	Ihm/ihr ist schnell zu heiß, Bedürfnis zu entblößen (2)
	Wärme verschlimmert (1)
	Kälte bessert (1)
	Ihm/ihr ist schnell zu kalt, Bedürfnis einzuhüllen (2)
	Kälte verschlimmert (2)
Verarbeitung	**Begreifen, Verstehen langsam (3)**
	Gedächtnis schwach (2)
Grobmotorik	Übermäßiges Verlangen nach Bewegung (1)
	Bewegung bessert (1)
	Abneigung gegen Bewegung, Trägheit
Feinmotorik	Schreiben erschwert, verkrampft ermüdend (1)
Verschlimmerungszeit im Tagesablauf	**morgens, nach dem Erwachen (3)**
	vormittags (3)
	nachmittags (3)
	abends (2)
Gemüt	Traurigkeit (2)

Synthese der hochwertigen ADS-Symptome von Staphisagria
(Genius nach BTB 2000)

Bewegungsmuster:	Unruhe körperlich, zappelig
Wahrnehmung:	Überempfindlich gegen Berührung
Temperatur:	Nichts Auffälliges
Verschlimmerungszeit:	morgens, Nach dem Erwachen, vormittags und nachmittags
Gemüt:	Nichts Auffälliges
Verstand:	Begreifen, Verstehen, langsam

Weitere charakteristische Staphisagria-Symptome

Hering: Gedächtnisschwäche mit Schweregefühl zwischen den Augen
Das Kind wirft oder stößt Gegenstände unwillig fort.
Gleichgültigkeit, Niedergeschlagenheit, Benommenheit des Geistes nach Masturbation.
Hypochondrisch, apathisch mit Gedächtnisschwäche, verursacht durch unverdiente Kränkungen, sexuelle Exzesse oder durch hartnäckiges Verweilen bei geschlechtlichen Gegenständen.
Sehr empfindlich gegen den geringsten Eindruck, das geringste unrecht scheinende Wort verletzt ihn.
Ärgerliche Reizbarkeit mit außerordentlich übler Laune.
Sehr unwillig über Sachen, die er selbst oder andere getan haben, grämt sich über die Folgen.
Beschwerden von Unwillen und Verdruss oder verhaltenem Ärger.

Lippe: Ärger und Kränkung, stößt oder wirft Dinge von sich.
Begründete schlechte Laune über das, was geschehen ist oder was er getan hat. Weinen und Enttäuschung über die erwarteten Konsequenzen.
Ständige Trauer und Ängstlichkeit über die Zukunft.
(Übrige Symptome identisch mit Hering.)

Guernsey: Die Patienten sind so empfindlich, dass die geringste Handlung oder das geringste Wort ihre Gefühle angreift oder belästigt. Zorn und Entrüstung. Verliebte Träume.

Folgemittel (Guernsey):

Calc., Ign., Lyc., Puls., Rhus-t., Nux-v., Sulf.
Antidot: Camph.

Stramonium

Häufigkeit: Weniger als 1 % der Verordnungen bei ADS

ADS-Grundsymptome	**Unruhe körperlich, zappelig (4)** Zerstreutheit, Konzentrationsschwäche (1) Gereiztheit, ärgerlich, Zornausbrüche (2)
Wahrnehmungssymptome	
Taktil	**Abneigung gegen Berührung (ist unangenehm) (3)**
Visuell	**Überempfindlichkeit gegen (helles) Licht (3)** Sehen angestrengt verschlimmert (TV, PC) (1)
Auditiv	Gehör überempfindlich
Geruchssinn	Geruchssinn überempfindlich
Geschmackssinn	**Geschmackssinn vermindert (würzt alles nach) (3)**
Temperatur-empfindung	Ihm/ihr ist schnell zu heiß, Bedürfnis zu entblößen Wärme verschlimmert Kälte bessert Ihm/ihr ist schnell zu kalt, Bedürfnis einzuhüllen (2) Kälte verschlimmert (2)
Verarbeitung	**Begreifen, Verstehen langsam (3)** **Gedächtnis schwach (3)**
Grobmotorik	Übermäßiges Verlangen nach Bewegung Bewegung bessert Abneigung gegen Bewegung, Trägheit
Feinmotorik	Schreiben erschwert, verkrampft ermüdend
Verschlimmerungszeit im Tagesablauf	**morgens, nach dem Erwachen (4)** vormittags (1) nachmittags abends
Gemüt	Traurigkeit (2)

Synthese der hochwertigen ADS-Symptome von Stramonium
(Genius nach BTB 2000)

Bewegungsmuster:	Unruhe körperlich, zappelig
Wahrnehmung:	Überempfindlich gegen Berührung und helles Licht, Geschmackssinn vermindert
Temperatur:	Nichts Auffälliges
Verschlimmerungszeit:	morgens, nach dem Erwachen
Gemüt:	Stark wechselnde Stimmung, Launenhaftigkeit
Verstand:	Begreifen, Verstehen, langsam

Weitere charakteristische Stramonium-Symptome

Hering: Stumpfheit der Sinne.
Wacht erschreckt auf, kennt niemand, schreit vor Furcht laut auf und hält sich an Nahestehenden fest (*Pavor nocturnus*).
Gefühl von Betäubung mit *Gleichgültigkeit gegen jeden und alles.*
Gedächtnisschwäche, verliert die Gedanken, ehe er ihnen Ausdruck verleihen kann.
Weint über seinen schwachen Geist.
Delirien und Halluzinationen.
Manie: Verlangt nach Licht und Gesellschaft, kann nicht ertragen allein zu sein, läuft herum, ist wütend, stolz, hochmütig, lustig, exaltiert.
Redselig, spricht die ganze Zeit über, singt, macht Verse.
Melancholisch, fürchtet sich vor dem Tode, weint die ganze Zeit.
Gewissensangst; hält sich nicht für rechtschaffen.
Abwechselnd exaltiert und melancholisch.

Lippe: Geschwätziges Delirium und Manie.
Anfälle von Wut mit Dreinschlagen.
Verlangen nach Gesellschaft und Licht.
Sehr veränderliche Laune.
Stumpfheit der Sinne.

Guernsey: Symptome wie Hering und Lippe.

Folgemittel (Seider)[60]:

Aco., Bell., Bry., Copr., Hyos., Nux-v.
Antidote (Guernsey): Bell., Hyos., Nux-v.

Sulfur

Häufigkeit: 10 % der Verordnungen bei ADS.

ADS-Grundsymptome	Unruhe körperlich, zappelig (1)
	Zerstreutheit, Konzentrationsschwäche (2)
	Gereiztheit, ärgerlich, Zornausbrüche (3)
Wahrnehmungssymptome	
Taktil	**Abneigung gegen Berührung (ist unangenehm) (4)**
	Überempfindlichkeit gegen (helles) Licht (3)
Visuell	Sehen angestrengt verschlimmert (TV, PC) (2)
Auditiv	Gehör überempfindlich (2)
Geruchssinn	**Geruchssinn überempfindlich (3)**
Geschmackssinn	**Geschmackssinn vermindert (würzt alles nach) (3)**
Temperatur-empfindung	Ihm/ihr ist schnell zu heiß, Bedürfnis zu entblößen (2)
	Wärme verschlimmert (2)
	Kälte bessert (2)
	Ihm/ihr ist schnell zu kalt, Bedürfnis einzuhüllen
	Kälte verschlimmert (1)
Verarbeitung	Begreifen, Verstehen langsam (2)
	Gedächtnis schwach (3)
Grobmotorik	Übermäßiges Verlangen nach Bewegung (1)
	Bewegung bessert (1)
	Abneigung gegen Bewegung, Trägheit (1)
Feinmotorik	Schreiben erschwert, verkrampft ermüdend (2)
Verschlimmerungszeit im Tagesablauf	**morgens, nach dem Erwachen (4)**
	vormittags (2)
	nachmittags (1)
	abends (3)
Gemüt	Traurigkeit (2)

Synthese der hochwertigen ADS-Symptome von Sulfur
(Genius nach BTB 2000)

Bewegungsmuster:	Nichts Auffälliges
Wahrnehmung:	Überempfindlich gegen Berührung, helles Licht und Gerüche, Geschmackssinn vermindert
Temperatur:	Nichts Auffälliges
Verschlimmerungszeit:	morgens, nach dem Erwachen, abends
Gemüt:	Gereiztheit
Verstand:	Gedächtnisschwäche

Weitere charakteristische Sulfur-Symptome

Hering: Schwaches *Gedächtnis*, besonders für Namen. Benommen; das *Denken fällt ihm schwer*; stellt die Worte falsch oder kann beim Sprechen und Schreiben die richtigen Worte nicht finden.
(Uneinfühlbare) Glückseligkeit und *Stolz*, glaubt sich im Besitz von schönen Dingen (die anderen nicht als das erscheinen).
Ist abends zu nichts aufgelegt (nicht zur Arbeit, zum Vergnügen, Sprechen oder zu Bewegen).
Ekel bis zur Übelkeit über seine eigenen Körpergerüche.
Melancholische Stimmung; verweilt bei philosophischen oder religiösen Spekulationen; Angst um sein Seelenheil; *Gleichgültigkeit* gegen das Los Anderer.
Hypochondrische Stimmung den ganzen Tag über; abends lustig.
Ärgerlich, reizbar, lebhaftes Temperament.
Reizbare Stimmung; ist leicht erzürnt, bereut es aber schnell.
Großer Eigensinn, mag niemanden in seiner Nähe haben.

Lippe: Verdrießlichkeit, Irritiertheit, Ruhelosigkeit, unruhiges Temperament.
Melancholie mit großer Neigung zu philosophischen und religiösen Spekulationen.
Schwerfälliger Verstand, hat Mühe zu Denken, kann die richtigen Worte nicht finden. Phantastische Illusionen.

Guernsey: Verdrießlichkeit. Phantastische Einbildungen, insbesondere, wenn alles zum Schönen verdreht wird – alles, woran der Patient Gefallen findet, sieht schön aus. Andauernd geschäftig.

Folgemittel (Guernsey):

Bell., Bry., Calc., Lyc., Merc., Puls., Rhus-t., Sep., zuweilen auch Phos.
Antidote: Chin., Merc., Puls., Sep.

Veratrum album

ADS-Grundsymptome	Unruhe körperlich, zappelig (2) **Zerstreutheit, Konzentrationsschwäche (3)** **Gereiztheit, ärgerlich, Zornausbrüche (3)**
Wahrnehmungssymptome	
Taktil	**Abneigung gegen Berührung (ist unangenehm) (3)**
Visuell	Überempfindlichkeit gegen (helles) Licht (1) Sehen angestrengt verschlimmert (TV, PC-Spiele)
Auditiv	Gehör überempfindlich (2)
Geruchssinn	Geruchssinn überempfindlich
Geschmackssinn	Geschmackssinn vermindert (würzt alles nach) (2)
Temperatur- empfindung	**Ihm/ihr ist schnell zu heiß, Bedürfnis zu entblößen (3)** Wärme verschlimmert (1) Kälte bessert (1) Ihm/ihr ist schnell zu kalt, Bedürfnis einzuhüllen Kälte verschlimmert (1)
Verarbeitung	Begreifen, Verstehen langsam (2) **Gedächtnis schwach (4)**
Grobmotorik	Übermäßiges Verlangen nach Bewegung (2) Bewegung bessert (2) Abneigung gegen Bewegung, Trägheit
Feinmotorik	Schreiben erschwert, verkrampft ermüdend
Verschlimmerungszeit im Tagesablauf	**morgens, nach dem Erwachen (3)** vormittags (1) nachmittags (1) abends (1)
Gemüt	Traurigkeit (2)

Synthese der hochwertigen ADS-Symptome von Veratrum album
(Genius nach BTB 2000)

Bewegungsmuster:	Nichts Auffälliges
Wahrnehmung:	Überempfindlich gegen Berührung
Temperatur:	Ihm/ihr ist schnell zu heiß, Bedürfnis zu entblößen
Verschlimmerungszeit:	morgens, nach dem Erwachen
Gemüt:	Gereiztheit
Verstand:	Zerstreutheit, Konzentrationsmangel, Gedächtnisschwäche

Weitere charakteristische Veratrum-album-Symptome

Hering: Weiß nicht, was er sagt. Spricht nicht die Wahrheit. *Geschwätzigkeit, spricht sehr schnell. Spricht gerne über die Fehler anderer Leute oder ist still.* Wenn er aber gereizt wird, schilt und schimpft er. Mag nicht sprechen, ausgenommen im Delirium. Spricht viel über religiöse Sachen, betet. Hält sich für etwas Besonderes, verschwendet sein Geld.
Küsst jeden, schamloses Verhalten im Wochenbett.
Kann das Alleinsein nicht ertragen.
Furchtsamkeit, aufschreckend.
Ängstlich, unruhig, schreckhaft, wimmert und weint unter apathischen Delirien.
Angst als hätte man eine böse Tat begangen. Verzweiflung über seine gesellschaftliche Stellung; fühlt sich sehr unglücklich.
Folgen von verletztem Stolz oder gekränkter Ehre.

Lippe: *Melancholie, deprimiert*, lässt den Kopf hängen, sitzt gedankenlos da.
Zerschneidet (im Wahn) alles was ihm in die Hände kommt. Große Hoffnungslosigkeit.
Ängstliche Gewissensbisse, wie wenn er etwas Sündiges getan hätte.
Unruhig und sehr beschäftigt.
Weigert sich zu sprechen. Wenn er spricht, so schilt er und seine Stimme ist schwach und kaum hörbar.
Geschwätzigkeit, spricht schnell, obszönes Sprechen.
Wutanfälle mit Fluchen und der Neigung Wegzurennen; zerreißt Dinge.

Guernsey: Lebensmüde aber Furcht zu sterben.
Sinnlichkeit, Hochmut, Delirien, Wahn.
Empfindlichkeit. Schwaches oder vollständig verlorenes Gedächtnis.

Folgemittel (Guernsey):

Acon., Bell., Cham., Puls., Rhus-t., Sep., Sulf.
Antidote: Camph. ist das beste; Acon., Chin., Coff.

4.4 Kleines Repertorium der ADS-Geniussymptome

In diesem Abschnitt werden den im Fragebogen verwendeten ADS-Symptomen diejenigen Arzneimittel zugeordnet, die in hohen Graden (3, 4, 5) vorkommen.

Unruhe körperlich, zappelig
Acon., Arg-n., Ars., Bell., Bry., Calc., Cham., Chin., Ferr., Hyos., Ign., Merc., Nux-v., Sep., Staph., Stram.

Zerstreutheit, Konzentrationsschwäche
Acon., Arn., Bar-c., Caust., Cham., Cocc., Ign., Lyc., Merc., Nux-v., Puls., Sep., Verat.

Gereiztheit, Reizbarkeit
Acon., Aur., Bar-c., Bell., Bry., Cham., Ferr., Hep., Hyos., Ign., Lyc., M-arc., Nat-m., Nux-v., Phos., Puls., Sep., Sulph., Verat.

Berührung verschlimmert
Acon., Arn., Bell., Bry., Caps., Cham., Hep., Hyos., Lyc., Nux-v., Ph-ac., Puls., Sep., Sil., Staph., Stram., Sulph., Verat.

Licht verschlimmert
Aco., Bar-c., Bell., Calc., Chin., Hep., Ign., Lyc., Merc., Nat-c., Nux-v., Phos., Ph-ac., Puls., Sep., Sil., Stram., Sulph.

Sehen angestrengt verschlimmert
Aur., Calc., Caust., Lyc., Nat-c., Nat-m., Phos., Sep., Sil.

Gehör überempfindlich
Aco., Arn., Aur., Bell., Calc., Cham., Lyc., Nux-v., Phos., Puls., Sep.

Geruchssinn überempfindlich
Aco., Aur., Bell., Cham., Chin., Lyc., Nux-v., Phos., Sep., Sulph.

Geschmackssinn vermindert
Calc., Nux-v., Puls., Sil., Stram., Sulph.

Entblößen bessert
Aco., Calc., Ferr., Iod., Lyc., M-arc., Verat.

Wärme verschlimmert
Hyos., Iod., Puls.

Kälte bessert
Hyos., Iod., Puls.

Einhüllen bessert
Ars., Aur., Cocc., Hep., Nux-v., Sil.

Kälte verschlimmert
Aco., Agar., Ars., Aur., Bar-c., Bell., Caps., Caust., Cocc., Hep., Hyos., Ign., Nux-v., Sil.

Begreifen, Verstehen langsam
Calc., Ign., Lyc., Merc., Nat-c., Ph-ac., Sep., Sil., Staph., Stram.

Gedächtnis schwach
Bell., Bry., Hyos., Lyc., Nat-m., Stram., Sulph., Verat.

Verlangen nach Bewegung
Arn., Cham., Chin., Ferr., M-arc.

Bewegung bessert
Aur., Caps., Ferr., Lyc., Merc., Nat-c., Ph-ac., Puls., Sep.

Abneigung gegen Bewegung
Aco., Ars., Bar-c., Cocc., Ign., Lyc., Nat-m., Nux-v.

Schreiben erschwert (verschlimmert)
Calc., Cocc., Lyc., Nat-m., Nux-v., Sep., Sil.

Einschlafen spät
Ars., Bell., Bry., Calc., Chin., Hep., Ign., Lach., Lyc., Merc., Nux-v., Phos., Puls., Sep., Sil., Sulph.

Erwachen öfters nachts
Ars., Calc., Caust., Chin., Hep., Ign., Lyc., M-arc., Merc., Nux-v., Phos., Puls., Sep., Sil., Staph., Sulph.

Verschlimmerung morgens beim Erwachen
Aco., Arn., Aur., Caust., Cham., Ferr., Hep., Lach., Lyc., Puls., Staph., Stram., Sulf., Verat.

Verschlimmerung vormittags
Hep., Nat-c, Nat-m., Sep., Sil., Staph.

Verschlimmerung nachmittags
Agar., Arg-n., Bell., Ign., Lyc., Nux-v., Puls., Sil., Staph.

Verschlimmerung abends
Aco., Arg-n., Arn., Ars., Bell., Bry., Calc., Caps., Caust., Cham., Cocc., Hep., Hyos., Ign., Iod., Lach., Lyc., M-arc., Merc., Nat-c., Phos., Ph-ac., Puls., Sep., Sil., Sulph.

Traurigkeit
Aco., Arg-n., Bell., Cham., Ign., Lyc., Nat-m., Puls.

5
Wissenschaftliche Evidenz für die Wirkung homöopathischer Arzneimittel bei ADS-Patienten

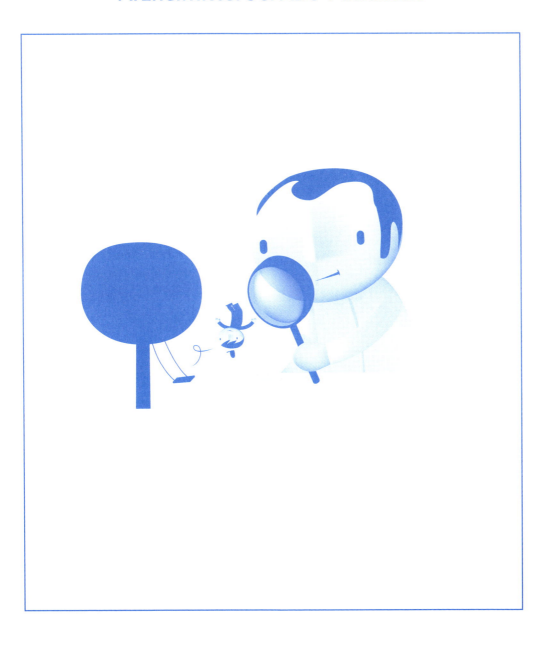

Bis zur Drucklegung dieses Buches liegen drei kontrollierte Studien vor, die die Wirkung homöopathischer Arzneimittel nicht nur in Einzelfällen, sondern auch in größeren Patientenkollektiven belegen. Der wissenschaftliche Stellenwert dieser Arbeiten ist sehr unterschiedlich. In diesem Kapitel werden die drei Studien vorgestellt und deren Aussagen diskutiert.

5.1 Erste Evidenz für eine Wirkung der homöopathischen ADHS-Behandlung[61]

5.1.1 Einführung

John Lamont, ein Kinderpsychologe aus Kalifornien, hatte sich zum Ziel gesetzt, die Meldungen von sporadischen homöopathischen Erfolgen bei ADS-Kindern durch eine systematische experimentelle Arbeit zu untersuchen, insbesondere weil er eine zunehmende Tendenz zur homöopathischen Behandlung hyperaktiver Kinder in Kalifornien beobachtete und bisher keine wissenschaftlichen Daten über die Effizienz dieser Behandlung vorlagen.

5.1.2 Methoden

Sein Patientenkollektiv waren 43 Kinder, 58 % Knaben, 42 % Mädchen mit einem Durchschnittsalter von 10 Jahren, bei denen die ADS-Diagnose nach den DSM-IV-Kriterien gestellt worden war. Im Anschluss an die diagnostischen Untersuchungen wurde den Eltern entweder ein homöopathisches Medikament, nämlich **Stramonium, China, Hyoscyamus niger, Veratrum album** oder **Tarentula hispanica**, welches aufgrund der anamnestischen Angaben und der erhobenen Befunde bestimmt worden war, in der Potenz C 200, oder aber Placebo* (in äußerlich und geschmacklich nicht unterscheidbarer Form) per Post zugesandt, zusammen mit einer schriftlichen Einnahme-Anweisung. Eltern und Patienten wussten nicht, ob es sich um Verum** oder Placebo handelte, der Studienleiter hingegen war nicht „verblindet". 10 Tage nach der Mittelgabe erfolgte eine telefonische Befragung der Eltern über die Wirkung der verabreichten Mittel. Lamont erfasste die Veränderung der Hyperaktivität mit einer eigenen Rating-Skala: −2 = viel schlechter, −1 etwas schlechter, 0 = keine Änderung, 1 = etwas besser, 2 = viel besser. 18 Kinder zeigten keine Reaktion auf die erste Gabe von Verum. Diese erhielten ein zweites Verum und wurden wiederum nach 10 Tagen befragt. Bei 7 Patienten bewirkte auch dieses nichts. Sie erhielten ein drittes Verum mit nochmaliger Kontaktierung nach weiteren 10 Tagen. Bei denjenigen Patienten, welche Placebo erhalten hatten, erfolgte in einer zweiten Studienphase ein Crossover*** zu Verum. Zwei Monate nach Beginn der Behandlung erfolgte eine abschließende Befragung der Eltern durch den Studienleiter.

> * Placebo: Scheinmedikament.
> ** Verum: Echtes Medikament.
> *** Crossover: Wechsel von Placebo zu Verum oder Verum zu Placebo.

5.1.3 Resultate

In der Auswertung wurden zunächst die erste Verumgabe und die Placebogruppe miteinander verglichen: Dabei zeigte sich eine durchschnittliche Besserung in der Verumgruppe um 1,0 und der Placebogruppe um 0,35 Punkte. Die statistische Evaluation der Resultate erfolgte mit dem Student-t-Test. Der entsprechende t-Wert* betrug 2,16, was eine signifikante Besserung in der Verumgruppe bedeutet (p 0,05)**. Beim Crossover von Placebo zu Verum wurde eine Besserung von 1,13 erreicht, der t-Wert betrug hier 2,43, was ebenfalls einer signifikanten Besserung entspricht (p = 0,02). Bei Einschluss aller Verumgaben in die Auswertung erreichte die Verumgruppe eine Besserung von 1,63 Punkten, was einem t-Wert von 3,2 entspricht. Dieser Unterschied zur Placebogruppe ist hoch signifikant (p = 0,01). Die Placebogruppe erreichte nach dem Crossover auf Verum (unter Einschluss aller Verumgaben) eine Besserung von 1,65 Punkten, was mit einem t-Wert von 0,33 ebenfalls hoch signifikant war (p = 0,01). Die Verlaufsuntersuchungen nach zwei Monaten zeigten bei 57 % der Kinder eine persistierende Besserung nach Verum ohne weitere Medikamentverabreichung. Die übrigen Kinder waren zu diesem Zeitpunkt wieder in die alte Symptomatik zurückgefallen.

> *   t-Wert: Der Wert der t-Testgröße; je größer der absolute t-Wert ist, desto stärker ist die Evidenz eines bestimmten Unterschiedes.
> ** p-Wert: Die Wahrscheinlichkeit, mit der von Null weit entfernte Werte der Testgröße per Zufall beobachtet werden; je kleiner der p-Wert, desto stärker ist die Evidenz eines bestimmten Unterschiedes.

5.1.4 Diskussion

Die Arbeit Lamonts liefert den **ersten wissenschaftlichen Hinweis, dass Homöopathie bei ADS-Kindern eine Wirkung entfaltet.** Leider ist sie nur einfach verblindet: Nur die Eltern wussten nicht, was die Kinder erhielten, während der Studienleiter zu jedem Zeitpunkt Kenntnis über Placebo oder Verum hatte. An sich wäre eine vollständige, randomisierte* Verblindung bei der ersten Verumgabe möglich gewesen. Sie hätte wahrscheinlich immer noch ein signifikantes Resultat ergeben. Die Kontrolluntersuchungen müssten durch eine unabhängige Drittperson durchgeführt werden, damit die Datenerhebung nicht dem Vorwurf der Voreingenommenheit ausgesetzt ist. Ein dritter heikler Punkt ist die ungenügende Individualisierung der Verschreibung: Nach Erfahrung des Autors sind für ein Kollektiv von 43 Patienten wesentlich mehr als nur 5 verschiedene Arzneimittel nötig, um gute Langzeitwirkungen zu erzielen. Allerdings kann eine Verschreibung, die die wesentlichen Symptome des Patienten nicht perfekt, aber doch zum größten Teil abdeckt, bereits eine Wirkung entfalten. Auch wenn diese nicht die nötige Konstanz der Besserung zur Folge hat, so ist sie brauchbar für eine Studie wie die hier vorgestellte.

> *   Randomisierung/randomisiert: Zuweisung zur Therapiegruppe nach dem Zufallsprinzip.

5.2 Vergleich von Homöopathie und Methylphenidat in der Behandlung von ADHS-Kindern[62]

5.2.1 Einführung

Nachdem Lamont lediglich erste wissenschaftliche Hinweise auf eine Wirksamkeit homöopathischer Arzneimittel bei ADS-Kindern gefunden hatte, ging es in dieser zweiten Studie darum, eine vollständig individualisierte homöopathische Behandlung auf ihre Langzeitwirkung zu überprüfen und deren Resultate mit der Wirkung von Methylphenidat (MPD, Ritalin) zu vergleichen. Zudem sollte auch die Möglichkeit sondiert werden, ob nicht eine randomisierte, placebo-kontrollierte Doppelblindstudie nach höchsten wissenschaftlichen Anforderungen möglich wäre.

5.2.2 Studienziele

Angestrebt wurde die Klärung der folgenden Fragen:
- Wie viele Kinder eines Kollektivs von ADS-Patienten können mit Homöopathie ausreichend behandelt werden, damit sie keine andern Medikamente benötigen? Wie viele brauchen MPD und wie viele reagieren weder auf Homöopathie noch auf MPD?

- Welche Wirkung hat Homöopathie und welche hat MPD, beurteilt anhand des Conners Global Index (CGI)?
- Wie beurteilen die Eltern die klinische Besserung unter Homöopathie und MPD, unter Einschluss der beobachteten Schulleistungen, des Verhaltens und der Konstanz der Mittelwirkung im Tagesablauf?
- Welche Zeit wird benötigt, um mit Homöopathie eine ausreichende Besserung zu erreichen? Wie lange dauerte die homöopathische Behandlung bei denjenigen Patienten, welche schließlich MPD brauchten?
- Welche homöopathischen Arzneimittel werden bei ADS-Patienten benötigt?

5.2.3 Methoden

Diese Arbeit wurde als offene, klinische Verlaufsbeobachtung mit 115 Kindern (92 Knaben, 23 Mädchen, durchschnittliches Alter 8,3 Jahre) durchgeführt, bei denen die ADS-Diagnose ebenfalls aufgrund der DSM-IV-Kriterien gestellt worden war.

5.2.4 Therapeutische Eingriffe

Alle Kinder wurden aufgrund ihrer individuellen Symptome zunächst klassisch homöopathisch mit flüssigen Q-Potenzen in täglicher Verabreichung behandelt, beginnend mit Q 3, jeweils für vier Wochen, danach Q 6, Q 9, etc. Zur Mittelfindung wurde die Methode von Bönninghausen verwendet, als Repertorisationsprogramm diente Amokoor. Die Behandlung eines Patienten wurde als erfolgreich betrachtet, wenn sie zu einer Besserung des Conners Global Index um 50 % oder 9 Punkte geführt hatte und diese Besserung im Verlauf auch anhielt. Stellte sich heraus, dass die Homöopathie nicht genügte, um eine adäquate Einstellung des Kindes zu erreichen, so erfolgte nach einer variablen Zeitspanne eine Umstellung auf MPD. Anschließend erfolgte ein Vergleich der Wirkungen der Homöopathiegruppe mit denjenigen der MPD-Gruppe, welche nach drei Monaten definitiv evaluiert wurde. Zusätzlich zur Beurteilung des CGI mussten die Eltern dabei auch ihren Eindruck der klinischen Besserung (Schulleistungen, Verhalten, Konstanz) in Prozent abgeben.

5.2.5 Resultate

a) Ansprechquote auf die homöopathische Behandlung

86 der 115 Patienten (75 %) konnten mit Homöopathie so gut eingestellt werden, dass sie keine anderen Medikamente brauchten und in Familie und Schule gut integriert waren. 25 Patienten (22 %) brauchten MPD und ließen sich damit stabilisieren, 3 Patienten (3 %) reagierten weder auf Homöopathie noch auf MPD und wurden schließlich in eine kinderpsychiatrische Behandlung überwiesen. 1 Patient verließ die Studie, bevor er evaluiert werden konnte (s. Abb. 30).

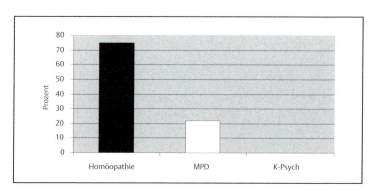

Abb. 30 Homöopathische Behandlung hyperaktiver Kinder, Responderrate

5.2 Vergleich von Homöopathie und Methylphenidat in der Behandlung von ADHS-Kindern

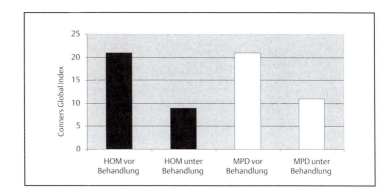

Abb. 31 Besserung des Conners Global Index unter Homöopathie und Methylphenidat

b) Ausmaß der Besserung durch Homöopathie und Methylphenidat

Der Conners Global Index sank bei den ausschließlich homöopathisch behandelten Kindern durchschnittlich von 20.52 auf 9.27 Punkte, was einer Besserung von 55 % des Ausgangsbefundes entspricht. Bei den Kindern, die schließlich eine MPD-Behandlung brauchten, gelang diese Besserung mit Homöopathie nicht: Sie erreichten lediglich einen Abfall von 20.94 auf 13 Punkte. Nach der Umstellung auf MPD sank dieser Wert weiter auf 10.96 Punkte (Beurteilung über den ganzen Tagesablauf), was einer Besserung von 48 % entspricht (s. Abb. 31).

c) Eltern Rating der klinischen Besserung des Kindes bezüglich Schulleistungen, Verhalten und Konstanz der Mittelwirkung
(s. Abb. 32).

d) Durchschnittlicher Zeitbedarf

Für das „Einmitteln" der homöopathischen Behandlung bis zum Erreichen einer Besserung des CGI um 50 % oder 9 Punkte betrug der durchschnittliche Zeitbedarf in der Homöopathie-Gruppe 3½ Monate (1–16 Monate). Die mittlere Dauer der homöopathischen Behandlung bei denjenigen Patienten, die schließlich MPD brauchten, war 22 Monate (4–62 Monate).

e) Arzneimittel

Bei den homöopathisch erfolgreich behandelten Kindern kamen die folgenden Arzneimittel zum Einsatz (s. Tab. 24):

5.2.6 Diskussion

Da es sich bei dieser Arbeit um eine **offene klinische Verlaufsbeobachtung** handelt, wird deren Wert von allen, die **nur** die **randomisierte, placebo-kontrollierte Doppelblindstudie** als ernstzunehmenden wissenschaftlichen Beitrag betrachten, als gering eingeschätzt. Dazu ist anzumerken, dass Sprafkin und Gadow

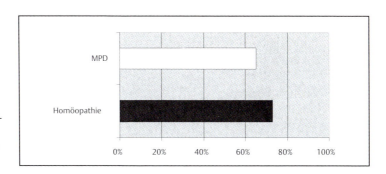

Abb. 32 Klinische Gesamtbeurteilung der Besserung bei ADS-Patienten unter Homöopathie und Methylphenidat

Tab. 24 Arzneimittelliste

	Anzahl Patienten		Anzahl Patienten
Lycopodium	12	Pulsatilla	3
Calcium-carb.	7	Silicea	3
Sulfur	7	Arsenicum-alb.	2
Belladonna	6	Staphisagria	2
Causticum	6	Agaricus	1
Phosphor	6	Barium-carb.	1
Ignatia	6	Bryonia	1
Nux-v.	5	China	1
Argentum-nitr.	4	Hepar-sulf.	1
Sepia	4	Hyoscyamus	1
Lachesis	3	Natrium-mur.	1
Mercurius-sol.	3	Stramonium	1

in einer die beiden Methoden vergleichenden Studie nachgewiesen haben, dass die Resultate der offenen Verlaufsbeobachtung mit denjenigen einer placebo-kontrollierten Doppelblindstudie bei ADS-Kindern unter MPD oder Placebo hochgradig übereinstimmen[63]. Ein ältere Studie von Ullmann und Sleator zeigte aber, dass 18 % der ADHD-Patienten unter Placebo eine ähnliche Besserung erreichen wie unter MPD[64]. Da die Beobachtungszeit in dieser Arbeit auf eine Woche begrenzt war, lässt sie keine Schlüsse zu über die Dauer einer Placebowirkung. Nach den homöopathischen Erfahrungen des Autors ist es sehr unwahrscheinlich, dass mit Placebo eine dauerhafte Besserung erreicht werden kann. Einzelne Kinder in der vorliegenden Homöopathiestudie reagierten scheinbar sehr positiv auf das erste verabreichte Mittel, fielen aber nach 1–2 Wochen, spätestens jedoch nach vier Wochen beim Wechsel auf die nächste Potenzstufe desselben Mittels zurück in die ursprüngliche Hyperaktivität. Ein solcher Verlauf ist als Placebo-Effekt bei falscher homöopathischer Verordnung einzustufen. Nur Kinder, welche unter Homöopathie eine dauerhafte, zunehmende Besserung über mehrere Monate erreichen, sind als Responder zu betrachten. Im Weiteren differiert die 75 %-Homöopathie-Responder-Rate in dieser Arbeit derart stark von den 18 % Placebo-Responders, dass das Resultat auch bei kritischer Einschätzung mindestens als Hinweis auf eine positive Wirkung der Homöopathie bei ADS-Kindern betrachtet werden muss.

Der Unterschied in der Besserung zwischen Homöopathie und MPD zuungunsten des letzteren ist damit zu erklären, dass es sich um ein 24-Stunden-Rating handelte und nicht nur eine Beurteilung der maximalen Wirkung, welche bei MPD in die Schulzeit fällt. Würde diese allein bewertet, so dürfte MPD mindestens ebenso gut abschneiden wie die Homöopathie.

Der hohe Zeitaufwand für die homöopathische Behandlung bis zum Erreichen einer deutlichen Besserung ist ein Therapiehindernis, v. a. wenn unter Zeitdruck behandelt werden muss.

Wurde die homöopathische Behandlung nach längerer Zeit abgesetzt, so traten bei den meisten Kindern die Symptome mit einer Latenz von Tagen bis Monaten wieder auf, allerdings in geringerer Ausprägung als vor der Behandlung. Da die Kinder während der Behandlungszeit auch eine individuelle Entwicklung durchmachen, ist nicht sicher zu entscheiden, ob es sich hier um eine partielle Heilung handelt.

Die offene Studie zeigte Wege auf, wie ein randomisierter Doppelblindversuch bei hyperaktiven Kindern unter einer individuellen homöopathischen Behandlung durchgeführt werden könnte. Da ein solcher nicht ohne universitäre Unterstützung möglich war, wurde eine Zusammenarbeit zwischen der Abteilung für Homöopathie der Kollegialen Instanz für Komplementärmedizin der Universität Bern, der Abteilung für Kinderneurologie und Neuropsychologie der Universitätskinderklinik Bern, dem Institut für Mathematische Statistik und Versicherungslehre der Universität Bern und dem Autor angestrebt. Wir hatten das Glück, dank der Vorstudie und auch dank persönlicher Beziehungen, auf offene Türen zu treffen. Gemeinsam konnte nun ein hohen wissenschaftlichen Anforderungen genügendes Studienkonzept erarbeitet werden. Dieses wird nachfolgend im Detail vorgestellt, da es sich weltweit um eine der ganz wenigen Doppelblindstudien mit individualisierter homöopathischer Behandlung handelt. Wiedergegeben wird der leicht gekürzte, auf deutsch übersetzte Publikationstext, welcher auch das Studienprotokoll enthält.

5.3 Doppelblindstudie zur Wirksamkeit der Homöopathie bei ADS[65]

Eine randomisierte, placebo-kontrollierte Doppelblindstudie mit Cross-over

5.3.1 Einführung

Da die Studien von Lamont[61] und Frei/Thurneysen[62] nicht völlig verblindet waren, werden sie nicht als Beweis für eine therapeutische Wirkung der Homöopathie bei ADS-Patienten anerkannt. Nach strengen wissenschaftlichen Kriterien kann die Wirksamkeit einer Behandlung nur unter einer doppelten Verblindung* nachgewiesen werden. Die Homöopathie wird auch immer wieder in Frage gestellt, weil sie hochverdünnte Medikamente verwendet, in denen die Ausgangssubstanz mit etablierten Methoden nicht mehr nachweisbar ist. Zwei große Meta-Analysen, die klinische Studien über die homöopathische Behandlung verschiedener Krankheiten untersuchten, kamen zu dem Schluss, dass die beobachteten Wirkungen nicht einfach als Placebo-Effekt interpretiert werden können.[66, 67] Die Autoren kritisieren aber, dass viele der gesichteten Arbeiten methodologisch ungenügende Protokolle aufweisen und empfehlen, dass bessere Studien zu spezifischen klinischen Fragestellungen durchgeführt werden sollten, um die Wirksamkeit der Homöopathie wissenschaftlich fundiert zu überprüfen. Genau dies war der Zweck der vorliegenden Arbeit.

> * Doppelte Verblindung: Sowohl der Patient als auch der untersuchende Arzt weiß nicht, wann der Patient Placebo und wann er Verum erhält. Allein die untersuchten Messwerte müssen die Wirkung der Therapie beweisen.

5.3.2 Studienziele

Hauptziel der Studie ist die Klärung der Frage, ob sich Homöopathie im Doppelblindversuch signifikant von Placebo unterscheidet. Zusätzlich wurden neuropsychologische Tests gesucht, die eine Wirkung der Homöopathie erfassen können. Als **sekundäre Ziele** soll die Arbeit zeigen, wie lange ein Patient durchschnittlich braucht, bis er eine befriedigende Besserung erreicht (d. h. die Einschlusskriterien für die Doppelblindstudie erfüllt, s.u.), und wie stark die Besserung im Langzeitverlauf ausfällt.

5.3.3 Methoden

5.3.3.1 Studiendesign

Die Notwendigkeit einer individuellen Verschreibung kompliziert die Planung einer klinischen Doppelblind-Studie, da eine Verblindung erst möglich ist, nachdem das korrekte, individuelle Arzneimittel gefunden worden ist. Da dieser Prozess bei ADS-Patienten besonders schwierig ist, wurde eine primäre Verblindung (bei Therapiebeginn) ausgeschlossen. In der vorausgehenden Studie haben die Autoren beobachtet, dass es bei einer Therapieunterbrechung in frühen Behandlungsphasen mit Q-Potenzen[67] innerhalb von vier Wochen zu einer Verschlechterung der Symptomatik kommt, und dass die Wiederaufnahme der Behandlung wiederum zu einer Besserung führt. Diese Verschlechterung kann ausgenutzt werden, um in frühen Behandlungsphasen den Unterschied zwischen Placebo und Verum zu untersuchen. In der ersten Phase dieser Studie wurden alle Kinder einer individuellen homöopathischen Behandlung unterzogen (Screening-Phase). Diejenigen, die eine vordefinierte Besserung der Symptomatik erreichten, konnten danach an der randomisierten, placebo-kontrollierten, doppelblinden Crossover-Studie teilnehmen.

Im doppelt verblindeten Teil der Studie wurden zwei Gruppen von Kindern parallel untersucht. Die einen erhielten auf Therapiearm A Verum für sechs Wochen gefolgt von Placebo für sechs Wochen, die anderen auf Therapiearm B Placebo für sechs Wochen gefolgt von Verum für sechs Wochen. Beide Gruppen erhielten anschließend wiederum für sechs Wochen unverblindet Verum (Arm A = VPV, Arm B = PVV) und danach eine homöopathische Langzeitbehandlung von unbegrenzter Dauer. Die Dauer der Crossover-Perioden wurde aufgrund von Erfahrungen einer präliminären Untersuchung mit vier Kindern bestimmt, welche gezeigt hatte, dass der „Carry-over-Effekt"* länger als vier Wochen nach einer Therapieunterbrechung andauerte. Sechs Wochen wurden als ausreichend erachtet, um diesen Effekt so weit abklingen zu lassen, dass er die Studienergebnisse nicht störte. Eine „Wash-out-Zeit"** wurde nicht eingeplant.

> *   Carry-over-Effekt: Andauern der medikamentösen Wirkung der Verumphase in die Placebophase hinein.
> ** Wash-out-Zeit: Abklingzeit einer Arzneimittel-Wirkung nach Einnahmestopp.

5.3.3.2 Einschlusskriterien

Einschlusskriterien für die Screening-Phase: Kinder beiderlei Geschlechts im Alter zwischen 6 und 16 Jahren, bestätigte ADS-Diagnose nach den DSM-IV Kriterien[29] und Notwendigkeit zur Behandlung der Symptomatik. Abwesenheit jeglicher anderer chronischer physischer, neurologischer oder psychischer Krankheiten. Eine erste Auswahl der möglichen Prüfungsteilnehmer wurde mit Hilfe der ausführlichen Version der Conners Parent/Teacher Rating Scale (CPRS, CTRS)[24] und dem Kinsbourne-Aufmerksamkeits-Fragebogen[68] durchgeführt. Patienten, welche bei dieser Befragung die ADS-Kriterien erfüllten, konnten in der Abteilung für Neurologie und Neuropsychologie der Universitäts-Kinderklinik Bern neurologisch und neuropsychologisch untersucht werden, um die Diagnose nach den DSM-IV Kriterien zu erhärten. Kandidaten unter Stimulantien mussten die Behandlung vor diesen Untersuchungen absetzen.

Untersuchung zur Diagnosestellung: Bei allen Kindern wurde eine zwei bis vier Stunden dauernde neuropsychologische Untersuchung durch eine Kinderpsychologin und eine Kinderneurologin durchgeführt. Die Tests erfolgten immer in der gleichen Reihenfolge und wurden in ihrer deutschen Fassung angeboten. Um tageszeitabhängige Einflüsse auf die Leistung zu verhindern, waren die Organisation des Untersuchungstages und die Tageszeit für alle Kinder gleich. Die Abklärung umfasste die folgenden Testverfahren: Checkliste DSM-IV-Kriterien, K-ABC[69] oder HAWIK-III[70] Intelligenztests, Testbatterie zur Aufmerksamkeitsprüfung (TAP)[71], neuromotorischer Funktionstest nach Largo[72] und eine allgemeine neurologische Untersuchung. Kinder, die alle diagnostischen Kriterien für ein ADS erfüllten und unbehandelt ein Eltern-Rating des Conners Global Index von 14 oder mehr Punkten aufwiesen, wurden zur individuellen homöopathischen Behandlung an den Autor überwiesen.

Einschlusskriterien für die Prüfphase: Die Patienten mussten in der Screening-Phase unter homöopathischer Behandlung eine Besserung des initialen CGI von mindestes 50 % oder 9 Punkten erreichen. Zudem war seitens der Eltern eine schriftliche Einverständniserklärung für die Prüfphase zu unterzeichnen.

5.3.3.3 Therapeutische Eingriffe

Screening-Phase: Jedes Kind erhielt eine individuelle homöopathische Behandlung nach den Richtlinien von Hahnemann[44] und Bönninghausen[49] mit Q-Potenzen in täglicher Verabreichung. Jede andere Behandlung wurde sofort oder im Laufe der Screening-Phase abgesetzt. Die Überwachung des Therapieprozesses erfolgte in vier-wöchentlichen Intervallen durch den Autor, wobei die Eltern jedes Mal eine Beurteilung des CGI abgeben mussten. Bei ungenügendem Ansprechen wurde die homöopathische Verordnung geändert.

Crossover-Studie Beim Erreichen der Einschlusskriterien für die Prüfphase wurden die Patienten an die Universitäts-Kinderklinik zurücküberwiesen. Zu diesem Zeitpunkt erfolgte die randomisierte Zuteilung auf Therapiearm A oder B. Die Patienten, deren Eltern, der behandelnde Arzt und die Untersucher waren bezüglich der Therapie völlig verblindet, und der behandelnde Arzt hatte während der Prüfphase auch keinen Kontakt mit Eltern und Patienten. Kinder mit akuten Erkrankungen, ernsthaften Unfällen oder schwerwiegenden sozialen Ereignissen während der Prüfphase wurden gemäß dem Intention-to-treat-Prinzip* nicht einfach von der Endanalyse ausgeschlossen, sondern soweit möglich, in die Auswertung einbezogen.

Langzeitverlauf: Am Ende der zweiten Crossover-Periode erhielten alle Patienten wieder eine unverblindete Verum-Behandlung für eine unbegrenzte Zeitdauer.

> * Intention-to-treat-Prinzip: Alle Patienten, welche in den Doppelblind-Versuch eintreten, werden, soweit möglich, ausgewertet, auch wenn sie die Studie wegen Problemen abbrechen müssen.

5.3.3.4 Messwerte (Outcomes)

Als primärer Messwert für die Prüfphase diente das Eltern-Rating des Conners Global Index (CGI, Kap. 2.3.1). Ausgangswert für die Crossover-Studie war das CGI-Rating am Ende der Screening-Phase. Der CGI, ein Fragebogen für Verhaltensänderungen (QCB) sowie Untertests von HAWIK-III, K-ABC, VLMT[73] und TAP wurden zu Beginn der Crossover-Studie, nach jeder Crossover-Periode und sechs Wochen nach Crossover-Periode 2 evaluiert. Um Lerneffekte zu minimieren, waren nur wenige dieser Untersuchungen identisch mit denjenigen, die zur Diagnosestellung verwendet wurden.

Die Conners Parent Rating Scale (CPRS) wurde 14 Wochen nach der Crossover-Studie nochmals von den Eltern ausgefüllt und eine abschließende Beurteilung des Conners Global Index erfolgte unabhängig vom aktuellen Zustand des Kindes bei der spätestmöglichen Kontrolluntersuchung durch den behandelnden homöopathischen Kinderarzt.

5.3.3.5 Statistische Überlegungen

Die Anzahl der für die Prüfung benötigten Patienten (sample size) wurde für den CGI, d. h. den primären Messwert berechnet. In der offenen ADS-Studie des Autors[62] konnte unter homöopathischer Behandlung eine durchschnittliche Besserung des CGI um 11,25 Punkte (SD 4,00) beobachtet werden. Nach

Absetzen der Behandlung stieg dieser innerhalb von vier Wochen wieder um durchschnittlich 5 Punkte an. Eine über die Behandlung hinaus andauernde Verum-Wirkung (Carryover-Effekt) kann mit diesem Befund nicht sicher ausgeschlossen werden, da die Höhe des mittleren Wiederanstiegs kleiner war, als die Besserung in der Behandlungsphase. Ist ein starker Carryover-Effekt zu erwarten, so müssen die Messungen der zweiten Crossover-Periode ignoriert werden.[74] Ein statistischer Test für diesen Effekt wird nicht empfohlen.[75] Um den möglichen Carryover-Effekt und allfällige Drop-outs zu berücksichtigen, wurde die notwendige Patientenzahl mit einem konservativen Ansatz unter Verwendung des t-Tests für zwei parallele Gruppen in der ersten Crossover-Periode berechnet. Eine Reduktion des CGI von fünf Punkten unter Verum wurde als klinisch relevant betrachtet, gegenüber null Punkten unter Placebo. Unter Berücksichtigung der möglichen größeren Heterogenität in dieser Studie im Vergleich zur Voruntersuchung[62] wurde die erwartete Standard-Abweichung für Verum und für Placebo auf fünf Punkte erhöht. Um ein 5 %-Signifikanz-Niveau* und eine statistisch signifikante Aussage von 95 % Wahrscheinlichkeit zu erreichen, werden mit diesen Annahmen 27 Patienten pro Therapiearm benötigt, d. h. total 50–60 Patienten. Interims-Analysen wurden keine geplant.

Randomisierung und Verblindung: Anhand des CGI vor Behandlung und des Alters der Kinder erfolgte eine prospektive Stratifizierung** in vier Gruppen:
Stratum 1: Alter 6–11, Basis-CGI 14–21,
Stratum 2: Alter 6–11, Basis-CGI 22–30,
Stratum 3: Alter 12–16, Basis-CGI 14–21,
Stratum 4: Alter 12–16, Basis-CGI 22–30.

Das Institut für Mathematische Statistik der Universität Bern (IMSV) generierte eine Randomisierungsliste für 50 Patienten pro Stratum und versiegelte die Zuordnungen zu Arm A oder B in fortlaufend nummerierten Briefumschlägen. Die Umschläge wurden dem Arzneimittelhersteller Spagyros überreicht, welcher die homöopathischen Arzneimittel und Placebos produzierte. Hatte ein Kind die Einschlusskriterien für die Prüfphase erreicht, so wurde Spagyros schriftlich vom behandelnden Arzt informiert. Dann wurde das spezifische Medikament (Verum oder Placebo) für die vorgesehene Behandlungsphase vorbereitet und der teilnehmenden Familie per Post zu Beginn jeder Crossover-Periode zugesandt. Placebos bestanden aus 20 % Alkohol [in der Anwendung 1 : 1000 verdünnt] und waren von Verum in Verpackung, Beschriftung, Farbe, Geruch oder Geschmack nicht zu unterscheiden. Zwischen Spagyros einerseits und den Studienteilnehmern, dem behandelnden Arzt und den untersuchenden Psychologen andererseits gab es keine Kommunikation während der Prüfphase, ausgenommen wenn ein Kind aufgrund von unerwarteten Schwierigkeiten die Prüfphase verlassen musste.

---

*   5 %-Signifikanz-Niveau: Fehlerwahrscheinlichkeit maximal 5 %
** Prospektive Stratifizierung: Einteilung in Untergruppen vor Beginn der Crossover-Studie

---

Statistische Methoden: Im Crossover-Versuch ist die Beurteilung der Messwerte, welche am Ende der beiden Crossover-Perioden registriert wurden, nicht unabhängig. Um diese korrelierenden Daten zu analysieren wurde die SAS® Version 8 verwendet, ein lineares „gemischtes Modell", welches einen zufälligen Patienten-Effekt, einen fixen Behandlungseffekt und einen fixen Perioden Effekt einschließt.[76] Mit diesem Vorgehen konnten Patienten, welche nach der ersten Crossover-Periode aus der Studie herausfielen, ebenfalls in die Analyse einbezogen werden. Für ausgewählte Variablen von Verhaltens- und Wahrnehmungsparametern wurden die Veränderung der Leistungen eines Patienten zwischen Diagnose und Beginn der Prüfphase mit dem Wilcoxon-Vorzeichen-Rangsummentest analysiert. Die Analyse der CGI-Veränderungen zwischen Diagnose und späteren Datenerhebungen erfolgte mit dem gepaarten t-Test. Alle Signifikanzberechnungen wurden zweiseitig und ohne Korrekturen für wiederholte Messungen durchgeführt. Die statistische Auswertung durch das IMSV erfolgte ebenfalls verblindet, d. h. dass die Statistiker nicht wussten, welchem Therapiearm die Patienten zugeordnet waren.

5.3.3.6 Ethik

Die Studie wurde durchgeführt in Übereinstimmung mit den Richtlinien der International Conference on Harmonisation, den Guidelines for Good Clinical Practice[77], der Deklaration von Helsinki mit allen Zusätzen[78] und in Übereinstimmung mit den maßgebenden schweizerischen Bestimmungen zum Schutz der Persönlichkeitsrechte. Das Studienprotokoll war von der Ethikkommission des Kantons Bern und von Swissmedic genehmigt worden.

5.3.3.7 Rolle der Sponsoren

Die Sponsoren hatten keinen Einfluss auf das Studiendesign, die Umsetzung der Studie und die Publikation der Resultate.

5.3.4 Resultate

Rekrutierung, Teilnehmerfluss und Ausgangsdaten

Eine Gesamtzahl von 140 Kindern wurde rekrutiert und 83 traten in die Screening-Phase ein. 70 Kinder erreichten die Einschlusskriterien für die Crossover-Studie, und 62 Kinder nahmen auch daran teil. In Abb. 33 sind Details der Rekrutierungsphase und des Teilnehmerflusses während der Studie dargestellt.

Tab. 25 Ausgangswerte, klinische Charakteristika bei Diagnosestellung und CGI-Werte

	Arm A N = 31	Arm B N = 31
Ausgangswerte		
Geschlecht (Mädchen/Jungen)	4/27	3/28
Alter (Median/Range)	10 (7–15)	10 (7–15)
Soziale Situation (intakte Familie/alleinerziehender Elternteil)	23 (74 %)/8 (26 %)	20 (65 %)/11 (35 %)
Vorausgehende Stimulantienbehandlung	7 (23 %)	4 (13 %)
Klinische Charakteristika bei Diagnosestellung		
DSM-IV-Kriterien		
Aufmerksamkeitsstörung (n = 56)	27 (87 %)	29 (94 %)
Hyperaktivität/Impulsivität (n = 36)	19 (61 %)	17 (55 %)
Aufmerksamkeitsstörung und Hyperaktivität/Impulsivität (n = 31)	15 (48 %)	16 (52 %)
CGI-Werte		
Median vor Behandlung, Untergrenze 14 (Range)	19 (15–25)	19 (15–25)
Median am Ende der Screening-Phase (Range)*	8 (5–14)	8 (4–15)
Ausmaß der CGI-Veränderung im Vergleich zum Ausgangswert	58 %	58 %

* Dieser Wert entspricht dem Einschlusskriterium für die Crossover-Studie. Er wurde 6 Wochen vor Beginn derselben erhoben und ist nicht identisch mit dem ersten CGI-Wert der Crossover-Studie.

5 Wissenschaftliche Evidenz für die Wirkung homöopathischer Arzneimittel bei ADS-Patienten

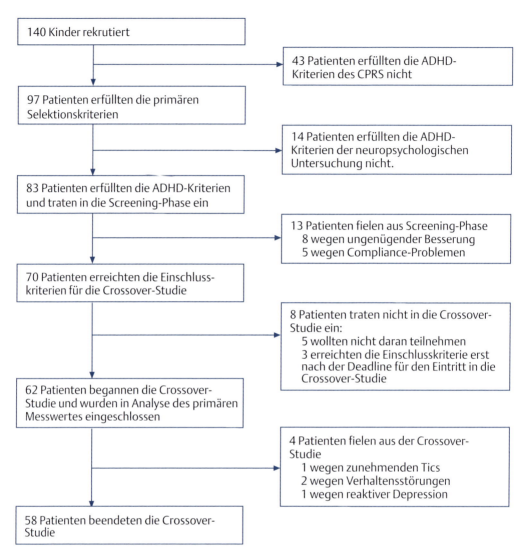

Abb. 33 Teilnehmerfluss

Die nachfolgenden Daten wurden nur bei den 62 Teilnehmern der Crossover-Studie erhoben. Eine Zusammenfassung der Ausgangswerte ist in Tab. 25 (s. S. 165) und 26 enthalten. Die charakteristischen Patientendaten waren ähnlich auf beiden Therapiearmen und der mittlere CGI vor Behandlungsbeginn betrug 19 (Range 15–25). Wie üblich in Gruppen von ADS-Patienten wichen die kognitiven Funktionen der Patienten als Gruppe nicht wesentlich von den Normalwerten einer Population ab (Ausnahme: Kurzzeit-Gedächtnis).

5.3.4.1 Resultate der Screening-Phase

Die 62 Kinder, welche an der Crossover-Studie teilnahmen, erreichten die Einschlusskriterien für die Prüfphase nach einer mittleren Behandlungsdauer von 5,1 Monaten (SD 3,20, Range 1–18 Monate), mit einem mittleren CGI-Wert von 8 (Range 4–15). Die folgenden Medika-

5.3 Doppelblindstudie zur Wirksamkeit der Homöopathie bei ADS

Tab. 26 Ausgangswerte der neuropsychologischen Testuntersuchungen

	Normalwerte	Arm A N = 31	Arm B N = 31
		Mittelwerte und SD	
Intelligenz			
Allgemeine Intelligenz (K-ABC)	100 ± 15	96.1 ± 11.8	95.2 ± 7.7
Einzelheitliches Denken (K-ABC)	100 ± 15	88.4 ± 13.0	85.5 ± 10.0
Ganzheitliches Denken (K-ABC)	100 ± 15	101.4 ± 13.1	101.8 ± 10.4
Gedächtnis			
Sequenzielles Kurzzeitgedächtnis (K-ABC, HB)	10 ± 3	8.5 ± 3.2	8.7 ± 2.5
Auditives abstraktes KZG (K-ABC, ZN)	10 ± 3	7.6 ± 2.0	6.3 ± 1.8
Auditives semantisches KZG (K-ABC, WR)	10 ± 3	8.3 ± 2.9	8.1 ± 2.5
Räumliches KZG (K-ABC, RG)	10 ± 3	10.2 ± 2.5	9.7 ± 2.9
Wahrnehmung			
Ganzheitliches visuelles Erkennen (K-ABC, GS)	10 ± 3	10.0 ± 2.6	10.5 ± 2.1
Visuo-konstruktive Fähigkeit (K-ABC, D)	10 ± 3	10.4 ± 2.2	9.9 ± 2.5
Exekutive Funktionen			
Analytisch-logisches Denken (K-ABC, BE)	10 ± 3	10.2 ± 2.5	10.5 ± 2.2
Sequenzielle visuelle Wahrnehmung (K-ABC, FS)	10 ± 3	10.1 ± 2.4	10.4 ± 2.5
Aufmerksamkeit			
Geteilte Aufmerksamkeit (TAP, GA, FE)	50 ± 10	48.4 ± 11.7	45.2 ± 12.4
Impulsivität (TAP, GN, AU)	50 ± 10	41.8 ± 7.7	41.9 ± 11.6

KZG:	Kurzzeitgedächtnis	WO:	Wortreihen	ZN:	Zahlen nachsprechen
GS:	Gestaltschließen	AU:	Auslassungen	GN:	Go/NoGo
HB:	Handbewegungen	FE:	Fehler	RG:	Räumliches Gedächtnis
D:	Dreiecke	FS:	Fotoserie		
BE:	Bildhaftes Ergänzen	GA:	Geteilte Aufmerksamkeit		

mente wurden in Potenzen von Q 3 bis Q 42 verwendet (Anzahl in Klammern): Calcium carbonicum (15), Sulfur (8), Chamomilla (5), Lycopodium (5), Silicea (5), Hepar sulfur (4), Nux vomica (4), China (3), Ignatia (3), Mercurius solubilis (3), Capsicum (1), Causticum (1), Hyoscyamus (1), Phosphor (1), Phosphoricum acidum (1), Sepia (1), Staphisagria (1)[79].

Einige neuropsychologische Untersuchungen waren sowohl bei Diagnosestellung als auch beim Eintritt in die Crossover-Studie durchgeführt worden und erlaubten somit einen Vergleich des unbehandelten Zustandes mit den Wirkungen der homöopathischen Behandlung. Hoch signifikante Besserungen während der Screening-Phase konnten in der Fähigkeit visuelle Details zu erkennen, der geteilten Aufmerksamkeit und der Impulsivität festgestellt werden (s. Tab. 27, S. 169).

Ein weiteres wichtiges Resultat der Screening-Phase entstammt dem **Vergleich zwischen suboptimalen und optimalen homöopathischen Verschreibungen**: Als *suboptimale Verschreibung* werden alle jene Arzneimittel definiert, welche dem Arzneimittel vorausgingen, mit welchem schließlich die Einschlusskriterien für die Crossover-Studie erreicht wurden. Dieses letzte Arzneimittel wird als *optimale Verschreibung* betrachtet. Eine suboptimale Verschreibung führte zu einer mittleren Besserung des CGI von 0,53 Punkten pro Behandlungsmonat, eine optimale von 4,50 Punkten. Dieser Unterschied ist hochsignifikant (p<0,0001).

Im Weiteren wurde in der Screening-Phase untersucht, wie lange eine homöopathische Behandlung dauern muss, damit sich die Patienten, die auf die Behandlung ansprechen (Responders, n=70; 84%), von solchen unterscheiden, die nicht auf die Behandlung ansprechen (Non-Responders, n=13; 16%). Nach fünf Therapiemonaten betrug der mittlere CGI der Responder 11,88 Punkte, derjenige der Non-Responder 16,67 Punkte (Ancova-Analyse, p=0,01). Damit in einer Doppelblindstudie mit *primärer* Verblindung *tatsächlich* die Wirkung homöopathischer Arzneimittel mit Placebo verglichen werden kann, muss zunächst eine genügend große Anzahl an Respondern vorliegen. In der Berner Doppelblindstudie hatten nach 12 Behandlungsmonaten 83% der Patienten die Einschlusskriterien erreicht (Abb. 34).

Eine Doppelblindstudie mit primärer Verblindung, wie sie seitens der konventionellen Medizin gefordert wird, müsste demnach eine Laufzeit von 12 Monaten haben. Die Frage ist, ob eine Ethik-Kommission eine derart lange Placebo-Phase bewilligen würde, nachdem die Homöopathie bereits in der vorliegenden Arbeit eine signifikante Besserung der ADS/ADHS-Symptomatik bewiesen hat (Frei, Everts, von Ammon et al.).

5.3.4.2 Resultate der Crossover-Studie

Von den 62 Patienten fielen drei während der ersten und einer während der zweiten Crossover-Periode aus der Studie. Die Dropout-Gründe waren zunehmende Tics, Verhaltensstörungen und eine reaktive Depression. Nach dem Intention-to-treat-Prinzip wurden alle 62 Patienten in die Endanalyse einbezogen.

Zu Beginn der Crossover-Studie wiesen beide Therapieäste ähnliche CGI-Werte auf (Mittelwert 8, Range 3–16 auf Arm A vs. 9, Range 4–20 auf Arm B (Abb. 35, Punkt 1).

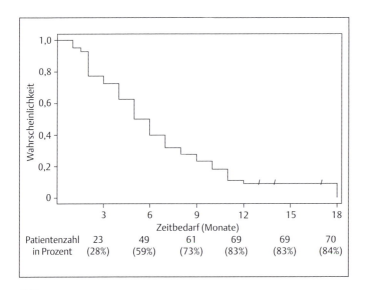

Abb. 34 Zeitbedarf für das Erreichen der Einschlusskriterien (Kaplan-Meier-Kurve)

5.3 Doppelblindstudie zur Wirksamkeit der Homöopathie bei ADS

Tab. 27 Resultate der Screening-Phase: Unterschiede in den untersuchten Wahrnehmungsleistungen zwischen Diagnosestellung und Beginn der Crossover-Studie (Wilcoxon-Vorzeichen-Rangsummentest)

Messwert (Outcome-Variable)	Median der Unterschiede	Differenz %*	p-Wert**	Wirkung
Ganzheitliches visuelles Erkennen (GS[A], K-ABC)	−3	10,1	0,0001	Besserung
Impulsivität (Go/NoGo, SD[B], TAP)	−13	17,0	0,1044	Besserung
Impulsivität (Go/NoGo, Median[C], TAP)	17,5	16,2	0,0001	Besserung
Impulsivität (Go/NoGo, Fehler, TAP)	−43	104,2	0,0001	Besserung
Geteilte Aufmerksamkeit (SD[B], TAP)	−30,5	24,1	0,0001	Besserung
Geteilte Aufmerksamkeit (Median[C], TAP)	−32	44,3	0,0001	Besserung
Geteilte Aufmerksamkeit (Auslassungen, TAP)	−29	24,6	0,0001	Besserung
Geteilte Aufmerksamkeit (Fehler, TAP)	−30,5	27,1	0,0001	Besserung

* Veränderungen im Vergleich zu den Testwerten vor Behandlung.
** $p < 0{,}05$ bedeutet einen signifikanten Leistungsunterschied zwischen Diagnose und Beginn der Crossover-Periode 1.
[A] Gestalt schließen
[B] Standardabweichung der Reaktionszeit
[C] Median der Reaktionszeit

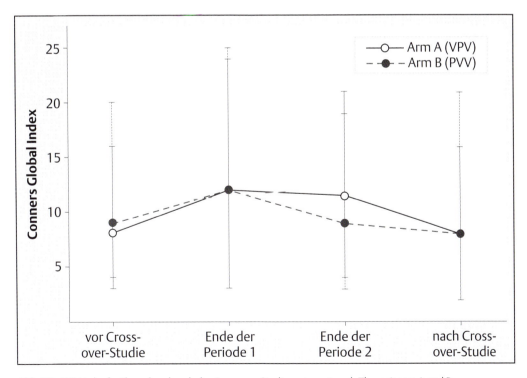

Abb. 35 CGI-Verlauf während und nach der Crossover-Studie, getrennt nach Therapiearm A und B.

Tab. 28 Resultate der Crossover-Studie: Parameter Schätzungen und p-Werte der Outcome-Variablen (SAS-Version 8)

Messwerte (Outcome Variablen)	Effekt*	Parameter Schätzung	p-Wert	Verum-Wirkung
Conners' Global Index A (primärer Endpunkt)	Behandlung	–1,67	0,0479	Besserung
	Periode	2,19	0,0102	
Verbaler Verlust nach Interferenz B (VLMT)	Behandlung	–11,27	0,0328	Besserung
	Periode	–2,52	0,6294	
Emotionale Stabilität C (QCB)	Behandlung	0,45	0,0693	Besserung
	Periode	–1,07	<0,0001	
Reaktion auf unerwartete Ereignisse D (QCB)	Behandlung	0,29	0,1001	Besserung
	Periode	–0,67	0,0003	
Erkennen von visuellen Details E (BE, HAWIK-III)	Behandlung	–0,61	0,0302	Verschlechterung
	Periode	–0,92	0,0013	
Visuell-räumliche Organisation F (MO, HAWIK-III)	Behandlung	–0,63	0,0632	Verschlechterung
	Periode	0,18	0,5843	

* Der Behandlungseffekt bezieht sich auf den mittleren Unterschied „innerhalb" des Patienten zwischen Verum und Placebo. Der Periodeneffekt bezieht sich auf den mittleren Unterschied „innerhalb" des Patienten zwischen den Perioden, also Periode 1 – Periode 2. Die Teste A und B messen die Intensität der Symptome, negative Behandlungseffekte bedeuten eine Besserung. Teste C, D, E and F messen Fähigkeiten, positive Behandlungseffekte bedeuten eine Besserung.

VLMT: Verbaler Lern- und Merkfähigkeitstest
QCB: Fragebogen für Verhaltensänderungen
BE: Bilder ergänzen
MO: Mosaik

Der Vergleich des Behandlungseffekts „innerhalb" jedes Patienten (within-patient differences)* zeigt, dass der primäre Endpunkt CGI unter Verum gegenüber Placebo durchschnittlich um 1,67 Punkte abnimmt. Diese Besserung der ADS-Symptome unter Verum ist statistisch signifikant mit einem p-Wert von 0,0479 und einem 95 %-Vertrauensintervall (CI)** von –3,316–0,016 (Tab. 28). Der Perioden-Effekt war ebenfalls statistisch signifikant mit einer Parameter-Schätzung von 2,19 (Tab. 28, dritte Reihe).

> * Within-patient difference: Der Patient wird „mit sich selbst" verglichen.
> ** Vertrauensintervall (CI): Der Bereich, in dem der Populationswert (Parameter) mit einer vorgegebenen Vertrauenswahrscheinlichkeit (hier 95 %) liegt.

Das heißt, dass dieselbe Behandlung (Verum oder Placebo) in der Crossover-Periode 1 im Durchschnitt zu einem 2,19 Punkte höheren Score führte als in der Crossover-Periode 2. Der Mittelwert des CGI betrug 12 (Range 3–24) unter Verum auf Arm A vs. 13 (Range 3–25) unter Placebo auf Arm B (s. Abb. 35, Punkt 2).

Am Ende der Crossover-Periode 2 sank der CGI auf Arm B unter Verum wieder auf 9 (Range 3–19), während Kinder unter Placebo (auf Arm A) auf einem hohen CGI-Wert von 12 (Range 4–21) verweilten (s. Abb. 35, Punkt 3). Nach weiteren sechs Wochen unter offener Behandlung mit Verum lagen beide Behandlungsgruppen mit ihren CGI-Werten wieder im Bereich des Ausgangsbefundes vor der Crossover-Studie: 8 (Range 2–16) auf Arm A vs. 8 (Range 2–21) auf Arm B (s. Abb. 35, Punkt 4).

Die exploratorische Untersuchung von 70 neuropsychologischen Parametern während der Crossover-Studie ergab zusätzlich einige bemerkenswerte Unterschiede des Verhaltens und der Wahrnehmungsleistungen innerhalb

Tab. 29 Langzeitbehandlung: Unterschiede in den Conners' Parents Rating Scales zwischen Diagnose und Verlaufsuntersuchung 14 Wochen nach der Crossover-Studie (Wilcoxon-Vorzeichen-Rangsummentest)

Eltern' Rating	Median der Unterschiede	Differenz %	p-Wert	Wirkung
Verhalten	3,5	42,5	0,0001	Besserung
Lernen/Aufmerksamkeit	3	36,5	0,0001	Besserung
Psychosomatik	1	46,7	0,0004	Besserung
Impulsivität/Hyperaktivität	3	41,5	0,0001	Besserung
Schüchternheit/Ängstlichkeit	1	39,5	0,0001	Besserung
Conners' Global Index	7	43,3	0,0001	Besserung

der Patienten (within-patient difference) zwischen Placebo- und Verum-Behandlung (Tab. 28): Eine signifikant bessere Resistenz gegen verbale Interferenz (VLMT) während der Verumphase (p = 0,0328) und einen Trend zur Stabilisierung der Stimmung und der Reaktion auf unvorhergesehene Ereignisse (p = 0,0693 resp. p = 0,1001). Im Gegensatz dazu verminderte sich die Aufmerksamkeit für essenzielle visuelle Details (Bilder ergänzen, HAWIK-III) signifikant (p = 0,0302), und es zeigte sich eine Tendenz zu einer verminderten visuell-räumlichen Organisation (Mosaik, HAWIK-III, p = 0,0632) unter Verum.

5.3.4.3 Langzeitverlauf unter offener homöopathischer Behandlung

Vergleiche der Conners' Parents Rating Scale (CPRS)-Bewertungen zwischen dem Zustand vor Behandlung und 14 Wochen nach der Crossover-Studie zeigten hoch signifikante Besserungen in allen Rubriken in der Beurteilung von Müttern und Vätern (Tab. 29). Der mittlere CGI der 62 Kinder sank ebenfalls hoch signifikant von 19 (Range 15–25) vor Behandlung auf 8 (Range 2–21) 6 Wochen nach der Crossover-Studie. Bei der Verlaufskontrolle 14 Wochen nach der Crossover-Studie war der CGI allerdings wieder leicht angestiegen auf 10 Punkte (Range 1–18). Dieser Anstieg ist wahrscheinlich auf eine vorübergehend verminderte Behandlungs-Compliance* zurückzuführen, nachdem die strikten Bedingungen der Crossover-Studie wegfielen. Bei der abschließenden Untersuchung durchschnittlich 19 Monate nach Therapiebeginn (Streuung 10–30 Monate: früher Studieneintritt führte zu ängeren Beobachtungszeiten) war der CGI auf 7 Punkte (Range 2–15) gesunken. Die maximal erreichte mittlere Besserung „innerhalb" der Patienten (within patient difference) konnte bei 53 Patienten erhoben werden und betrug im Durchschnitt 12 CGI-Punkte (63 %, p < 0,0001) (Abb. 36).

> * Compliance: Gewissenhaftigkeit in der Medikamenteneinnahme

Durchschnittlich 5 Jahre nach Beginn der homöopathischen Behandlung in der Screening-Phase erfolgte eine Befragung der Studienteilnehmer resp. ihrer Eltern telefonisch und mittels Fragebogen durch eine Doktorandin, die neu zum Studienteam gestoßen war und zuvor noch keine Kontakte mit den Teilnehmern gehabt hatte. 60 der 62 Teilnehmer der Crossover-Studie konnten erreicht werden. Zwei Patienten (3,2%) waren „lost for follow-up". Die Befragung ergab folgende Ergebnisse: 28 Kinder (46,7%) standen immer noch unter homöopathischer Behandlung. Ihr mittlerer CGI-Wert betrug 6,79 Punkte (1–13). 25 Kinder

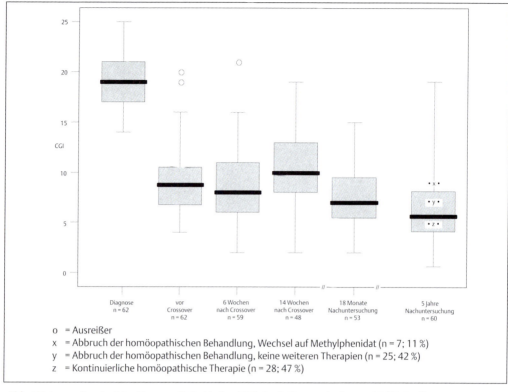

Abb. 36 Langzeitverlauf des Conners-Global-Index (CGI) der Patienten der Berner ADHD-Studie.

(41,7%) hatten die homöopathische Behandlung gestoppt und keine andere Therapie aufgenommen. Ihr mittlerer CGI-Wert betrug 8,75 Punkte (1,5–15,5). Schließlich hatten 7 Kinder die homöopathische Behandlung abgebrochen und auf eine Methylphenidat-Therapie (Ritalin®, Concerta®) gewechselt (11,7%). Deren mittlerer CGI betrug 10,64 (2,5-19).

Schlussfolgerung zum Langzeitverlauf
In der Screening-Phase konnten 84% der Kinder erfolgreich behandelt werden, und von den Teilnehmern der Doppelblindstudie geht es 88% entweder mit fortgesetzter homöopathischer Behandlung oder sogar nach dem Absetzen jeglicher Therapie gut. Daraus kann geschlossen werden, dass *74% aller Kinder mit ADS/ADHS durch Homöopathie derart gebessert worden sind, dass sie in Familie und Schule ein normales Leben führen können.*

5.3.4.4 Vergleich der Therapiekosten von Homöopathie und Stimulanzien (Methylphenidat)

Zusätzlich zum Therapienutzen wurden auch die Therapiekosten geschätzt und mit denjenigen einer Methylphenidat-Behandlung verglichen. Dabei ergibt sich für das erste Behandlungsjahr unter Einbezug der aufwendigeren homöopathischen Erstanamnese ein geringer Vorteil der Homöopathie gegenüber der Stimulanzien-Behandlung. Für die folgenden Jahre kostet die Homöopathie im Vergleich zu einer minimal dosierten MPH-Therapie (10 mg Ritalin®/Tag) 540-630 Euro weniger pro Jahr. Wird die Behandlung mit MPH-Retard 50 mg (Ritalin® LA 50mg) verglichen, so liegt der Kostenvorteil der Homöopathie bei 1260-1350 Euro pro Jahr (von Ammon K, Sauter U, Thurneysen A et al.).

5.3.5 Diskussion

Die hier vorgestellte Studie weist unter strengen wissenschaftlichen Bedingungen eine Wirkung der Homöopathie bei Kindern mit ADS nach: Das angewendete Studiendesign mit einer Screening-Phase vor der Crossover-Studie ermöglichte eine individuelle Verschreibung der homöopathischen Medikamente in einer randomisierten Doppelblind-Studie.

Der Vergleich der Wirkung von suboptimalen und optimalen Verordnungen in der Screening-Phase zeigt, dass die homöopathische Wirkung nicht lediglich durch die Zuwendung und den zeitlichen Aufwand des Arztes für den Patienten begründet ist, sondern dass es tatsächlich darauf ankommt, dasjenige Arzneimittel zu verabreichen, welches die Symptomatik des Patienten am besten abdeckt. Der Vergleich ist somit ein Nachweis einer spezifischen Wirkung homöopathischer Arzneien. Die Veränderung durch eine suboptimale Verordnung hingegen liegt in Bereich einer Placebo-Wirkung.

In der Crossover-Studie wurde ein signifikanter CGI-Unterschied zwischen Placebo und Verum dokumentiert (p = 0,0479). Dieser war jedoch mit 1,67 CGI-Punkten (17 %) kleiner als aufgrund früherer Erfahrungen erwartet. Das kann teilweise durch präzisere homöopathische Verordnungen bedingt sein, welche zu einem stärkeren Carryover-Effekt führen. Ein weiterer Grund für die geringe CGI-Differenz ist der unerwartete CGI-Anstieg in Crossover-Periode 1 auf beiden Behandlungsästen. Dieser Anstieg lässt sich am ehesten durch einen psychologischen Erwartungseffekt erklären.[80] Eltern und Kinder scheinen Placebo in der ersten Crossover-Periode eher erwartet zu haben als in der zweiten und dieser Perioden-Effekt war stärker als der Behandlungseffekt. In der zweiten Crossover-Periode konnte dieses Phänomen nicht mehr beobachtet werden, was zu einem signifikanten CGI-Abfall in der Verum-Gruppe führte (Behandlungseffekt), während der Wert unter Placebo unverändert hoch blieb. Der erwartete Behandlungseffekt und der unerwartete Perioden-Effekt veränderten den CGI gemeinsam speziell in der Crossover-Periode 1. In der Crossover-Periode 2 zeigte nur der Behandlungseffekt seine Wirkung, während 6 Wochen nach der Crossover-Studie beide Therapieäste unter Verum wieder zu den CGI-Werten vor der Prüfphase zurückkehrten. Dies könnte eine indirekte Bestätigung für die Korrektheit des Studiendesigns sein.

Zu Beginn der Studie war nicht klar, ob Homöopathie auch kognitive Funktionen beeinflusst und welche dieser Funktionen möglicherweise unter Homöopathie gebessert würden. Deswegen wurde eine größere Anzahl kognitiver Funktionen geprüft, welche bei ADS-Kindern häufig beeinträchtigt sind. Das Studiendesign machte eine mehrmalige Wiederholung dieser Untersuchungen innerhalb relativ kurzer Zeit nötig. Deswegen mussten auch Lerneffekte erwartet werden, welche mögliche Behandlungseffekte maskieren können. Die Resultate zeigen starke Perioden-Effekte, was bedeutet, dass die Kinder ihre Leistungen von Untersuchung zu Untersuchung verbesserten. Der beobachtete Carryover-Effekt verminderte die Möglichkeit positiver neuropsychologischer Testergebnisse zusätzlich. Trotzdem konnte im Bereich des auditiven Kurzzeitgedächtnisses ein signifikanter Behandlungseffekt nachgewiesen werden, und einige Verhaltensparameter zeigten in der Tendenz signifikante Verbesserungen (Stabilität der Stimmung und Reaktion auf unvorhergesehene Ereignisse). Dies weist darauf hin, dass individualisierte Homöopathie nicht nur eine positive Wirkung auf das Verhalten der Kinder hat, sondern auch deren kognitive Funktionen verbessern kann. Gleichzeitig wurde aber auch eine verminderte Aufmerksamkeit für visuelle Details und ein Trend zu einer verminderten visuell-räumlichen Organisation festgestellt. Bei der großen Zahl untersuchter Variablen kann deshalb nicht ganz ausgeschlossen werden, dass rein zufällig signifikante Ergebnisse zustande kamen. Um dies zu klären, wäre eine separate Studie durchzuführen.

Der Vergleich einiger kognitiver Funktionen zur Zeit der Diagnosestellung und zu Beginn der Crossover-Studie zeigt hingegen unter offener homöopathischer Behandlung hoch signifikante Besserungen der visuellen Wahrnehmung, der Impulsivität und der geteilten Aufmerksamkeit. Aus der Literatur ist ersichtlich, dass auch eine Stimulanzien-Behandlung Wahrnehmungsdefizite von ADS-Patienten bessert, insbesondere das räumliche Arbeitsgedächtnis, das Aufmerksamkeits-Set-Shifting und die visuellen Such-Leistungen.[81] Die in dieser Studie beobachteten Wirkungen der Homöopathie sind ähnlich. Um die quantitativen Aspekte verbesserter kognitiver Funktionen genauer zu untersuchen, wäre eine Studie mit vergleichbaren Patienten unter Homöopathie, Stimulanzien und Placebo wertvoll.

Die CGI- und CPRS-Werte verminderten sich im Verlauf der Langzeitbeobachtung ebenfalls hoch signifikant um 37 % bis 63 %. Die Intensität der ADS-Symptome wurde schwächer und zeigte deutliche Besserungen im emotionalen und sozialen Bereich sowie im Schulverhalten. Wahrscheinlich lernen die Patienten unter homöopathischer Behandlung ihre Verhaltensstrategien besser den Anforderungen der Umwelt anzupassen. Die Frage, ob diese Langzeitbesserungen einen Behandlungseffekt darstellen oder einfach durch eine spontane Änderung in der Entwicklung der Kinder zustande kamen, lässt sich aus den Studiendaten nicht sicher beantworten. Der Verfasser hat beobachtet, dass bei einer Therapieunterbrechung nach einer homöopathischen Langzeitbehandlung die erreichte Besserung bei vielen Kindern erst nach einer längeren Latenzzeit von mehreren Monaten abnimmt. Ein solcher Verlauf kann nicht durch eine spontane Entwicklung der Kinder erklärt werden und ist hoch suggestiv für einen Behandlungseffekt.

Wichtig ist auch der Aufschluss, den die Studie über die quantitativen Aspekte einer homöopathischen Behandlung von ADS/ADHS-Kindern gab: Die Erfolgsquote der Homöopathie im Langzeitverlauf ist mit 74 % erfreulich. Ebenso erfreulich ist, dass deren Kosten wesentlich tiefer liegen als diejenigen der konventionellen Therapie.

5.3.6 Schlussfolgerungen

Die vorliegende Arbeit weist nach, dass homöopathische Arzneimittel auch in Verdünnungen jenseits der Avogadroschen Zahl wissenschaftlich erfassbare Wirkungen entfalten, also Wirkungen, die sich von Placebo statistisch signifikant unterscheiden. Bemerkenswert ist, dass dieser Nachweis trotz individualisierter homöopathischer Behandlung doppelblind erbracht werden konnte. Und erfreulich ist auch, dass das Ergebnis trotz der wahrscheinlichen Erwartungshaltung in Crossover-Periode 1 zustande kam, welche als therapiefremder Störfaktor die Differenz Placebo/Verum verminderte. Um die Wissenschaft nun endgültig von der Wirkung der Homöopathie zu überzeugen, wäre als nächster Schritt eine unabhängige Multicenter-Studie notwendig. Da die homöopathische Behandlung des ADS kein leichtes Unterfangen ist, müssten die teilnehmenden Ärzte vorgängig intensiv in der hier vorgestellten Methodologie geschult werden. Andere homöopathische Behandlungsansätze könnten auch zu anderen Resultaten führen.

Die Homöopathie sichert sich mit dieser Studie eine feste Stellung in der Behandlung hyperaktiver Kinder. Limitierend ist lediglich der Zeitbedarf, bis eine substanzielle Besserung erreicht wird und die Abhängigkeit von der Beobachtungsgabe der Eltern.

6 Schlusswort

Den ärztlichen Leser, der die Lektüre dieses Buches auf sich genommen und seine homöopathischen Kräfte zuerst an den Übungsfällen und dann auch an seinen Patienten erprobt, möchten wir einem Bergsteiger vergleichen, der aus nebelbedecktem Tal einem Gipfel zustrebt und diesen schließlich erreicht. Welche Art der Belohnung ihn da erwartet, lässt sich am besten anhand der Bemerkung einer Mutter ermessen, welche einige Monate nach Therapiebeginn sagte: *„Seit der homöopathischen Behandlung kann ich endlich Freude an meinen Kindern haben und sie auch genießen."*

Für die betroffenen Eltern ist es wichtig zu wissen, dass die Homöopathie (im Gegensatz zu Stimulantien, die ein angepasstes Verhalten erzwingen) nur Symptome zum Verschwinden bringt, ohne die Persönlichkeit des Kindes zu beeinflussen. Ein *schwieriger* Lausbub wird zu einem *sympathischen* Lausbub, dem es gelingt, sich so zu kontrollieren, dass er gut durchs Leben kommt ohne überall anzuecken. Er wird er selbst sein können und nicht unter Nebenwirkungen leiden. Zusätzliche pädagogische Maßnahmen und das Weglassen von unverträglichen, aber oft heiß geliebten Nahrungsmitteln, werden seinen Weg in der Regel so weit ebnen, dass alle Beteiligten mit dem Problem gut zurecht kommen (s. auch Kap. 2.3.7).

Wir hoffen, dass dieses Buch Ihnen, liebe Leserin, lieber Leser, einen Ansporn gibt, die Anfangsschwierigkeiten, die mit der Behandlung des ADS verbunden sind, auf sich zu nehmen, und dass auch Sie Therapieerfolge erleben dürfen. Da die Homöopathie allen Beteiligten mehr an Geduld, Beobachtungsgabe und Engagement abfordert als eine konventionelle Behandlung, ist die Befriedigung schließlich auch viel größer.

> Homöopathisch tätige Ärzte können Sie unter den folgenden Internet-Adressen finden:
>
> Deutschland: www.dzvhae.de
> Österreich: www.oeghm.at
> Schweiz: www.sahp.ch
> www.svha.ch

Anmerkungen

1. Hoffmann 1855.
2. Laehr 1875
3. Ireland 1877.
4. Scholz 1911.
5. Sargant 1936.
6. Bender 1942
7. Pannizon 1944.
8. Im Folgenden „Ritalin" genannt.
9. Gesell 1949.
10. Bax 1963.
11. Lempp 1964.
12. Corboz 1966.
13. Stewart 1966.
14. Cantwell 1977.
15. Weiß 1985.
16. Trott 1993.
17. Hyund 1990.
18. Hyund 1991.
19. Lou 1984.
20. Zametkin 1990.
21. Young 1980.
22. Stoff 1989.
23. Brazelton 1995.
24. Conners 1997.
25. Kaufman 1983.
26. Tewes 1999.
27. Zimmermann 1992.
28. World Health Organisation: International Classification of Diseases, 10. Revision 1990.
29. American Psychiatric Association: Diagnostic and statistical mannual of mental disorders, 4. ed. 1994.
30. Goleman 1999, Gottmann 2000.
31. Pestalozzi 1949.
32. Kreikenbaum 2000.
33. Kast-Zahn 1997, Aust-Claus 1999.
34. Frei 2001.
35. Frei H: Hyperkinetische Verhaltensstörungen, 2002.
36. Frei H: Ginkgo biloba; 2002.
37. Stevens LJ et al 1995.
38. Hübner, Kirste 2001.
39. Frei 1986.
40. Breidenstein-Stoll 2000.
41. Speck 2003.
42. Ramirez 2001.
43. Frost 1998.
44. Hahnemann Organon 6 B 1989.
45. Frei 1999: 143–155.
46. Hering 1865.
47. Holzapfel 2002.
48. Frei 1999.
49. Gypser 2000.
50. Bönninghausen Arbeitsgemeinschaft 2002.
51. Steiner 2004.
52. [39] Nash 1985.
53. [31] Gypser 1992.
54. [32] Hering 1985.
55. [33] Lippe 2001.
56. [34] Guernsey 1993.
57. Im weiteren Gebrauch werden Hinweise auf das Bönninghausen Taschenbuch 2000 abgekürzt mit „BTB 2000".
58. Bönninghausen 1897.
59. Hahnemann 1833.
60. Seider 1994.
61. Zusammenfassung der Studie von Lamont 1997.
62. Zusammenfassung der Studie von H. Frei & A. Thurneysen 2001.
63. Sprafkin, Gadow 1996.
64. Ullmann, Sleator 1986
65. Zusammenfassung der Studie von Frei et al. 2005 (siehe Literatur).
66. Linde et al 1997, Kleijnen 1991.
67. Minder 2003
68. Kinsbourne 1973.
69. Kaufmann 1983.
70. Tewes 1999
71. Zimmermann 1992
72. Largo 1993.
73. Helmstaedter 2001.
74. Grizzle 1965.
75. Senn 1993.
76. Brown 1999, Verbeke 1997.
77. Lattmann 1995.
78. World Medical Association 2002.
79. Allen 1990.
80. Stuart-Williams 2004.
81. Metha et al. 2004, Musten et al. 1997.

Anhang

Literatur

Allen TF: The Encyclopedia of Pure Materia Medica, Volume 1-12, Nachdruck. New Delhi: Jain Publishers; 1990.

American Psychiatric Association: Diagnostic and statistical mannual of mental disorders, 4. ed. Washington DC: American Psychiatric Association; 1994.

von Ammon K, Sauter U, Thurneysen A, Everts R, Hsu-Schmitz SF, Steinlin M, Frei H: Longtime results and cost efficiency of homeopathic treatment in children with attention deficit hyperactivity disorder. (Publikation in Vorbereitung).

Aust-Claus E: Das ADS Buch. Ratingen: Oberstebrink Verlag; 1999.

Bax M, MacKeith R: Minimal Brain Dysfunction. London: Heinemann Verlag; 1963.

Bender L, Cottington F: The use of amphetamine sulphate (Benzedrine) in child psychiatry. Am J Psychiatry 1942; 99: 116–121.

Bönninghausen Cv: Therapeutisches Taschenbuch. Leipzig: Marggraf's homöopathische Officin Verlag; 1897.

Boenninhausen Arbeitsgemeinschaft: Bönninghausens Therapeutisches Taschenbuch, Programm für PC und Macintosh. Sinzig-Löhndorf: Bönninghausen Arbeitsgemeinschaft; 2002.

Boenninhausen Arbeitsgemeinschaft: Bönninghausens Therapeutisches Taschenbuch, Programm für PC und Macintosh. Sinzig-Löhndorf: Bönninghausen Arbeitsgemeinschaft; 2002. (Bezugsquelle: www.Boenninghausen.de).

Brazelton B:. Ein Kind wächst auf. Stuttgart: Klett-Cotta Verlag; 1995.

Breidenstein-Stoll E, Steinhausen HC, Wüthrich B: Verhaltensauffälligkeiten, Allergien und die Eliminationsdiät. Allergologie 1/2000; 23: 13–18.

Brown H, Prescott R: Applied Mixed Models in Medicine. Chichester: John Wiley & Sons; 1999: 261–294.

Cantwell DP: Psychopharmacologic treatment of the minimal brain dysfunction syndrome. In: Wiener J M: Psychopharmacology in childhood and adolescence. New York: Brunner/Mazel Verlag, 1977: 171–207.

Conners CK: Conners Rating Scales (Revised), Technical Mannual. Toronto: Multi-Health Systems; 1997.

Corboz R J: Les syndromes psycho-organiques de l'enfant et de l'adolescent. Pychiat Enf 1966;9: 1–88.

Frei H, Everts R, von Ammon K et.al: Homeopathic treatment in children with attention deficit hyperactivity disorder – a randomized, double blind, placebo controlled trial. Eur J Ped 2005. DOI: 10.1007/s00431-005-1735-7.

Frei H, Thurneysen A: Treatment for hyperactive children: homeopathy and methylphenidate compared in a family setting. Brit Hom J 2001, 90: 183–188.

Frei H: Das ungeschickte Kind, Differentialdiagnose und Therapieindikationen. Schweiz Med Wschr 1986; 116: 294–299.

Frei H: Die Heringsche Regel und ihre Auswirkung auf die Hierarchie der Symptome. ZKH 1999; 43: 47–52.

Frei H: Die Rangordnung der Symptome von Hahnemann, Bönninghausen, Hering und Kent, evaluiert anhand von 175 Kasuistiken. Zeitschr Klass Hom 1999; 43: 143-155.

Frei H: Ginkgo biloba bei hyperaktiven Kindern. Schweiz Zschr GanzheitsMedizin 2002, 14: 10–13.

Frei H: Hyperkinetische Verhaltensstörungen bei Kindern, Ritalin vs. Phytotherapie. Schweiz Zeitsch Phytother Feb. 2002; 2: 18–20.

Frei H, Everts R, von Ammon K, Kaufmann F, Walther D, Hsu-Schmitz SF, Collenberg M, Steinlin M, Thurneysen A: Randomised controlled trials of homeopathy in hyperactive children: treatment procedure leads to an unconventional study design. Homeopathy 2007; 96: 35-41.

Frost R: Grundlagen der Applied Kinesiology. Kirchzarten bei Freiburg, VAK Verlag; 1998.

Gesell A, Amatruda C S: Developmental diagnosis (2nd ed.). New York: Hoeber-Verlag; 1949.

Goleman D: Emotionale Intelligenz. München: Deutscher Taschenbuch Verlag; 1999.

Gottman J: Kinder brauchen emotionale Intelligenz. München: Heyne Verlag; 2000.

Grizzle JE: The two-period change-over design and its use in clinical trials. Biometrics 1965; 21: 467–480.

Guernsey HN: Keynotes zur Materia Medica. Oberhausen: Dynamis Verlag; 1993.

Gypser KH: Homöopathie – Grundlagen und Praxis. München: Beck Verlag; 1998.

Gypser KH (Hrsg.): Bönninghausens Therapeutisches Taschenbuch. Stuttgart: Sonntag Verlag; 2000: XXV-XXXIII.

Gypser KH: Der „Genius der Arznei" bei Bönninghausen. ZKH 1992; 36: 224–230.

Hahnemann CFS: Die chronischen Krankheiten, Band II, 5. Nachdruck. Heidelberg: Haug Verlag; 1991.

Hahnemann CFS: Organon der Heilkunst, Ausgabe 6 B, 7. Aufl. Heidelberg, Haug Verlag; 1989.

Hahnemann CFS: Reine Arzneimittellehre, Band 2, Nachdruck. Heidelberg: Haug Verlag; 1833.

Helmstaedter C, Lendt M, Lux S: Verbaler Lern- und Merkfähigkeitstest (VLMT) Göttingen: Beltz Test GmbH; 2001.

Hering C: Hahnemann's Three Rules Concerning the Rank of Symptoms. Hahnemannian Monthly Aug. 1865; 5–12.

Hering C: Kurzgefasste Arzneimittellehre. Göttingen: Burgdorf Verlag; 1985.

Hoffmann H: Struwelpeter. Frankfurt: Literarische Anstalt; 1855.

Holzapfel K: Zur Kritik der pathognomonischen Symptome. ZKH 2002; 46: 183–193.

Hübner WD, Kirste T: Experience with St John's Worth (Hypericum perforatum) in children under 12 years with symptoms of depression and psychovegetative disturbances. Phytother Res 2001, 15 (4): 367–370.

Hyund G W, Semrud-Clickeman M, Lorys A R, Novey E S, Eliopulos D: Brain morphology in developmental dyslexia and attention deficit disorder/hyperactivity. Arch Neurol 1990; 47: 919–926.

Hyund G W, Semrud-Clickeman M, Lorys A R, Novey E S, Eliopulos D: Corpus callosum morphology in attention deficit hyperactivity disorder. J Learn Disabil 1991; 24, 3: 141–146.

Ireland W E: On Idiocy and imbecility. London: Churchill Verlag; 1877.

Kast-Zahn A: Jedes Kind kann Regeln lernen. Ratingen: Oberstebrink Verlag; 1997.

Kaufman AS, Kaufman NL: Kaufman Assessment Battery for Children (K-ABC). Circle Pines: AGS Publishing; 1983.

Kent JT: Repertory of the Homeopathic Materia Medica, 6th Ed. Chicago: Ehrhart & Karl; 1957.

Kinsbourne M: School problems. Pediatrics 1973; 52: 679–710.

Kleijnen J, Knipschild P: Clinical trials of homeopathy. Brit Med J 1991 302: 316–323.

Konofal E, Lecendreux M, Deron J, Marchand M, Cortese S, Zaim M, Mouren MC, Arnulf I: Effects of iron supplementation on attention deficit hyperactivity disorder in children. Pediatr Neurol 2008 Jan; 38(1): 20-26.

Kreikenbaum M: Aufmerksamkeits-Defizit Syndrom verstehen und bewältigen. Museion 2000 4/2003, 13: 6–19.

Kreikenbaum M: Die Förderung sozialer und emotionaler Kompetenzen. Museion 2000 2/2002, 12:138–49.

Laehr B H: Über den Einfluss der Schule auf die Verhinderung von Geistesstörungen. Allg. Zeitschr. Psychiat. 1875; 32: 216.

Lamont J: Homeopathic treatment of attention deficit hyperctivity disorder. Brit Hom J 1997; 86: 196–200.

Largo R: Zürcher neuromotorische Untersuchung. Zürich: Abteilung für Wachstum und Entwicklung, Universitäts-Kinderklinik Zürich; 1993.

Lattmann P, Schneider A: Informationen für den Prüfer zur Durchführung klinischer Versuche mit Heilmitteln in der Schweiz, GCP. Zürich: Schweizerische Gesellschaft für Chemische Industrie; 1995.

Lempp R: Frühkindliche Hirnschädigung und Neurose. Bern: Huber Verlag; 1964.

Linde K, Clausius N, et al. Are the clinical effects of homeopathy placebo effects? A meta-analysis of controlled trials. Lancet 1997; 350: 834–843.

Lippe AD: Textbook of Materia Medica, Nachdruck. New Delhi: Jain Publishers; 2001.

Lou H C, Henriksen L, Bruhn P: Focal cerebral hypoperfusion in children with dysphasis and/or attention deficit disorder. Arch Neurol 1984; 41: 825–829.

Metha MA, Goodyer IM, Sahakin BJ: Methylphenidate improves working memory and set shifting in AD/HD: relationships to baseline memory capacity. J Child Psychol an Psychiatr 2004; 45: 293–305.

Minder P. The Q-potencies, a comprehensive and profound way of medication in homeopathy. Schweiz Ztschr GanzheitsMedizin 2003; 15: 348–353.

Musten LM, Firestone P, Pisterman S, et al: Effects of methylphenidate on preschool children with ADHD: Cognitive and behavioural functions. J Am Acad Child Adolesc Psychiatry 1997; 36: 1407–15.

Nash E.B: Leitsymptome in der homöopathischen Therapie, 13. Aufl. Heidelberg: Haug Verlag; 1985.

Oner O, Alkar OY, Oner P: Relation of ferritin levels with symptom ratings and cognitive performance in children with attention deficit-hyperactivity disorder. Pediatr Int 2008 Feb; 50 (1): 40-44.

Pannizon I: La preparazione di piridile pêperidilarilaceto- nitrile e di alcuni prodotti di transformazione. Helv Ped Acta 1944; 27: 1748–1756.

Pestalozzi JH: Werke in acht Bänden, Hrsg. P. Baumgartner. Zürich: Rotapfel Verlag; 1949.

Ramirez PM, Desantis D, Opler LA: EEG biofeedback treatment of ADD. A viable alternative to traditional medical intervention? Ann N Y Acad Sci 2001 931: 342–58.

Richardson AJ, Montgomery P: The Oxford-Durham Study: A randomized, controlled trial of dietary supplementation with fatty acids in children with developmental coordination disorder. Pediatrics 2005; 115: 1360-1366.

Sargant W, Blackburn J M: The effects of Benzedrine on intelligence scores. Lancet 1936; 12: 1385–1387.

Scholz F: Die Charakterfehler des Kindes. Leipzig: E.H. Mayer Verlag; 1911.

Seider I: Arzneimittel-Beziehungen. Schäftlarn: Barthel & Barthel Verlag; 1994.

Senn S: Cross-over Trials in Clinical Research. Chichester: John Wiley & Sons; 1993: 12–13.

Sinn N, Bryan J: Effect of supplementation with polyunsaturated fatty acids and micronutricients on ADHD-related problems with attention and behaviour. Journal of Developmental & Behavioural Pediatrics 2007; 28(2): 82–91.

Speck B: Zappelphilipp – hyperaktive Kinder richtig ernähren. Lenzburg: Naturviva Verlag; 2003.

Sprafkin J, Gadow KD: Double blind versus open evaluations of stimulant drug response in children with attention deficit hyperactivity disorder. J Child and Adolesc Psychopharm 1996; 6: 4/ 215–228.

Steiner U: Amokoor Programm. Goldau: U. Steiner; 2004. (Bezugsquelle: www.sahp.ch oder www.urssteiner.ch).

Stevens LJ, Zentall SS, Deck JL et al: Essential fatty acid metabolism in boys with attention deficit hyperactivity disorder. Am J Clin Nutr 1995, 62: 761–768.

Stewart MA, Pitts FN, Cray AG, Dieruf W: The hyperactive child syndrome. Am J Orthopsychiat 1966; 36: 861–867.

Stewart-Williams S, Podd J: The Placebo effect: dissolving the expectancy versus conditioning debate. Psychol Bull 2004; 130: 324–40.

Stoff D M, Friedman E, Pollock L, Vitiello B, Kendall P C, Bridger W H: Elevated platelet MAO is related to impulsivity in disruptive behaviour disorders. J Am Acad Child Adolesc Psychiatry 1989; 28, 5: 754–760.

Tewes U, Schallberger U, Rossmann K: Hamburg-Wechsler-Intelligenz-Test für Kinder III (HAWIK-III). Göttingen: Hogrefe Verlag; 1999.

Trott GE: Das hyperkinetische Syndrom und seine medikamentöse Behandlung. Leipzig: Bart Verlag; 1993.

Ullmann RK, Sleator EK: Responders, nonresponders und placebo responders among children with attention deficit disorder. Clin Ped 1986; 25: 595–599.

Verbeke G, Molenberghs G. (Editors): Linear Mixed Models in Practice. New York: Springer Verlag; 1997.

Weiss G, Hechtman L, Milroy T:. Psychiatric status of hyperactives as adults: a controlled prospective 15 year follow up of 63 hyperactive children. J Am Acad Child Psyciatry 1985, 24: 211–220.

World Health Organisation: International Classification of Diseases, 10. Revision. Geneva: World Health Organisation; 1990.

World Medical Association: Declaration of Helsinki. Washington: World Medical Association; 2002.

Young J G, Cohen D J, Wuldo MC, Feiz R, Roth J A: Platelet Monaamine Oxidase Activity in children and adolescents with psychiatric Disorders. Schizophrenia Bulletin 6, 1980; 2: 324–333.

Zametkin A J, Nordahl T E, Gross M, King A C, Semple W E, Rumsey J, Hamburger S, Cohen R M: Cerebral glucose metabolism in adults with hyperactivity of childhood onset. N Engl J Med 1990; 323: 1361–1366.

Zimmermann P, Fimm B: Testbatterie zur Aufmerksamkeitsprüfung TAP, Handbuch. Freiburg: Psychologische Testsysteme PsyTest; 1992.

Abbildungsverzeichnis

Abb. 1   Legasthenie, 9-jähriger Knabe
Abb. 2   Homöopathische Behandlung des ADS, Trefferquote bei konventioneller Fallaufnahme (n = 86)
Abb. 3   Vergleich der Trefferquoten bei Verwendung unterschiedlicher Symptomengewichtungen (n = 175)
Abb. 4   Homöopathische Behandlung des ADS, Veränderung des Conners Global Index unter Einzeldosen (n = 25)
Abb. 5   Homöopathische Behandlung des ADS, Wirkungsdauer einer Einzeldosis C 200 (n = 25)
Abb. 6   Gewichtung des Zuverlässigkeitsgrades der Symptome
Abb. 7   Homöopathische Behandlung des ADS mit Einzeldosen, CGI-Verlauf bei Respondern und Nonrespondern
Abb. 8   Homöopathische Behandlung des ADS; Auswirkung des allgemeinen Fragebogens auf die Trefferquote
Abb. 9   Einfluss der Symptomenauswahl auf den Erfolg der Verschreibung
Abb. 10 Die Gewichtung der Symptome nach Bönninghausen
Abb. 11 Fallbeispiel Marco, CGI-Verlauf unter homöopathischer Behandlung
Abb. 12 Homöopathische Behandlung des ADS, Auswirkungen des allgemeinen Fragebogens und der Polaritätsanalyse auf die Trefferquote
Abb. 13 Homöopathische Behandlung des ADS, Effizienzsteigerung durch Fragebogen, Polaritätsanalyse und Wahrnehmungssymptome
Abb. 14 Stabilität der Besserung hyperaktiver Kinder unter homöopathischen Einzeldosen und unter Q-Potenzen
Abb. 15 Veränderungen des Conners Global Index bei hyperaktiven Kindern unter Q-Potenzen
Abb. 16 Fallbeispiel Michael, CGI-Verlauf unter homöopathischer Behandlung
Abb. 17 Fallbeispiel Hildegard, CGI-Verlauf unter homöopathischer Behandlung
Abb. 18 Fallbeispiel Tatjana, CGI-Verlauf unter homöopathischer Behandlung
Abb. 19 Fallbeispiel Lukas, CGI-Verlauf unter homöopathischer Behandlung
Abb. 20 Fallbeispiel 1: CGI-Verlauf unter homöopathischer Behandlung
Abb. 21 Fallbeispiel 2: CGI-Verlauf unter homöopathischer Behandlung
Abb. 22 Fallbeispiel 3: CGI-Verlauf unter homöopathischer Behandlung
Abb. 23 Fallbeispiel 4: CGI-Verlauf unter homöopathischer Behandlung
Abb. 24 Fallbeispiel 5: CGI-Verlauf unter homöopathischer Behandlung
Abb. 25 Fallbeispiel 6: CGI-Verlauf unter homöopathischer Behandlung
Abb. 26 Fallbeispiel 7: CGI-Verlauf unter homöopathischer Behandlung
Abb. 27 Fallbeispiel 8: CGI-Verlauf unter homöopathischer Behandlung
Abb. 28 Fallbeispiel 9: CGI-Verlauf unter homöopathischer Behandlung
Abb. 29 Fallbeispiel 10: CGI-Verlauf unter homöopathischer Behandlun
Abb. 30 Homöopathische Behandlung hyperaktiver Kinder, Responderrate
Abb. 31 Besserung des Conners Global Index unter Homöopathie und Methylphenidat
Abb. 32 Klinische Gesamtbeurteilung der Besserung bei ADS-Patienten unter Homöopathie und Methylphenidat
Abb. 33 Teilnehmerfluss
Abb. 34 Zeitbedarf für das Erreichen der Einschlusskriterien (Kaplan-Meier-Kurve)
Abb. 35 CGI-Verlauf während und nach der Crossover-Studie, getrennt nach Therapiearm A und B
Abb. 36 Langzeitverlauf des Conners-Global-Index (CGI) der Patienten der Berner ADHS-Studie

Tabellenverzeichnis

Tab. 1	ADHD Prävalenz, eine Literaturübersicht
Tab. 2	Wichtige Punkte im Umgang mit ADS-Kindern
Tab. 3	Schritte zur Effizienzsteigerung in der homöopathischen Behandlung von ADS-Kindern
Tab. 4	Symptome die bei ADS-Kindern zu Fehlverordnungen führen können
Tab. 5	Für das ADS charakteristische und für die Arzneimittelbestimmung verwendbare Symptome
Tab. 6	Fallbeispiel Marco, Repertorisation
Tab. 7	Fallbeispiel 1: Repertorisation 1
Tab. 8	Fallbeispiel 1: Repertorisation 2
Tab. 9	Fallbeispiel 2: Repertorisation
Tab. 10	Fallbeispiel 3: Repertorisation
Tab. 11	Fallbeispiel 4: Repertorisation 1
Tab. 12	Fallbeispiel 4: Repertorisation 2
Tab. 13	Fallbeispiel 5: Repertorisation 1
Tab. 14	Fallbeispiel 5: Repertorisation 2
Tab. 15	Fallbeispiel 6: Repertorisation 1
Tab. 16	Fallbeispiel 6: Repertorisation 2
Tab. 17	Fallbeispiel 7: Repertorisation
Tab. 18	Fallbeispiel 8: Repertorisation
Tab. 19	Fallbeispiel 9: Repertorisation 1
Tab. 20	Fallbeispiel 9: Repertorisation 2
Tab. 21	Fallbeispiel 10: Repertorisation 1
Tab. 22	Fallbeispiel 10: Repertorisation 2
Tab. 23	ADS-Arzneimittel, Häufigkeit der Verordnung in Prozent
Tab. 24	Arzneimittelliste
Tab. 25	Ausgangswerte, klinische Charakteristika bei Diagnosestellung und CGI-Werte
Tab. 26	Ausgangswerte der neuropsychologischen Testuntersuchungen
Tab. 27	Resultate der Screening-Phase: Unterschiede in den Wahrnehmungsleistungen zwischen Diagnosestellung und Beginn der Crossover-Studie (Wilcoxon-Vorzeichen-Rangsummentest)
Tab. 28	Resultate der Crossover-Studie: Parameter-Schätzungen und p-Werte der Outcome-Variablen (SAS-Version 8)
Tab. 29	Langzeitbehandlung: Unterschiede in den Conners' Parents Rating Scales zwischen Diagnose und Verlaufsuntersuchung 14 Wochen nach der Crossover-Studie (Wilcoxon-Vorzeichen-Rangsummentest)

Sachverzeichnis

A

Abklärung 11
– neurologische 3
– neuropsychologische 3
Ablenkbarkeit 4, 5, 11, 12
Abmachungen, gemeinsame 15
Abneigungen 26
Absenzen 11
Aconitum 76, 80, 81
ADD (Definition) 2
ADHD (Definition) 2, 5
Adoleszenz 5, 6
ADS
– Arzneimittelprofil 77, 79
– Beurteilungsblatt 36, 49
– charakteristische Symptome 27
– Definition 2, 3
– Diagnose 11, 12, 13
– Fragebogen 24, 43
– Grundsymptome 30
– Häufigkeit 10
– Schlüsselsymptome 20
Agaricus 76, 82, 83
Aggressivität 6
Ähnlichkeitsgesetz 28
Akademische Funktionen 13
Aktivitätsniveau, altersentsprechendes 13
Allergische Faktoren 6
Amokoor-Programm 30, 158
Amphetaminderivate 2, 15
Amphetamine 2
Anamnese siehe Fallaufnahme
Anerkennung 15
Anfälle, epilepsieartige 11
Angststörungen 12
Ansprechquote 158
Antidotierung 36
Appetitlosigkeit, Nebenwirkungen von Methylphenidat 16
Apraxie 8
Arbeitsverhalten, unstrukturiertes 12
Argentum nitricum 60, 76, 84, 85
Arnika 65, 73, 76, 86, 87
Arsenicum album 76, 88, 89
Arzneimittelliste 160
Ärzte, homöopathisch tätige, Internetadressen 175
Ätiologie 6
Auditives System 8
Aufmerksamkeit 2, 12
– geteilte 174

Aufmerksamkeitsdefizit 11
Aufmerksamkeits-Defizit-Syndrom siehe ADS
Aufmerksamkeitsprüfung 11
Aufmerksamkeitsspanne 5
Aufmerksamkeitsstörung 2, 3, 6, 8
Aurum metallicum 76, 90, 91
Ausbildung 6
Ausdauer 12
– keine 5
– mangelnde 11, 12
– wenig 4
Auseinandersetzungen 3
Ausgangsdaten 165
Ausgangswerte 165, 167
Ausschlussdiagnosen 11
Außenseiter 5
Äußere Umstände 67
Auto fahren 9
Avogadrosche Zahl 174

B

Bahnung normaler Wahrnehmung 35
Barium carbonicum 76, 92, 93
Bax und McKeith 2
Bedürfnisse 26
Beginn der Symptome 3
Behandlungs-Compliance 171
Behandlungseffekt 173, 174
Behandlungsmöglichkeiten 13
– mehrdimensional 13
Behandlungsresultate XIII
Behandlungsstrategie 3
Behinderung 2
Belladonna 55, 76, 94, 95
Bender 2
Beobachtung
– des Kindes 11
– der Patientensymptome 16
Beobachtungsgabe der Eltern 174
Berufliche Funktionen 13
Berufsprobleme 6
Berührung 8
– Abneigung gegen 4
Besserung
– Ausmaß der 159
– Elternrating der 159
– Stabilität der 35
Betäubungsmittelgesetz 2
Beurteilen, zu streng 39
Bewegungsdrang 5

Sachverzeichnis

Bewegungstherapie 17
Beziehungen, Umgang mit 14
Bildung von Kopf, Herz und Hand 13
Bönninghausen-Programm 28–30, 158
– Taschenbuch 30, 52
Bryonia 76, 96, 97
Bufo 76

C

Calcium carbonicum 33, 55, 57, 60, 61, 70, 73, 76, 98, 99, 167
Cantwell 2
Capsicum 71, 76, 100, 101, 167
Carcinosinum 76
Carry-over-Effekt 162, 164, 173
Causa des Hauptsymptoms 29
Causticum 38, 76, 102, 103, 167
CGI siehe Conners Global Index
Chamomilla 53, 55, 64, 73, 76, 104, 105, 167
Charaktereigenschaften 22
China 53, 64, 73, 76, 106, 107, 156, 167
Chorea minor Sydenham 13
Clown, Clownerien 4, 5
Cocculus 57, 76, 108, 109
Compliance 171
– Schwierigkeiten 24
Computerprogramme 30
Computertomographie 11
Conners Global Index 11, 20, 22, 27, 36, 42, 158, 163, 172
– Verlauf 67
Conners Parent Rating Scale 163
– Langzeitverlauf 171
Conners Parent/Teacher Rating Scale 162
Corboz 2
Crossover 156
– Perioden 162–164, 173
– Studie, randomisiert, placebo-kontrolliert, doppelblind 161
– Versuch 164
Crotalus horridus 76

D

Dauer der Symptome 3
Dauertherapie 16
Deklaration von Helsinki 165
Denken, verlangsamtes 9
Depression 12
Depressive Störungen 10
Deprivationssyndrom 3, 13
Diagnose 11, 12, 13
Diagnosestellung 3

Diagnostic and Statistical Manual of Mental Disorders siehe DSM-IV
Diagnostische Kriterien 11
Differenzialdiagnose XIII, 13
Dissoziales Verhalten 11
Distanzlosigkeit 11
Dopamin-Mangel, intrasynaptisch 7
Doppelblindstudie, Doppelblindversuch XIII, 160–162
– placebo-kontrollierte 160
– mit individualisierter homöopathischer Behandlung 161
Dosierungsanweisungen für Q-Potenzen 35, 48
– Einerschritt 38
– Dreierschritte 38
Drei-Monats-Koliken 4
Dropout-Gründe 165
Drop-outs 164
DSM-IV 11, 12, 156, 158, 162
– Checkliste 162
Dunham 27, 28

E

EEG-Biofeedback 18
Effizienz der Verordnung 34
Eheprobleme der Eltern 23
Eigensinn 5
Eigenverantwortung 15
Einflüsse, äußere 23
Einfühlungsvermögen 5, 14
Einsatz von Q-Potenzen 24
Einschlafen 10
Einschlafstörungen, Nebenwirkungen von Methylphenidat 16
Einschlusskriterien 162, 163
Einschulung 5
Einzeldosen 20, 22, 34, 38
Eisen 17
Elektro-Enzephalogramm 11
Eliminationsdiat 17
Emotionale Befindlichkeit 14
Emotionale Intelligenz 13, 14
Emotionale Unreife 6
Emotionalität, oberflächliche 5
Emotionen verwandeln 14
Empathie, Einfühlungsvermögen 14
Entwicklung, authentische 20
Entwicklungsrückstände 3
– spezifische 13
Entwicklungsstörungen 12, 13
Entzündungen des Zentralnervensystems 6
Epileptische Psychosyndrome 13
Erfolgsquote 27
Ergotherapie 17

Erkrankungen
- affektive 3, 13
- interkurrente 40
Ermüdbarkeit 9
Ernährung 50
- einseitige 5
Ernährungsschwierigkeiten 4
Erschöpfungszustände 13
Erstverschlimmerung der Symptome 36
Erwachen, öfters nachts 10
Erwachsene Patienten 6, 10
Erwartungseffekt 171
Erzieherische Ansprüche 13
Erziehungsregeln 14
Erziehungsverhalten 13
Essen 4
Essenzielle Fettsäuren 17
Ethik 165
Ethnische Unterschiede 10
Evaluation 25
- der Behandlung 11
Evidenz 156
Evozierte Potenziale
- akustisch 11
- visuell 11

F
Fallaufnahme XII, 11, 24, 25, 30, 42ff
- große 41
- freie 20
- Technik der 32
- Vorbereitung 25
Fallbeispiele XII, 32, 52ff
- zum Verlauf 38
Fallen leicht, oft 8
Fallgruben XII
Familienmitglieder 23
Fehlerquellen 26
Fehlverordnungen 22, 26, 29, 160
Feinmotorik 8, 9, 31
Ferrum metallicum 76, 110, 111
Folgesymptome XIII
Formerfassung 7
Formwiedergabe 7
Fragebogen, repertoriumsspezifischer 24
- ADS-Fragebogen 24
- ADS und Wahrnehmungsstörungen 43
- Allgemeiner Fragebogen 24, 45
- Sichtung der Fragebogen 41
- für Verhaltensänderungen 163
- zur homöopathischen Fallaufnahme 45
Frei/Thurneysen 161
Fremdbestimmung 15

Frühkindlich exogenes Psychosyndrom 2
Frühkindliches psychoorganisches Syndrom 2
Frustrationsgrenze 4
Frustrationsintoleranz 5

G
Gedächtnisleistungen 5
Geduld 15
Gefahren, sieht nicht 5
Gefühle 14
Gegenpol 29, 30
Gegenpolsymptome 30
Gehör, überempfindlich 8
Gehörprüfung 11
Gemütssymptome 22, 26, 29
Genetisch 6
Genius 30
- des Arzneimittels 29, 77
- des Leidens des Patienten 77
Geniussymptome 30
Geruchssinn, überempfindlich 9
Gesamtheit der (gegenwärtig vorhandenen) Symptome 29
Geschmackssinn
- Vermindert 9
- Überempfindlich 9
Gesellschaftliche Dimension 13
Gesellschaftlicher Druck 24
Gewichtung der Symptome siehe Symptomgewichtung
Gilles de la Tourette-Syndrom 13
Ginkgo biloba 16
Gleichgewicht 9
Gleichgewichtsprobleme 9
Gleichmut 15
Glucose-Gesamtumsatz im Cortex 6
Goleman 14
Good Clinical Practice, Guidelines for 165
Grenzensetzen 15
Grenzfälle 10
Grobmotorik 9, 31
Gruppenregeln 4
Guernsey 77

H
Handlungsschritte 5
Häufigkeit des ADS 10
Haupt- und Nebensymptome 27
Hauptkrisenzeiten 5
HAWIK-III Test 162, 163
Heilende, das zu 29
Heilung XII, 35
- partielle 161

Heinrich Hoffmann 2
Hepar sulfur 66, 67, 76, 112, 113, 167
Hering 77
Hilfe, professionelle 15
Hilflosigkeit 3
Hindernisse XIII
Hirnhälften, Koordination 3
Humor 15
Hyoscyamus 76, 114, 115, 156, 167
Hyperaktivität 2, 3, 11
Hyperaktivitäts- und Impulsivitätssymptom 3, 12
Hypericum perforatum 17
Hyperkinetisch 12
Hyperkinetische Störungen 11
Hyperkinetisches Syndrom des Kindesalters 2
Hypertonie (muskulär) 5
Hypoperfusion Lobus frontalis 6
Hypotonie (muskulär) 5
Hyund 6

I
ICD–10 11
Ignatia 55, 76, 116, 117, 167
Impulsivität 2, 3, 5, 6, 174
Indikationsstellung XIII
Informationsträger 9
Instabilität 16, 20
Intention-to-treat-Prinzip 163, 168
International Classification of Diseases siehe ICD-10
Internetadressen homöopatisch tätiger Ärzte 175
IQ 12
– Bestimmung 11
Ireland 2
Irritierbarkeit 4

J
Jodum 65, 76, 118, 119

K
K-ABC-Test 11, 162, 163
Kent 29
Kernsymptomatik 34
Key-notes 58
Kinderpsychiatrie 2
Kindsbewegungen 4
Kinesiologie 18
Kinsbourne-Aufmerksamkeitsbogen 11
Klassen, große 24
Kleinkind, Frühsymptome 5
Kognitive Funktionen 173, 174
Kompetenzen 14
Komplementärmedizin 3
Kompromissbereitschaft 14

Konflikte 4
Konsultation, vorbereitende 41
Kontraindikationen 29, 30, 54
konventionelle homöopathische Behandlung 20ff
Konzentration 2, 4
Konzentrationsmangel 7
Kopfschmerzen, Nebenwirkungen von Methylphenidat 16
Körperkontakt, Abwehr von 4
Kraftdosierung 8
Kriseninterventionen 25
Krisensituationen 16
Kritik 10

L
Laborbefunde 28
Laboruntersuchungen 11
Lachesis 76, 120, 121
Laehr 2
Lamont, John 156, 161
Landau-Reaktion 9
Langzeitbehandlung XII, 162, 171, 174
Langzeitbeobachtung 174
Langzeitverlauf 161, 174
Langzeitwirkungen, Methylphenidat 15
Lärm, Reaktion auf 8
Lebenserfolg 13
Legasthenie (Lese- und Rechtschreibschwäche) 7
Lehrpersonen 24
Leidensdruck 2, 3, 23
Leistungsdruck 15
Leistungsstörungen 13
Lerneffekte XII, 173
Lernstörungen 3, 7, 11, 13
Lesen 8
Leseschwäche 7
Lippe 77
Lob 15
Long-acting Präparate, Methylphidat 16
Lösungsweg XIII
Lou 6
Lycopodium 55, 57, 58, 62, 64, 76, 122, 123, 167
Lyssinum 76

M
Magnetis polus arcticus 76, 124, 125
Magnetresonanz-Untersuchung 11
Manie 12
Marionettenhaftes Verhalten, Nebenwirkungen von Methylphenidat 16
Materia-medica-Vergleich XII, 24, 25, 30, 41, 77
Medikamente, hochverdünnte 161
Medizinische Kenntnisse XIII

Medorrhinum 76
Mercurius solubilis 76, 126, 127, 167
Messwerte (Outcomes) 163
Meta-Analysen 161
Methodik im Überblick 41
Methylphenidat 2, 15, 16
– Nebenwirkungen 16
– Verordnungsboom 16
Minimal Brain Damage 2
Minimal Brain Dysfunction 2
Mittelbestimmung XIII
Mittelfindung 25, 41
– Probleme der 22
Mittelwirkung 22
Modalitäten 22, 29
Monoaminoxidase-Aktivität 6
Motorik 5, 9
– Auffälligkeiten 11
– Ungeschicklichkeit 5
– Unruhe 12
Multicenter-Studie, unabhängig 174
Muskeltonus 5, 9
Muskulatur
– schlaff 10
– straff 10
Mutter-Kind-Beziehung 8

N
Natrium carbonicum 76, 128, 129
Natrium muriaticum 76, 130, 131
Nebenaktivitäten 12
Nebensymptome 29, 61
Nebenwirkungen 20
Neuroanatomische Befunde 6
Neuroanatomische Veränderungen 6
Neurochemische Befunde 6
Neurologische Untersuchung 163
Neuromotorischer Funktionstest nach Largo 163
Neurophysiologische Befunde 6
Neurophysiologische Veränderungen 6
Neuropsychologische Tests 161
Nikotin- und Alkoholabusus der Mutter in der Schwangerschaft 6
Non-Responders 16, 23, 37
Normale Wahrnehmungserfahrungen 20
Notfälle 2, 15
Nux moschata 65
Nux vomica 39, 66, 72, 76, 132, 133, 167

O
Offene Studie 161
Offene Verlaufsbeobachtung 160
Omega-3-/Omega-6-Fettsäuren 17

Optimierungsmaßnahmen 34
Optimierungsprozess XIII, 37
Ordnung 14
Organisationsprobleme 6
Orientierung, räumlich 7
Outcomes siehe Messwerte
Outcome-Variablen 170

P
Pädagogische Maßnahmen 2, 13, 50
Pädagogische Natur 2
Palliativ-Wirkung 36
Panizzon 2, 15
Parameter-Schätzung 170
Passiv 5
Passivität 4, 5
Pathognomonische Symptome XIII, 24, 26, 28
Pathophysiologie XIII, 6
PC-Programme 52
Perinatale Probleme 6
Perioden-Effekt 170, 173
Persönlichkeitsarbeit 14
Persönlichkeitsmerkmale 22
Pestalozzi 13
Phantasie 4
Phosphor 39, 40, 57, 62, 70, 76, 134, 135, 167
Phosphoricum acidum 68, 76, 136, 137, 167
Phytotherapie 16
Placebo 36, 156, 160, 161, 162, 164
Polare Symptome 29, 30
Polarität 28
Polaritätsanalyse 24, 28, 29, 30, 33, 34, 52
Polaritätsdifferenz 30, 54
– Tabelle zur Bestimmung der 47
Polaritätssymptome XII
Potenzhöhe, Wechsel der 36
Pränatal 4
Pränatale Probleme 6
Prävalenzstudien 10
Praxis, pädiatrische 11
Primäre Verblindung 162
Primärsymptome 10, 13
Probleme der homöopathischen Therapie 24
Propriozeptorische Wahrnehmung 9
Propriozeptorisches System 8
Protokolle 161
Psycho-motorische Entwicklung, verzögerte 5
Psychosen des Kindesalters 13
Psychotherapeutische Maßnahmen 2
psychotherapeutische Natur 2
Psychotische Erkrankungen 13
Pulsatilla 57, 70, 76, 138, 139
p-Wert 157, 170, 171

Q

Q-Potenzen 34, 35, 36, 37, 158
- flüssige 35
- unwirksame 38
- Verabreichung von 34, 48
Quengeln 15

R

Randomisierte Verblindung, vollständig 157
Randomisierte, placebo-kontrollierte Doppelblindstudie mit Cross-over 161, 162
Randomisierung 157, 164
Randomisierungsliste 164
Ratgeber 15
Reagieren 8
Rebound-Effekte nach Absetzen von Stimulantien 16, 40
Rechtschreibschwäche 7
Regeln, Erziehungsregeln 2, 14
Reizaufnahme, primäre 3
Reize, sensorische 7
Reizselektion 3, 7
Reizüberflutung 3, 7, 24
Rekrutierung 165
Repertorisation 25, 41
- herkömmliche 20
Repertorisationsprogramme 30
Repertorium der ADS-Geniussymptome 152
Respektieren, gegenseitiges 15
Responderrate 16, 158
Responders 23, 37, 160
Resultate 165
- der Crossover-Studie 168, 170
- der Screening-Phase 166, 169
Retardierung des Zeichnungsalters 7
Ritalin® 2, 15, 65, 157
Ruhe 15

S

Sample size (Probengröße) 163
Sargant 2
Sauerstoffmangel 6
Säugling 4, 6, 9
- Unterernährung 6
Schädel-Hirntrauma 6
Schaukeln 9
Schizophrenie 13
Schlafstörungen 4, 5
Schlagen 5
Schlechte Gedächtnisleistungen 9
Scholz 2
Schreckhaftigkeit 4
Schreiben 7–9

Schreibschwierigkeiten 5
Schreien, unstillbar 4
Schuldruck 23
Schulferien 23
Schulische Überforderung 3, 13
Schulmüdigkeit 23
Schulnoten 10
Schulsysteme 13
Schulüberdruss 10
Schwangerschaft 4
Schwankungen 39, 40
Schwerfälligkeit 9
- körperlich 8
Schwerhörigkeit 8
Schwermetallvergiftung 6
Schwierigkeiten XIII
- der Verlaufsbeurteilung 22
Screening-Phase 162
Screeningtest 11
Sehen 8
Sekundärsymptome 10
- psychische 10
Selbstbehandlung XII
Selbsterkenntnis 14
Selbstmotivation 14
Selbstregulierung 14
Selbstvertrauen 15
Selbstwahrnehmung 14
Selbstwertgefühl 10
Selektion von Sinneseindrücken 9
Sepia 73, 76, 140, 141, 167
Signifikanz-Niveau 164, 171
Silicea 65, 66, 76, 142, 143, 167
Sinnesmodalitäten 7
- auditive 7
- gustatorische 7
- olfaktorische 7
- proprioceptorische 7
- taktile 7
- vestibuläre 7
- visuelle 7
Sinnesorgane, periphere 3
Sinnesreize, Verarbeitung, Reaktion auf 3
Slow-Release-Präparate, Methylphenidat 16
SNAP-R/DMS Rating Scale 11
Soziale emotionale Fähigkeiten 14
Soziale Funktionen 13
Soziale Probleme 23
Sozialisationsstörungen 3, 7, 12, 13
Spätverschlimmerungen 37
Sponsoren, Rolle der 165
Sport 50
Sprachentwicklung, verzögerte 5

Spracherwerbsstörungen 8
Sprechen 9
Staphisagria 76, 144, 145, 167
Statistische Methoden 164
Stellung des Körpers im Raum 8
Stetigkeit 15
Stewart 2
Stillsitzen 4
Stimmungsschwankungen 3, 5
Stimulantien XII, 2, 40, 162
– Behandlung mit 36
  – Absetzen siehe Rebound-Effekte
  – Alternative zur XII
– Verschreibung XIII
Stoffwechselkrankheiten 11
Störung des Perzeptionsorganes 8
Störung von Aktivität 12
Störung von Aufmerksamkeit 12
Störungen des Zirkadianrhythmus 10
Stottern 26
Strafen 10
Stramonium 76, 146, 147, 156
Stratifizierung, prospektive 164
Strichführung 4
Strichgang 9
Strukturen 14
Strukturierung von Sinneseindrücken 9
Struwelpeter 2
Student's t-Test 156, 164
Studien, offene XII
Studienprotokoll 161
Sturheit 6
Suchtpotenzial 15
Suizidgedanken 10
Sulfur 55, 57, 62, 64, 70, 76, 148, 149, 167
Symptome
– für das ADS charakteristische 28
– aktuelle pathognomonische ADS-Symptome 28
– Befunde 22
– Causa 22, 29
– des Bewegungsapparates 26
– Dogma der pathognomonischen Symptome 27
– Empfindungen 22
– falsch beobachtete 63
– Fehlverordnung, Gefahr der 26
– Hauptsymptome 29
– hochwertige 29, 77
– jüngste Symptome 22
– Gegenpolsymptome 30
– Gemütssymptome 22, 26, 29
– Geniussymptome 30
– Gewichtung siehe Symptomgewichtung

– Modalitäten 22, 29
– Nebensymptome 29, 61
– Pathognomonische XIII, 26
– polare Symptome 29, 30
– Symptoms as if 22
– unzuverlässige 24, 25, 26
– Variabilität der Symptome 22
– Veränderungen bei Krankheit 22, 29
– Wahrnehmungssymptome XIII, 26
Symptomgewichtungen XII, 25, 28, 29
– nach Bönninghausen 20
– nach Hahnemann 20
– nach Hering 20
– nach Kent 20
Symptomprojektion 72

T
Taktile Wahrnehmung 9
Taktiles System 8
Taktlosigkeit 5
TAP 11, 163
Tarentula hispanica 76, 156
Tastabwehr 8
Tastreize, Über- oder Unterempfindlichkeit für 8
Tastsinn 8
Teilleistungsschwächen 13
Teilnehmerfluss 165, 166
Temperaturempfindung 65
Testuntersuchungen 3
– neuropsychologische 11
Therapeutische Interventionen 163
– Crossover-Studie 163
– Langzeitverlauf 163
– Screening-Phase 163
Therapeutische Ziele 13
Therapieansatz XIII, 2
Therapiehindernis 160
Therapieziel 14
Thyreotoxikose 13
Tics 26
Tiefensensibilität 8
Time-out 14
Tonus-Anomalie 9
Totalität der Symptome 58
Toxikologische Tests 11
Trefferquote 20, 26
t-Tests siehe Student's t-Test
t-Wert 156, 157

U
Überforderungssituationen 13
– erzieherisch 14
Überspringen von Entwicklungsschritten 5

Übungsfälle XII, XIII, 52ff
Umgangston 15
Unaufmerksamkeit 5
Unaufmerksamkeits-Symptom 12
Unbekümmertheit in gefährlichen Situationen 11
Unersättlichkeit 5
Unfallgefährdung 5
Ungeduld 5
Ungeschicklichkeit, motorische 8
Unruhe, motorische 4, 5, 7, 12
Unstrukturierte Situationen 14
Unterbrechungen 15
Unterempfindlichkeit für Tastreize 8
Unterernährung 6
Unterricht 4
Untersuchung, körperliche 11
Unverträglichkeiten 23, 26

V
Veränderungen bei Krankheit 22, 29
Verarbeitung 7, 31
Verarbeitungsstörung 9
Veratrum album 76, 150, 151, 156
Verblindung 164
– einfach 157
– primäre 162
– vollständige, doppelte 161
Vergleich Homöopathie/Methylphenidat 157
Verhaltens, Unterschiede des 170
Verhaltensprobleme 11
Verhaltensstörungen 7
Verhaltensstrategien 174
Verlauf von Besserungen 37
Verlaufsbeobachtung, offene 160
Verlaufsbeurteilung 11
Verlaufsprobleme 37
Verordnung
– Effizienz 34
– Erfolgsquote 27
– falsche, homöopathische 23
– richtige, korrekte 23
Verschlechterung der Symptomatik 36
Verschlimmerungen, vorübergehende 37
Verschreibung, individuelle 162
Vertrauensintervall 170
Verträumtheit 5
Verum 156, 161, 162
Verwandeln von Emotionen 14
Vestibuläre Wahrnehmung 9
Vestibuläres System 9
Visuelle Wahrnehmung 174
Visuelles System 7
Visusprüfung 11

VLMT (Verbaler Lern- und Merkfähigkeitstest) 163
Vorankündigungen 14

W
Wahrnehmung 30, 170
Wahrnehmungserfahrungen XII
Wahrnehmungsmodalitäten
– Geruchssinn 3
– Geschmack 3
– Gleichgewicht 9
– Hören 3
– propriozeptorisch 9
– Sehen 3
– taktile 9
– Tastsinn 3
– Temperatursinn 65
– Tiefensensibilität 3
– vestibulär 9
Wahrnehmungsprozesse, Bahnung normaler 35
Wahrnehmungsstörungen XIII, 7, 11, 20
Wahrnehmungssymptome XIII, 26
Wahrnehmungstraining 17
Wash-out-Zeit 162
WHO 3
Wilks 14
Wirksamkeit der Homöopathie XIII, 161ff
Wirkungsabfall 20
Wirkungsschwankungen 20, 34
Wissenschaftliche Arbeiten XIII
Wissenschaftliche Evidenz 155
Within-patient difference 170, 171
Wut 4
Wutausbrüche 5, 6

Y
Young, Brown und Shekim 6

Z
Zähneknirschen 26
Zametkin 6
Zappeligkeit 12
Zappelphilipp 2
Zeichnungsalter, retardiertes 7
Zeitaufwand XIII, 16, 23, 25, 159, 160, 174
Zeitdruck 160
Zeitliche Verschlimmerung 31
Zerebrale Bewegungsstörungen 13
Zirkadian 4
Zirkadianrhythmus, Störung des 10
Zusammenleben 6
Zuverlässigkeit der Symptome 22
zweiphasige Beobachtung 23
Zwischentöne 56, 58

Höhere Therapieerfolge mit Homöopathie

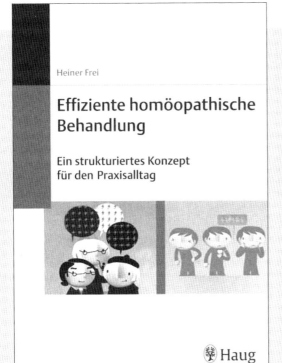

H. Frei
Effiziente homöopathische Behandlung
Ein strukturiertes Konzept für den Praxisalltag
2008, 376 S., 12 Abb., 4 Tab., geb.
ISBN 978-3-8304-7273-5

€ [D] 49,95

Höhere Therapieerfolge und Zeitersparnis bei der homöopathischen Behandlung durch effizienteres Vorgehen: den Weg dahin zeigt dieses auf der Basis der Bönninghausen-Repertorisation weiterentwickelte, evaluierte und in der Praxis erprobte Verfahren. Die Mittelfindung ist damit schnell und zuverlässig möglich. Der Verschreibungserfolg dieser Methode liegt diagnoseabhängig bis zu 15 Prozent über dem der konventionellen Repertorisation.

Speziell entwickelte, erkrankungsspezifische Fragebögen dienen dazu, die Symptome abzufragen, die sich für die Mittelwahl als zuverlässig erwiesen haben. Polare, differenzierende Symptome stehen dabei im Mittelpunkt.

„Der Titel des Werkes verspricht nicht zu viel: Der Leser erhält ein gut nachvollziehbares, strukturiertes Konzept für den Praxisalltag, das direkt in die Praxis integriert werden kann. Prinzipiell könnte bereits ein Anfänger der Homöopathie die Methode rasch erlernen, ohne zuvor eine langjährige Homöopathieausbildung absolviert zu haben."
[ZKH, Zeitschrift für Klassische Homöopathie 4/08]

MVS Medizinverlage Stuttgart GmbH & Co. KG
Oswald-Hesse-Str. 50, 70469 Stuttgart
Tel. 0711/8931-900, Fax 0711/8931-901
www.medizinverlage.de, kundenservice@thieme.de

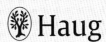